AF741576

Poétique de la médecine interculturelle : la sagesse

Les Impliqués Éditeur

Structure éditoriale récente fondée par L'Harmattan, Les Impliqués Éditeur a pour ambition de proposer au public des ouvrages de tous horizons, essentiellement dans les domaines des sciences humaines et de la création littéraire.

Déjà parus

Mvone-Ndong (Simon-Pierre Ezéchiel), *Poétique & ambiance du « être » dans la médecine causale,* 2016.

Estivill (Jean), *Rue Barbès, banlieue sud*, roman, 2016.

Abbou (Akli), *Rendez-moi ma RDA !*, roman, 2016.

Swennen (René), *L'art de la mode*, roman, 2016.

Allala (Beaudour), *La petite Zohra rouge,* roman, 2016.

Cartier (Jean-Michel), *Morosophoï, Ou la sagesse par la folie, et vice-versa,* conte philosophique, 2016.

Strauz (Ida), *Souviens-toi de ton futur*, essai, 2016.

Béné Koffi (Maximin), *Les noms et prénoms dans la cosmogonie Akan,* 2016.

Pelé (Dominique), *Les insoumises*, essai, 2016.

Vianney Rurangwa (Jean-Marie), *Les identités lourdes à porter,* essai, 2016.

Ces dix derniers titres de ce secteur sont classés par ordre chronologique en commençant par le plus récent.
La liste complète des parutions, avec une courte présentation du contenu des ouvrages, peut être consultée sur le site :
www.lesimpliques.fr

Simon-Pierre Ezéchiel MVONE-NDONG

POETIQUE DE LA MEDECINE INTERCULTURELLE : LA SAGESSE

La nature et la santé

AU PAPE FRANÇOIS

préface du docteur Gontran MAKA

Les impliqués Éditeur

21 bis, rue des écoles, 75005 Paris

www.lesimpliques.fr
contact@lesimpliques.fr

ISBN : 978-2-343-10351-8
EAN : 9782343103518

À

Mgr Basile MVE-ENGONE, pour la réalisation du projet CIRDESS afin d'aller au large

et au

Dr Gontran Pierre MAKA, cet esprit extraordinaire qui traverse notre temps

Une pensée spéciale pour M. Paul BIYOGHE Bi MBA, ministre de la Santé pour ses encouragements

PRÉFACE

Quiconque voudrait amener sa modeste contribution à la réhabilitation de la Culture et de l'Identité africaines originelles, dans son volet médical, a grand intérêt à lire, en la décortiquant minutieusement, la remarquable réflexion philosophique que le Professeur MVONE-NDONG Simon-Pierre Ezéchiel nous livre dans son écrit.

Cette réflexion philosophique porte sur les racines fondamentales et les pratiques de la médecine traditionnelle africaine, cette médecine selon la nature, qui a sa source en Dieu le Créateur, médecine naturo-traditionnelle dont l'auteur excelle à mettre en exergue ses points forts et ses points faibles.

Ce qui permet à l'auteur de qualifier cette médecine naturo-traditionnelle de **médecine causale**, en ce sens qu'elle demande au tradi-thérapeute d'accompagner son malade, qui s'engage à parcourir le chemin qui va le conduire à réintégrer sa Santé, dès qu'il va découvrir, par lui-même, la cause « ***invisible*** » du déséquilibre, d'où provient sa maladie, son mal-être.

Chemin faisant, l'homme en quête de sa santé (le malade) va apprendre à se connaître lui-même (« *Gnauti se auton* », disent les Grecs), en apprenant le vrai sens de son nom, révélateur de sa mission sur terre ; en retrouvant sa véritable place au sein de sa famille humaine (intérêt de l'arbre généalogique), au sein de sa famille cosmique (minérale, végétale et animale).

Signalons que cet écrit arrive à point nommé, au lendemain de la reconnaissance officielle par le Gabon de la médecine naturo-traditionnelle : en effet, l'auteur suggère, dans son écrit, les voies et moyens qui vont permettre aux Responsables des Services de Santé de mettre définitivement fin à l'état de clandestinité et de mépris qui, depuis la colonisation, accablait et stigmatisait, jusqu'ici, la médecine traditionnelle.

L'auteur suggère, également, de tout faire pour ériger, sans tarder, cette médecine traditionnelle sur le même plan statutaire que la médecine officielle. Ce qui contribuera, indubitablement, à l'instauration d'un climat de coexistence pacifique, avec un respect mutuel, entre médecine officielle et médecine traditionnelle.

Mieux, l'auteur souhaite que ces deux médecines arrivent à une collaboration franche, fructueuse, car inter – complémentaire, pour le plus grand bien-être de toute la population, sans que persiste une médecine à plusieurs vitesses : c'est cette médecine que l'auteur qualifie de médecine interculturelle.

Bonne lecture !!!

Dr Gontran Pierre Marie MAKA

-I-

Santé et environnement

Évoquer le rapport santé et environnement c'est, avant toute chose, comprendre la qualité des rapports que l'homme entretient avec ce qui l'entoure et connaître les conséquences de ses actes en communauté. Poser des questions relatives au développement des rapports entre l'homme et son milieu, entre médecine et environnement, entre imaginaire et rationalité de la médecine et constater l'importance de la destruction de la forêt équatoriale, c'est prendre au sérieux des cas de maladie du genre de la pandémie ébola ou du paludisme. Ces maladies ne sont-elles pas la conséquence de notre rapport à l'environnement ? Il importe donc de s'interroger sur les pratiques de prise en charge de l'homme dans la société africaine.

Cela dit, une société de plus en plus contrôlée par un processus technologique, scientifique, économique ou politique peut-elle produire un système de santé aux pratiques thérapeutiques complémentaires qui soit respectueuse de la vision du monde des usagers ? N'est-ce pas l'approche africaine de la nature qui engage la société à développer un imaginaire de la maladie qu'il importe de respecter si l'on veut effectivement développer la santé des gabonais par l'utilisation de la médecine moderne et de la médecine traditionnelle ?

Il suffit de rappeler qu'Ebola et le paludisme sont des maux qui sont la conséquence de l'action de l'homme dans son milieu. Afin d'approfondir cette relation de l'homme à la nature, et de mesurer en profondeur, l'importance de la problématique du rapport médecine et environnement, une analyse des fondements épistémologiques de la médecine, et du rapport médecine et société, s'impose dans la société négro-africaine.

En réalité, au regard de la mise en scène et de l'ambiance des travaux de soins en contexte thérapeutique traditionnel africain, une réflexion s'impose sur ce qu'est la nature pour le praticien de la médecine traditionnelle africaine. Il serait, sans doute, nécessaire d'identifier les moyens par lesquels les hommes – au regard de leurs rapports avec la nature – se soignent et réagissent face à des problèmes de santé qui surgissent à partir de leurs milieux de vie.

Le concept de *nature* est éminemment philosophique ; en cela, il mérite toute notre attention. C'est ce qui en résulte de la première expression de la pensée. Penser la nature, c'est se situer en direction de ce qui a marqué le commencement de toutes les disciplines en commençant par la plus ancienne, donc la philosophie : la théologie, les mathématiques, l'astronomie, la géographie, l'histoire et la médecine. Il n'est donc que de considérer la mémoire de la civilisation occidentale en ses racines géographiques méditerranéennes.

Notons que la *nature*, c'est-à-dire son commencement ou son origine, est le premier problème qui a hanté la conscience des savants et des premiers philosophes. En tant qu'objet de la pensée, elle a tenu en haleine les premiers philosophes occidentaux connus : les Présocratiques. Qu'il s'agisse d'Anaximandre ou d'Anaxagore ou d'Héraclite, et bien d'autres, la recherche de ce qui constitue l'origine de la réalité et de l'homme est l'objet des premiers discours philosophiques : ils cherchent la réalité première et initiale du réel et de laquelle dérive toute chose. La forme originelle de la réalité, la forme naturelle et non pas surnaturelle dont le développement s'achève en nature, c'est-à-dire le principe, l'élément, serait pour certains, l'Illimité, l'air, le feu…

Pour Aristote et ses successeurs, la *nature* a été pensée en termes de matière et de forme, de puissance et d'acte. Généalogiquement, cette pensée aristotélicienne s'enracine dans. Afin de connaître ce qui fait l'unité de la réflexion des Anciens on note qu'il est question de *cette* curiosité qui participe de la recherche du principe dans la nature. Donc, savoir ce qui, d'un point de vue métaphysique, lie toutes choses à l'existence, c'est faire de la philosophie.

Cela dit, il est naturel que les philosophes du monde bantu pensent que la choséité de toute chose dans la nature et qu'il importe de chercher, c'est *force*. Mais, qu'est-ce que cette force et comment la concevoir dans la nature ? Plutôt comment être en correspondance avec cette force si l'on veut penser l'équilibre de l'homme ? Les travaux que nous entreprenons posent la *parole* comme *l'élément* de la force et celle-ci est l'élément de la nature.

Le problème, si nous poursuivons notre analyse dans la dynamique de nos travaux précédents, est nous donnions une caractéristique particulière à notre travail en pensant qu'un travail de la nature de celui que nous entreprenons dans la recherche des fondements de la médecine de la cause, trouve son fondement dans l'écologie. Penser la médecine et l'acte de soin en terme écologique oblige le penseur à évoquer la problématique de la création.

Et, la création, la question qui nous concerne, ne peut désormais être pensée qu'à partir du moment où l'Église va s'investir dans la connaissance du comportement, des motivations, des *us* et coutumes de sa cité.

En effet, le Gabon devrait penser le corps de manière à faire de l'écologie une question psychosomatique, de sorte que la crucifixion du Christ arrête d'être la crucifixion du corps. C'est-à-dire que l'on devrait faire attention à ne pas se comporter comme si le fait de penser le corps et les conditions matérielles de vie constituait une faute. L'exaltation du corps serait donc une exaltation de la nature en tant que reconnaissance de la grandeur du créateur.

En ces termes, la médecine africaine étant une valorisation, au regard de ses manifestations, de l'imagination, elle justifierait une épistémologie au sein de laquelle la pratique de la médecine justifierait la faculté de structurer, par le jeu des émotions et des affections, le lit de la véritable réflexion d'une conscience philosophique engagée pour le destin de la société africaine.

L'homme dans la nature

Dans cette perspective, la réflexion sur la nature engage la pensée pour la compréhension du rapport homme/nature dès le commencement de la réflexion philosophique et scientifique. La philosophie n'est-elle pas la plus ancienne des activités scientifiques ?

N'est-ce pas d'elle que découle généalogiquement toutes les autres disciplines : la théologie, les mathématiques, l'astronomie, la géographie, l'histoire et la médecine ? Une analyse herméneutique et phénoménologique des actes, des rites gabonais et africains pourrait nous mettre en rapport avec ce champ de connaissance si tant est que la médecine traditionnelle gabonaise se détermine comme une médecine naturelle.

Toute la question est de répondre à la question : *« Qu'est-ce que l'homme devant la nature ? »* La position de l'homme dans la nature favorise-t-elle le développement de la science médicale et dévoile- t- elle les principes culturels permettant une meilleure prise en charge de l'homme malade ? Dans la perspective de notre recherche, l'herméneutique est une méthode d'appropriation des valeurs relevant du discours du symbolisme. Et, comme Kant le dit, la nature nous parle dans sa belle langue : le symbolisme. Et, la médecine traditionnelle étant une médecine naturelle, l'on note que l'imaginaire ouvre généralement vers le médical.

L'objectif de cette réflexion n'est pas polissonne : son intérêt est de poser une vision de la médecine qui n'est pas que de rationalité par utilisation de la nature. Nous parlerons donc de la médecine interculturelle dans son rapport entre deux modes de connaissance : rationalité et imaginaire de la médecine interculturelle. Comment les peuples s'organisent-ils pour prendre leur santé en charge selon leur conception de la nature ?

Imaginaire du mal

L'homme est immergé dans l'environnement ; il lui est difficile de sortir du contenu pour observer ce qui se passe à l'intérieur. Mais s'il est besoin de chercher l'origine du mal dans le rapport « imaginaire » et « rationalité », nous disposons de deux modes de connaissance qui marque la finitude humaine.

Nous avons besoin de passer par un postulat : il n'y aurait pas de désordre dans la nature si « ***Le mensonge*** », « ***la***

curiosité », « ***le secret*** », « ***le désir*** » et « ***la volonté de dissimulation*** » n'existaient pas. Ce sont ces éléments qui expliquent, à travers le mythe de l'*évou*, tout le désordre social qui s'est installé dans la société humaine et dont la maladie et la mort, en sont la conséquence.

Trois personnages occupent la scène sociale où se manifestent différentes manifestations du mal dans une société originairement harmonieuse. Le concept fondamental qui est entaché ici, c'est la « relation » à un espace donné. Nous avons d'une part, l'espace social qui est partagé entre Dieu : « La transcendance », les animaux de la basse-cour, les habitants du village y compris les enfants.

La relation s'est détériorée à trois niveaux, qui sont :

- Le village et le monde inconnu où Dieu se rend seul sans que l'homme y ait accès à cet espace de la nature.

Le deuxième point de la relation consiste dans l'action et se détermine par la responsabilité individuelle relative à la mission confiée à l'homme : « veiller sur le village et ne pas entrer dans la zone interdite ».

- Le troisième point de la relation concerne la femme et l'espace interdit : la forêt, c'est-à-dire l'environnement. Chacun de ces espaces constitue un paradigme à part et exige des conditions à respecter pour ne pas perturber son écosystème. Le sentiment envieux se manifeste par un effet symptomatique du non-respect: le respect des règles établies permet de passer harmonieusement d'un espace à un autre.

Dans l'acte qu'accomplit l'imbécile, qui viole volontairement les règles en vue de satisfaire ses désirs (curiosité malsaine) se trouve le fondement du mal moral, dont la conséquence est la déchéance sociale globale. C'est le moment de la rencontre avec le monstre (*evou*) qui, désormais, va éditer des règles, soumettant, ainsi l'homme a sa volonté. La faiblesse, c'est la capacité d'affronter sa responsabilité en avouant ses limites et, donc, son incapacité à maîtriser sa propre nature.

Cela étant, la transgression se retourne contre le transgresseur, désormais prisonnier de ses actes irresponsables.

Il s'ensuit, dans la dissimulation, un comportement qui justifie le mensonge comme attitude qui amène le sujet à ne plus se contenir dans l'univers de ses représentations. Il y a, alors, divorce, déchirure entre les différentes articulations de l'être intérieur, de sorte que, finalement, la société se saborde.

L'intériorité : la prière

La prière et les autres rituels, dans l'univers thérapeutique, reposent sur une conception très matérielle de cette surabondance surnaturelle qu'est le *muntu.* Celui qui vient de Dieu, passe par les ancêtres et les autres êtres ; il irradie par contact physique et, bien sûr, reste présent au sein de la lignée. Derrière les représentations stéréotypées de la médecine traditionnelle africaine se dessine une connaissance plus subtile de réalités qui ne sont accessibles que grâce à l'initiation.

Dans cette perspective, on peut dire que la médecine africaine est d'inspiration idéaliste, parce que, de même que la pensée platonicienne, ce sont les intelligibles qui expliquent l'origine des événements sensibles et pas le contraire.

Dans cette voie d'idée, de même que la philosophie de Platon est une quête de la connaissance immuable, celle qui se méfie du vernis, la médecine initiatique africaine se présente comme une longue méditation qui mène l'individu sur une longue et difficile route conduisant à la Sagesse. Elle est une méditation qui permet au néophyte de trouver sa voie. En ces termes, la médecine traditionnelle africaine est une philosophie, parce qu'elle délivre une manière de vivre, de se comporter et d'appréhender le réel. Dire que la médecine traditionnelle africaine est d'abord une philosophie nécessite que l'on précise aussi qu'elle ***est une philosophie du Vivant***. Qu'est-ce donc que le Vivant, dans la pensée de la médecine africaine ? La réponse est simple : c'est Dieu.

Le diagnostic est, lui-même, une sorte de prospection permettant à l'homme, le malade, de trouver la cause du mal, l'objet de la souffrance physique ou spirituelle, étant entendu que les deux niveaux de la souffrance sont inséparables. Il faut, alors, plonger dans l'âme pour trouver l'origine des traces d'une maladie, afin de pouvoir agir sur elle. Comme chez Platon, notamment dans le Phèdre (340 c), l'âme est douée d'une nature divine et c'est d'elle que jaillit la vérité, lorsqu'on l'a fréquentée assez longuement. On constate donc que toute connaissance a pour origine l'âme ; or, ce qui est dans l'âme est incommunicable.

Cela dit, le tradipraticien africain se présente souvent comme un Maître, tandis que le malade est appréhendé comme un apprenti qui trouve en son bienfaiteur un père, un accompagnateur. Pour guérir de son mal, le malade doit découvrir par lui-même les causes immédiates et lointaines de sa maladie, afin de saisir tous les sens que sa pathologie peut comporter. Le patient est souvent invité par le *nganga* à s'initier, afin qu'il en vienne lui-même à prendre conscience du vrai que la dimension spirituelle de l'homme porte en elle-même.

Tout se passe comme si, pour soigner, il faut d'abord que l'individu découvre par lui-même la beauté de son âme, donc du spirituel, et la cause de son mal. Pour cette raison, il ne peut se contenter des connaissances immédiates. Autrement dit, la connaissance de laquelle dépend la guérison ne relève pas de notre contact avec la réalité matérielle. Car, cette dernière est changeante, fluctuante, relative, partielle. Pour les *nganga*, la souffrance corporelle n'est souvent que le reflet d'une réalité spirituelle, et, si l'on remonte à sa genèse, on découvre qu'elle a un fondement immatériel qui se cristallise comme maladie.

Cela dit, le raisonnement de la médecine africaine est simple, mais pas simpliste : par notre âme, nous restons en relation étroite avec le domaine de l'invisible. Pour les bwitistes, toute chose n'a sa vérité qu'en dehors du domaine sensible, matériel ; donc, il existe une réalité transcendante, éternelle : c'est Dieu et les Esprits. Et, pour savoir d'un savoir véritable, il faut donner à l'âme les moyens permettant de retrouver toute sa beauté. C'est un travail exigeant qui engage le sujet à aller en lui-même afin de se refaire par et dans la nature. La maladie invite à la transformation de soi, car le sujet est amené, malgré lui à se confier, à livrer sa vie à la nature.

C'est un travail sur soi. Il n'est que de se demander comment certaines personnes arrivent à tenir sous le poids de certaines souffrances. Les médecines de la forêt ont quelque chose en commun, c'est qu'elles prétendent interroger l'esprit aux fins de dégager la cause de la maladie et de permettre à l'esprit de retrouver sa beauté. Tel serait le travail dans la démarche de guérison au sein des religions où la manducation de l'Iboga constitue le moyen par excellence à partir duquel un individu explore véritablement la nature. La quête de la *cause* étant fondamentale pour la guérison, ***la médecine africaine est d'abord une recherche de la vérité en tant que cause d'une pathologie***. Mais, c'est aussi là le problème de cette médecine dès que la cause seconde peut prendre la place de la cause fondamentale.

La santé comme beauté et comme bien

Marsile Ficin a pu forger le concept « ***d'empreinte de la beauté*** », afin de montrer que la nature est l'origine de la beauté et du Bien. Nous saisissons sa démarche afin de reconnaître que la maladie déforme et que c'est au contact de la nature que le sujet, méditant sa souffrance, fait un travail sur son âme en la trempant dans cette empreinte de la beauté. En effet il serait difficile d'entendre un voisin parler avec joie et gaieté de ce qui est beau et d'apprécier ses commentaires quand on a, soi-même faim au ventre et la langue pendante. La Santé n'est-elle pas, d'une certaine manière, la satisfaction que l'homme éprouve quand son corps est en harmonie avec son esprit ? Elle nous est donnée par la nature quand elle se dévoile en se donnant par les moyens de l'ouverture. Rappelons tout simplement que la nature aurait, par-là, deux faces : l'une visible et accessible par la sensibilité et l'autre très proche, pourtant très voilée, allant au-delà de notre réalité sensible.

On retrouve là la vieille idée de l'archétype platonicienne. Les hommes reconnaissent la beauté parce qu'il y a en eux « ***l'empreinte innée de la beauté***[1] » ; personne ne chercherait la

---

[1] FICIN (M) : *Théologie platonicienne,* livre XI, chap. 5 trad. De R. Marcel, Paris, Ed. Les Belles Lettres, 1970, tome 3, p. 126.

guérison s'il n'avait aucune idée de ce qu'est être en bonne santé.

Pour Platon, la proposition suivante : « tel objet est beau » n'est valable que si et seulement si la figure de tel corps s'accorde avec « ***l'empreinte innée de la beauté*** » à l'intérieur de celui qui use d'une telle affirmation. Comparer la beauté de deux choses, revient alors à établir un processus comparatif entre les éléments dont on affirme la beauté au regard de la clarté de « ***l'empreinte innée de la beauté*** » qui se trouve en nous et en toute chose. Donc, un corps n'est beau que dans la mesure où il s'« approche davantage de l'empreinte d'un autre[2] » corps, auquel on fait référence. Ainsi, l'expression de la beauté d'un corps ne relève pas d'un acquis, mais de la nature. La nature se trouve donc être le siège de la beauté. Or, ce qui est beau manifeste la santé et s'identifie à la santé, notamment si l'on s'entend à la définition de l'OMS : « être en état de bien-être complet ». Dans l'esprit de Marsile Ficin et conformément à la disposition de l'esprit des médecins traditionnels africains, la beauté sensible n'a de valeur que parce qu'elle est une expression visible du Bien. Le projet métaphysique de Ficin tend à démontrer qu'il existe une hiérarchie des créatures qui émanent de l'Un-Bien ou Dieu, véritable source de toutes beautés au sein de la nature. Toutes les beautés viennent et repartent à Dieu, comme les eaux repartent à leur source. « Car au-dessus de la nature qui est d'une certaine manière en un grand nombre d'êtres, il faut qu'il y ait une nature telle qu'elle existe seule, antérieure à la multiplicité, pour qu'elle soit également commune au grand nombre.» [3] La nature est dépassement de l'individuel, elle est l'universel.

À l'exemple de Platon et de Plotin, Marsile Ficin fait ici référence à un archétype, autrement dit, à l'Idée. Représenter la nature devient une tâche impérieuse au cours de laquelle l'artiste plonge son esprit au-delà de ce qui se voit pour laisser rejaillir la beauté cachée au-delà de la réalité matérielle. La

---

[2] *Ibid*, 126.
[3] *Ibid*, p. 127.

nature aurait alors une profondeur qui échappe à la rationalité finie de l'homme. On peut alors penser que la nature est parcourue par un élément ontico-ontologique qui traverse tous les étants en les imprimant de son sceau : Dieu, le Bien.

L'enseignement de Marsile Ficin aboutit, ainsi, à un mysticisme qui déclare que la nature a deux faces : l'une est visible, l'autre demeure invisible, mais elle apparaît à mesure que l'on se rapproche du Bien. Chaque chose déterminée dans la nature est, par conséquent, marquée de cette « ***empreinte de la beauté*** » qui, elle, n'est « ***en aucune manière enfermée dans la multitude de réalités particulières et n'est en aucune manière tirée de cette multitude et n'est pas conçue par le mécanisme de la pensée***[4] ».

À bien comprendre notre auteur, il convient de retenir que la nature se pose, en définitive, comme un absolu qui dépasse notre finitude. Elle ne peut se concevoir telle qu'une machine, une mécanique dont on maîtriserait les lois. La rationalité humaine n'y ayant pas accès directement, la nature, telle qu'elle nous apparaît, devient le siège du Bien. Il y a alors un cheminement de purification qui nous mène, par la découverte de la beauté dans la nature, au Bien. Ainsi, la Beauté est liée à la Spiritualité, à la Pureté. Elle se donne, à notre regard, comme un éclat de lumière ou de clarté. Dans cet apparaître éblouissant du Bien sous le reflet sensible de la beauté, l'homme découvre la Transcendance.

Par conséquent, à travers la Spiritualité, la Pureté religieuse, cette clarté se répand dans le monde et se découvre lumineusement et progressivement comme une face divine cachée et voilée par les choses.

Dans un tel monde, le rôle de l'homme consiste à retrouver l'harmonie divine que son âme perçoit dans un univers harmonieux. Le rôle de l'esprit humain consisterait, dans une telle représentation théophanique de la nature, à rendre toujours, et de mieux en mieux visible, la Face cachée de Dieu dans l'invisible : le Bien. Pendant ce temps, l'image de la nature est

---

[4] *Ibid.*.

déterminante et va permettre de revoir à la hausse, la place de l'homme au sein de la création. On a une nouvelle image de l'homme. ***Il est la manifestation privilégiée de la divinité et sa dignité est sans égale par rapport aux autres êtres particuliers***. La place hiérarchique de l'homme dans une nature organisée, le cosmos, se double de la prise de conscience de sa liberté. Pour accomplir son humanité, l'homme libre doit exercer sa liberté et tendre vers la perfection.

Cette humanité de l'homme s'accomplit dialectiquement et dynamiquement en passant par trois étapes. Selon Novelles, dans le Livre du Sage, l'homme naturel accompli est nécessairement l'homme cultivé (studio sum homo). Cet homme, le cultivé, est naturel, sage et vertueux. Cet homme cultivé a une âme qui fait le trait d'union entre le fini et l'infini, le temporel et l'intemporel.

La nature, se posant comme un macrocosme, peut se lier à ce microcosme qu'est notre corps physique, grâce à notre âme qui en constitue le trait d'union.

Le changement comme maladie

La question porte dès lors nécessairement sur le milieu, car les changements qui mettent le vivant en péril ce, le plus rapidement possible, proviennent de son rapport aux modifications qui surviennent dans son milieu de vie. C'est ce qu'exprime Auguste Comte, quand il écrit :

> *(...) La vie de chaque être dans chaque milieu cesse d'être possible aussitôt que la constitution de ce milieu vient à subir, sous un aspect quelconque, de trop grandes perturbations : et, en cas d'action extérieure, devient, en effet, destructif. (....) Dans tous les degrés de l'échelle biologique, l'altération et la cessation de la vie sont, sans doute, au moins aussi fréquemment déterminées par les*

modifications nécessaires et spontanées de l'organisme que par l'influence des circonstances ambiantes [5]

Ce texte se montre pertinent en soulevant la problématique de la représentation de l'univers hospitalier dans l'optique d'une éthique de la vie. Rappelons que l'on entend parfois des patients exprimer fortement la nécessité de quitter le milieu hospitalier pour se rendre chez eux. Docteur, je veux aller "chez moi". La survie est parti-lié avec le milieu dans lequel leur existence se déroule. C'est dans un tel contexte où l'homme ne se sent plus chez lui et qu'il a le sentiment qu'il s'enfonce dans un isolement qui l'entraîne hors de lui par la perte de ses moyens que cette demande s'exprime : *docteur, je veux rentrer chez moi.* Cela signifie que ce milieu où il n'occupe qu'un lit n'intègre plus sa personne. C'est un milieu qui n'est plus conforme à ses représentations, à ses valeurs de vie ; celui-ci ne peut qu'être nocif pour lui. On m'a rapporté le témoignage d'un individu qui, se réveillant dans l'ambulance en direction de l'hôpital militaire, à Libreville, était mort en salle d'attente. Dès qu'on lui avait appris qu'il allait être pris en charge rapidement par le personnel de l'hôpital militaire, il avait émis un cri. Il avait exigé qu'on le ramenât chez lui ou dans une clinique, mais devant le refus systématique des siens et des ambulanciers, il mourut dans la salle d'attente.

La réalité est que nos hôpitaux, à Libreville, font l'effet d'un univers carcéral et il y a une crise de confiance entre le citoyen et les hôpitaux de sa société. Hôpital rimant avec pouvoir, ces hôpitaux sont dans les mains des hommes du pouvoir qui, eux-mêmes, ne se soignent pas dans leurs hôpitaux !

Car, bien que l'on fasse de la publicité sur les compétences de nos praticiens hospitaliers et que l'on fasse de la publicité sur la qualité des structures avec la construction des hôpitaux de troisième génération, les hommes d'État se soignent tous à l'étranger. Ils ont peur de quoi ? De qui ont-ils peur ?

---

[5] COMTE (A) : *Cours de Philosophie positive*, 40e leçon, in *Œuvres*, t. Auguste III, éd. Anthropos-Economica, p. 225-226.

Pour ne pas citer les noms des vivants, notons simplement que tous les hommes d'État et qui, parfois, sont détenteurs de grandes cliniques, meurent à l'étranger. Ne font-ils pas confiance à leurs médecins qu'ils ont si bien formés sur le sol national ? Qu'est-ce qui leur fait peur ? On a détruit le Centre Hospitalier de Libreville, la Fondation Jeanne Ébori et l'on nous a sorti de terre des Centres Hospitaliers Universitaires qui, en fait, dans leur fonctionnement, ne sont, en réalité, que de grandes infirmeries. Dans un pays où l'on n'a que du mépris pour la recherche scientifique et la formation, peut-on soutenir les exigences d'un CHU ?

Rappelons que le Gabon n'a qu'une petite unité de formation qui lui sert d'université des sciences de la santé et qui n'a qu'une faculté de médecine. On ne s'imagine pas que les CHU sont, avant tout, de hauts lieux de la connaissance, de vrais centres d'études où le savant est confronté aux statistiques et non pas directement aux réalités physiques.

Dommage, avec une administration d'intuitionnistes, peut-on concevoir, rationnellement, un système de santé qui correspondrait à nos réalités ? Ne citons que deux cas : le centre hospitalo-universitaire qui se trouve à Ovendo, abrite, en son sein, un service de maternité. On note même qu'il existerait, ici, un service d'urgence pour les accidentés de la route ; quand on sait, géographiquement, que la problématique des accidents de la route ne peut trouver de solutions qu'avec des structures implantées sur la nationale 1 : l'hôpital Régional de Melen et L'Hôpital militaire et des Armées. Ici, il n'y a pas de scanner et d'IRM.

C'est triste. On utilise de grands moyens, on confie l'avenir d'un pays aux amateurs qui, eux, ne sont friands que de réjouissances. Le système hospitalier gabonais a, pour sa nouvelle structuration, les pieds en l'air. La raison en est simple : on a éliminé les infirmeries, les dispensaires et on a fait des CHU, ces hauts lieux du savoir médical, des portes d'entrée du système de Santé.

La culture s'impose

C'est la culture, c'est-à-dire ce qui fait l'esprit général d'un peuple qui détermine l'importance des actions que l'on pose à l'endroit du peuple. Le contexte actuel nous donne un Gabon, avec un peuple, dont la culture est blessée : un peuple traumatisé et qu'il faut prendre psychologiquement en charge : comment un tel peuple qui vit sous le joug de la peur peut-il façonner sa médecine en se servant des représentations de son imaginaire ? La médecine, toute médecine, étant un pan de la culture du pays des gens qui la pratiquent, le Gabon doit construire son système de santé sur la base des fondements de ses valeurs afin de donner un sens à ses structures ? La représentation de la maladie chez les populations qui demandent à être prises en charge par le système de santé gabonais doit être respecté.

Nous nous associons à d'autres penseurs, comme Bernard Ugeux pour inciter les bâtisseurs de notre système de santé à songer à une approche globale de la guérison et de la santé pour nos communautés. Car, une pratique médicale désincarnée, coupée de la réalité culturelle ne peut, en effet, produire des fruits. Nos médecins sont, pour la plupart, formés dans des écoles différentes ; raison pour laquelle nous ne pouvons pas parler d'une médecine gabonaise aujourd'hui. Tenant compte du principe d'enculturation, la pratique de la médecine académique devrait prendre en compte la dimension culturelle du patient gabonais en quête de guérison.

Car, dans les cultures traditionnelles africaines, chez les Bantous, la médecine relève du domaine du sacré. Pourtant, la médecine enseignée dans les universités a, depuis longtemps, évacué toute préoccupation philosophique et religieuse dans la démarche de la guérison et de la santé.

L'incorporation des techniques et des sciences dans le discours médical occidental a, paradoxalement, déshumanisé cette médecine qui, désormais, ignore la finitude : le médecin manque alors de modestie et s'exhibe comme un savant et comme une autorité. Les patients, confrontés à la complexité technologique des préalables quasi automatiques de la médecine moderne (examens de laboratoire, radiographies, échotomographies, etc. et toutes ces prises en charge), n'arrivent pas à trouver, chez les médecins, des données qui permettent d'envisager, au cœur de la médecine moderne, des valeurs sécuritaires de leurs traditions.

Pourtant, la présence des médecines complémentaires, même dans villes françaises, est signe que notre société mondialiste réclame et cherche à trouver, au sein de la médecine, des pratiques de soins qui permettent d'envisager, dans le rapport médecin/patient, une prise en compte de la *question du sens* de la vie pour une plus grande humanité dans la pratique de la médecine.

Donc, il est urgent de restaurer les valeurs humaines pour empêcher que ne se creuse un vide éthique au sein de la médecine, puisque l'absence d'une démarche philosophique en médecine pourrait conduire à des impasses. Autrement dit, il ne faut pas que le médecin se contente d'un savoir livresque, et se place sur l'horizon du temps avec son matériel d'efficacité, pour espérer résoudre les problèmes de l'homme. Rabelais ne disait-il pas que : « science sans conscience n'est que ruine de l'âme ? » et, Bernard Ugeux, plusieurs siècles plus tard, de marteler que : « une médecine sans sagesse est déshumanisante [6] ». En d'autres termes, un médecin qui se contente des connaissances scientifiques ne peut répondre aux questions fondamentales que lui pose toute maladie, même si le malade, qui souffre de cette maladie, ne songe pas, ou n'arrive pas, à exprimer de lui-même et de sa bouche ces questions fondamentales.

En effet, le malade pose souvent les questions qui relèvent, non pas de la maladie, mais de la problématique de la souffrance humaine en général. Par exemple : « Docteur, est-ce que je vais mourir ? » C'est une question dont la réponse satisfaisante, de la part du malade, ne relève pas de l'objectivité scientifique ou de la calculabilité. Car, si le médecin répondait

---

[6] UGEUX (B.) : *guérir à tout prix ?* Paris, les éditions de l'atelier, 2000, p. 85

par l'affirmative : « Oui, vous allez mourir ! » Une autre question peut advenir : « Docteur, qu'y a-t-il après la mort ? »

À cette question, une fois de plus, le médecin ne pourra donner une réponse satisfaisante. Or, justement, la médecine traditionnelle a la prétention de dire aux malades ce qui les attend après la mort. Cela dit, parce que la médecine est le lieu où l'homme vient à la vie, de par sa naissance et où il meurt, la société traditionnelle pense que le médecin dispose du secret de la vie. On peut donc le désigner par le terme de « maître des secrets de la vie » ou « conservateur de la genèse cosmique » (Claudine Brelet)[7]. C'est lui qui peut répondre à tous les problèmes qui relèvent de la souffrance humaine. Du coup, alors qu'elle paraît utopique pour les modernes, la définition de la santé comme « **état de bien-être complet** » trouve une justification dans la médecine traditionnelle. Voilà pourquoi les tradipraticiens sont si souvent consultés dans les pays africains : ils sont les conseillers de tous, les guides vers la vie.

Finalement, la maladie nous présente deux types d'acteurs aux intérêts différents : l'un, le médecin, appréhendant la maladie à travers les catégories du savoir scientifique, l'autre, c'est-à-dire le malade, s'interrogeant sur la signification, la cause ontologique de sa souffrance. On connaît cette question : « Pourquoi moi et pas une autre personne ? Qu'est-ce que j'ai donc fait au Bon Dieu pour souffrir autant ? Ce n'est pas juste, pourquoi moi ? » Voilà autant de questions auxquelles l'homme attend, de la part du médecin, des réponses. C'est aussi ce questionnement qui pousse les individus à s'initier au Bwiti en mangeant le bois sacré, l'Iboga.

Car la maladie invite le souffrant à méditer sur son sort et à chercher des solutions qui, par moment, sont du ressort de la transcendance. L'initiation est donc une solution thérapeutique qui amène l'homme à la connaissance de soi et par conséquent à la connaissance de la cause de ses malheurs.

*

---

[7] BRELET (C) : *Ibid.*, p.10

L'on notera précisément que la réflexion portant sur la nature implique immédiatement celle de la santé ou de la médecine et pose radicalement la question du Mal dans la société humaine, ce, qu'il s'agisse de la réflexion portant sur le mythe adamique, ou de celle que nous offre une herméneutique du mythe de l'évu chez les Fang. Cette réflexion a généralement pour nature de justifier les fondements du Mal et de ses conséquences dans la vie des hommes en société.

La réponse, à cette question, est donnée par les auteurs bibliques, pour le monde judéo-chrétien, à travers le mythe adamique : un Dieu très bon, un Dieu agriculteur et écologique qui a travaillé pendant 6 jours. Il s'est reposé le septième jour.

Le jardinier avait tout pour être heureux dans cet espace, mais, malgré toutes les autorités et les libertés que Dieu lui avait accordées afin qu'il vive heureux, il était triste et ne réalisait pas sa finalité. Il était isolé dans une campagne retirée du bruissement de la ville. Le texte de la Genèse vient donner sa définition à l'homme confronté à la solitude et poser un diagnostic : le fait *d'être seul* serait la cause de la tristesse de l'homme. L'être humain ne pourrait s'accomplir qu'en étant avec l'autre, donc en communauté et une communauté commence à deux. Dieu décida de lui offrir la plus belle créature en créant la femme. L'homme est fondamentalement, depuis les origines, marqué par la finitude, raison pour laquelle il doit être un être ouvert à l'autre. Il est un être-avec l'autre.

À son réveil, l'homme reconnut l'individu qui devait occuper son espace pour la fabrication de son bonheur. Ici, vu que le serpent n'est pas un animal du jardin, pour ce qui concerne la justification de la question du mal du point de vue de la création. Cela montre que l'auteur de la Création n'a certainement pas prévu ni la souffrance, ni le mal dans cet univers qu'est le jardin. Le porteur du mal, c'est le serpent : il n'est pas membre du jardin. Le mal physique et le mal moral ne sont pas envisagés ici. Or, si l'on entendait par maladie, toute situation de déséquilibre ou de perturbation de toute harmonie, alors il nous faut édifier notre pensée de la médecine, non pas sur la rationalité, mais plutôt sur l'imaginaire. Le bris d'interdit est à l'origine de la maladie.

La conscience d'être au monde

Tout porte à croire qu'une certaine utilisation de la nature implique une approche anthropologique spécifique, une perception particulière de l'homme : il apparaît que la représentation négro-africaine ne peut correspondre à celle d'un monde cartésien. L'Africain, d'un point de vue métaphysique, ne connaît pas une saisie du monde en tant que monde à développer, c'est-à-dire à transformer. La conscience qu'il a du monde consiste à se maintenir comme un point de la généalogie (il est l'intermédiaire) : il doit se libérer en produisant, en engendrant. Comment, dès lors, formuler une définition de la médecine africaine ? Le fait est que, l'homme africain ne se moule pas dans une dynamique cartésienne du monde.

Du point de vue de la philosophie africaine, le rapport de l'homme à la nature n'est pas agressif. Il suffit de considérer le contenu du texte que nous devons au révérend père Tempels : *La philosophie bantoue,* pour s'en rendre compte : il y a une nécessité certaine de considérer *l'imaginaire* ou simplement la *croyance* comme une autre dimension de la connaissance. Elle est comme l'éventualité de la promotion ou de la nécessité d'une exigence pour la promotion de l'existence d'une possibilité d'une autre médecine fondée sur une autre perception à partir d'un autre genre de rapport entre l'homme et la nature : il est question d'une perception autre que celle que Descartes nous aura imposée pour la modernité avec l'avènement de la physique moderne.

Dans la pratique de cette médecine, le praticien ne se situe pas face au corps, tout comme l'homme n'est pas face au monde. De même que le praticien communie à la souffrance et à la vie dans le corps de l'autre, de même, l'homme est comme intégré dans la nature et, il se veut en être : ***le maître et le protecteur***. Son pouvoir ne fait pas de lui le « ***maître et le possesseur*** » du monde. Mais, conscient de sa finitude face à la nature, il est le jardinier du monde et, comme tel, le « ***berger de l'être*** ». Ce qu'il cherche, c'est d'intégrer la nature, d'y vivre en se protégeant et en veillant à cette maison commune. On comprend son manque d'investissement de l'intelligence aux fins de disposer son esprit à s'engager à émanciper la nature par une sorte d'industrialisation de la raison, en fabriquant des outils perfectionnés conduisant à mettre la vie des générations futures en péril. En revanche, cette médecine n'est pas dépourvue d'une volonté de scientificité.

L'état naturel de l'esprit du Négro-africain originaire ne lui permet pas de prélever, dans la nature, plus qu'il n'en a besoin. Il ne prend de la nature que ce qui lui est immédiatement nécessaire. On verra par exemple que le Pygmée n'a pas de magasin et que le Fang garde quelques provisions dans son grenier, non pas pour accumuler, mais pour le renouvellement de ses plantations.

En effet, la question : « l'Afrique peut-elle se développer ?» n'a pas de consistance ontologique profonde et pourrait relever du non-sens. Tout dépend donc du sens que l'on assigne au vocable « *développement* ». Est-ce de la *transformation de la nature,* comme dans le cas des pays industrialisés ? Ou s'agira-t-il d'une sorte d'épanchement de l'être, dans le sens de l'ethnomédecine africaine comme l'indique *le Petit Larousse* : *« Ensemble des connaissances scientifiques et des moyens mis en œuvre pour la prévention, la guérison ou le soulagement des maladies, blessures ou infirmités »*[8] ?

En conséquence, la médecine traditionnelle africaine serait, un champ – au sens de Pierre Boudieu – un champ important où se déploie « un ensemble de pratiques somme toute, tentaculaires, et qui sont multiples et variées. Un système réservé aux pratiques thérapeutiques soutenues par des catégories du croire visant à améliorer le bien-être de l'homme sans que ceci ne porte à conséquence sur l'efficacité de ses pratiques ».

Dans cette perspective, Dieu dévoile son nom – sa manière d'être au monde – par la nature, à travers les forces, tout en se considérant comme force. D'ailleurs, c'est sous l'angle du

---

[8] Définition du dictionnaire, *Le petit Larousse Grand format,* éd. Larousse, 2004, p.639

biologisme qu'il importe de considérer la notion d'être, de sorte que pour le « Bantou, l'être est force » (Tempels). Et, au regard de la physique mvet, le monde se regarde du point de vue de la création. C'est dans sa dynamique d'autoproduction qu'il importe de percevoir Dieu comme *vie* – Dieu est la vie. Il est le commencement de la vie le premier vivant de la chaîne des créatures différentes, mais de natures identiques : *nkol éñin.*

En fait, si Dieu se pose comme le premier moteur de la vie et il se dévoile comme *Eyô* quand la vie du peuple est en danger. Mais son nom marque, imprime, dans l'esprit de ceux qui se rapprochent de lui par la généalogie, la marque en soi de la finitude de la raison.

Pour comprendre ce qui vient d'être dit plus haut, il y a lieu de retenir que dans le domaine théorique, l'homme est radicalement fini au sens où son intuition n'est nullement créatrice, originaire, si bien qu'elle doit recevoir ses objets donnés de l'expérience, dans l'horizon du temps. On précise que l'expérience désigne la matière sensible de la connaissance, sa base concrète. Mais cette expérience est toujours *a priori.* « Aucune connaissance ne précède donc en nous, dans le temps, l'expérience, et toutes commencent avec elle »[9]. Ainsi la connaissance par expérience requiert elle-même le concours du pourvoir a priori.

On remarque alors que la pensée de l'homme, si elle pouvait connaître la chose en soi, ne pouvait avoir la capacité d'être créatrice, mais simplement intuitive. C'est pourquoi Kant oppose *l'intuitus derivatus,* autrement dit, l'entendement humain qui suppose avant lui un objet d'où il procède, comme *l'acquisitio derivata* procède de ce qu'un autre a déjà fait sien, c'est-à-dire suppose un droit extérieur à *l'intuitus originarus,* autrement dit, cet entendement qui ne suppose rien avec lui parce qu'il crée son objet : l'entendement divin. C'est ce que Kant a appelé intuition intellectuelle. « … *L'intuition intellectuelle* est tout à fait en dehors de notre faculté de connaître, l'usage des catégories ne peut en aucune façon

[9] Ibid.

s'étendre au-delà des bornes des objets de l'expérience »[10]. Cela dit, l'intuition humaine qui est non-créatrice en tant qu'elle est *intuitus derivatus,* s'oppose à *l'intuition créatrice* qui, elle, est divine. Voici prononcée de manière radicale, la finitude de l'homme avec Kant. Conformément à cette conception de la question de la finitude, dans *Kant et le problème de la métaphysique*, Heidegger, au § 30, décèle la pensée de la finitude radicale. C'est l'essentiel de l'interprétation heideggérienne de la première critique qui doit ici être retenue pour mesurer la pertinence de l'interprétation heideggérienne de la *Critique de la raison pure.*

Bien plus, l'acte d'intuition (dans ce sens) ne donne pas seulement l'étant à la connaissance divine. Mais l'intuition fait également surgir l'étant en son être comme tel. Finalement, si tel est le cas, dans la connaissance infinie, rien ne se présente comme extériorité d'un non-moi pouvant constituer une quelconque limitation. La connaissance infinie est comprise comme source de l'être, comme ce qui fait être l'être, comme ce qui fait que les choses soient ce qu'elles sont par le simple fait de les concevoir. Voilà *l'intuitus originarius.* En revanche, l'intuition humaine, quant à elle, ne saisit que les étants qui se donnent à ses sens et au milieu desquels le Dasein fini se trouve lui-même abandonné.

Dans ce cas, la réceptivité est le mode d'être par lequel la finitude de l'intuition s'exprime et son fondement est naturellement appelé déréliction. Et cette « déréliction est une structure existentielle de *l'être-là* »[11].

On peut alors constater que la raison kantienne ne suffit pas à elle-même, bien que située dans la phénoménalité temporelle de notre vie, elle reçoit son bien d'ailleurs, en tant qu'entendement. C'est dans l'expérience du monde sensible qu'elle puise son énergie. Et, en tant que raison, l'objectivité des idées lui vient du suprasensible. L'on peut dès lors comprendre que l'entendement humain n'engendre ni ne suscite

---

[10] KANT (E) : *Critique de la raison pure*, Germer Baillière, p. 318

[11] TAUXE (Ch.) : La *notion de finitude chez Heidegger*, p. 108.

l'être. Heidegger s'accorde avec Kant à ce sujet puisqu'il montre que l'on peut faire abstraction du donné particulier de l'intuition empirique, mais l'on ne peut cependant pas détacher l'esprit des sens afin de produire ses représentations de son propre fond.

Du religieux dans la thérapeutique

La médecine est, généralement, considérée comme un fait de technique, de savoir-faire, de savoir-être, un ensemble de gestes. Elle est, en fait, une somme de connaissances du domaine de l'art et de la technique visant la guérison et la prévention des maladies, ainsi que la préservation de la santé. Du point de vue des Écritures, deux termes permettent de mieux pénétrer « l'image médicale », nous permettant ainsi de comprendre la signification de la présence des objets religieux dans les temples de guérison traditionnelle de la médecine négro-africaine. Ces mots justifient la présence de l'image de Jésus, Rédempteur et Sauveur, à des points spécifiques du temple et donnent à la guérison son sens salvateur.

En fait, la médecine traditionnelle est essentiellement religieuse au sens de la théologie néotestamentaire, puisque sa finalité est à la fois de « ***soigner*** », de « ***guérir*** » et surtout de « ***sauver la personne humaine dans son unité : corps et esprit*** ». La présence de Jésus dans le temple est la reconnaissance qu'il est leur Modèle de Médecin ; car la médecine relève de deux mots grecs qui sont : **thérapie**, **θεραπ εύω**, et **σώξω**, qui signifie « **sauver** » ou « **guérir** ». Ce sont des termes qui sont souvent utilisés dans le Nouveau Testament et donnent à la médecine le rôle consistant à « **délivrer** » ou à « **tirer d'un danger** », mais aussi de « **guérir** » les personnes malades. Le mot **σωτηρία** (salut) désigne non seulement la **délivrance**, mais aussi la **guérison** et, de ce fait, nous trouvons que ce double sens se trouve aussi en italien puisque « ***salute*** » désigne à la fois « **salut** » et « **santé** ». Cela peut expliquer le fait que la santé de l'homme soit assimilée, par les Pères de l'Église, à un état de perfection auquel l'être humain est destiné par sa nature.

Dans leur esprit, et selon la tradition judéo-chrétienne, il s'agit d'un état de perfection qui est une sorte de déification de l'homme appelé par sa nature à devenir dieu par la grâce. Créé à l'image et à la ressemblance de Dieu (GN. 1, 26), il lui est donné, par une prescription divine, possibilité de se transformer directement en Dieu lui-même. Saint-Basile-le-Grand n'a pas hésité à affirmer que « ***l'homme est cette créature qui a reçu le commandement de devenir dieu*** »-. Voilà ce qui explique le symbolisme des mains, notamment la main droite qui dans l'attouchement initiatique est censée réveiller les lettres du nom **YHWH** en nous.

Pour Roger Bongard, « l'attouchement de l'Initiation est un archétype gestuel pour recomposer symboliquement le *NOM suprême perdu,* c'est-à-dire d'éveiller les lettres en sommeil dans les articulations de l'Apprenti et de les animer en vue de la recomposition du **NOM** ». Ce propos témoigne tout simplement que l'homme est marqué de façon indélébile de la marque de la divinité et, pour accomplir sa perfection, il doit être entièrement tourné vers Dieu. La médecine apparaît alors comme un ensemble de rites permettant à l'homme de retrouver, après la chute, son état paradisiaque, qui est, en fait, la Santé.

La Santé renvoie donc à un imaginaire où l'homme ignorait « ***toute forme de maladie tant dans son âme que dans son corps, où il vivait une vie entièrement normale, puisque conforme à la nature et à la finalité véritables de celle-ci*-** ». On est en phase avec la conception africaine du rapport entre l'homme et la nature, une conception qui prend le contrepied de la perspective cartésienne. Nous demeurons, en Afrique, dans l'univers du sens et non pas dans celui du *ratio :* ici, le mal, dans le « mal-a-dit », exprime l'état de notre existence.

-II-

YHWH et EYO

C'est par les modalités de son existence qu'Eyô se saisit en déployant le dynamisme de sa manifestation.

La surprise : quelque chose qui est blanc ; la certitude : 2000 individus bien attentionnés, assis sur leur rationalité et qui le prennent à contre-pied : deux faits qui caractérisent la rencontre entre la divinité et ce sujet qu'un petit événement, à peine gros comme un grain de sable, va propulser sur le feu de l'action mobilisant toutes ses énergies. C'est effectivement le cas de Moïse, très occupé à faire paître le petit troupeau de son beau-père, qui était prêtre à Madian, au-delà du mont Horeb, la montagne et Dieu. Le messager du Seigneur lui apparut dans un feu, voilà, du milieu du buisson. C'est à cet endroit banal et désertique que Dieu avait décidé de révéler son nom à Moïse, au cours d'une rencontre dont lui, seul, avait fixé le rendez-vous. Car, c'est toujours lui qui prend rendez-vous : car il est maître du temps et de l'histoire ! Il fait semblant d'entrer en discussion avec Moïse qui, malgré quelques résistances, finira par lui céder. Dieu dit à Moïse : « **Je suis : JE SUIS** ». Tu diras aux Israélites : « **JE SUIS m'a envoyé vers vous !** » Verset 15 : Dieu dit encore à Moïse : « Voici ce que tu diras aux Israélites : **YHWH**, le Dieu de vos pères, le Dieu d'Abraham, le Dieu d'Isaac et le Dieu de Jacob m'a envoyé vers vous ! »

Disons rapidement que le Dieu des israélites, aussi bien que des Fang, est Dieu de la révélation, à la différence que si, d'un côté, Dieu va se révéler sous ses différentes modalités – Esprit, Père et Fils - il est un Dieu déjà donné comme **EYO**.

Le Dieu d'Oyono Ada Ngono se donne comme Eyô. Il est celui qui est en haut, celui qui, de là où il se trouve ? produit la vie, celui qui nomme, donc qui fixe toute chose à l'existence.

Dieu est la manifestation de la vie. Il est la vie dans son propre déploiement. À travers son épanchement dans le temps, il crée tous les règnes. Dieu s'identifie à la nature. Il apparaît et se manifeste comme vie. On peut alors dire que la nature, c'est la vie dans les choses qui nous apparaissent. Or, l'homme se tourne vers les choses qui sont autour de lui, en fonction des préoccupations humaines. La réponse aux questions relatives aux difficultés aux abois de l'homme, vient lorsqu'un ancien interroge la nature. Cette réponse arrive à la conscience, à travers la manifestation des éléments de la nature. Ce dont on a besoin se manifeste à travers les phénomènes qui interpellent notre sensibilité dans un langage qui lui est spécifique : le symbolisme, l'irrationnel. Par ce langage, la nature s'adresse à l'homme dans sa belle langue. La forêt équatoriale apparaît, dans ce cas, comme une citadelle où de nombreux lieux sont marqués du sceau du mystère : les grottes, les chutes d'eaux, etc. Ce sont des lieux que l'on dit habités par des esprits tutélaires.

L'homme parle à la nature et elle sait lui répondre. Seulement, nous pensons que c'est une affaire de quelques privilégiés, de dons surnaturels.

L'Origine

La théorie de l'évolution, le Fang initié au rite *Mélan*[12], la connaît avant sa rencontre avec l'homme blanc au XVIIIe siècle. La particularité de cette évolution est que l'Origine, par émanation, crée les êtres en s'étendant. Il ne s'agit pas d'une évolution des espèces, mais des variations de l'Origine. Le Négro-africain a le sentiment d'intégrer une chaîne qui est celle de la vie. Celle-ci le ramène à celui qui est l'Origine ; au point que, par identification, il peut dire *: « Je suis Dieu. Je suis la*

[12] C'est le plus grand rite initiatique et l'unique rite des Fang. C'est lui aussi qui introduit l'homme à la connaissance de la nature.

nature ». À travers la généalogie, la nature, en tant que Vivant, se décline à travers les êtres et surtout l'homme.

Linguistiquement, le verbe être, lorsqu'il est conjugué au moment du « dire généalogique », traduit cette permanence de l'essence en chaque homme. Mais avant de le montrer par un exemple précis, montrons d'abord la généalogie chez les Fangs. La nature est montrée identiquement à un mouvement chaotique qui, sous la pulsion d'un principe organisateur crée le monde en engendrant les êtres et les dimensions de la nature. C'est l'un qui, par quelle force et pour quelle raison, trouve le moyen, en lui-même, de se multiplier. Cette multiplication de lui-même est la nature.

Dieu se dévoile et crée la nature

Selon Tsira Ndong :

« Oyono Ada Ngono, grand musicien et grand guerrier, dans son coma, entra dans le néant. Il ne voyait rien, il n'y avait rien. EYO, *l'invisible et le sans Forme, engendra Ngoss Eyo, le Cuivre. Ngoss engendra Aki-Ngoss (œuf de cuivre) qui se forma avec quatre faces. Il grossit démesurément devant Oyono Ada ahuri, explosa et donna naissance à Mikour-Mi-Aki (l'Infini).*

Mikour-Mi-Aki engendra Biyem-Bi-Nkour (nébuleuses).

_ *Dzop engendra Bikoko-Bi-Dzop (les Cieux).*

_ *Bikoko engendra Ngwa-Bikoko (1er esprit).*

_ *Ngwa engendra Mba Ngwa (2e esprit)*

_ *Mba Ngwa engendra Zokomo Mba (3e esprit)*

_ *Zokomo engendra Nkwa Zokomo (4e esprit)*

_ *Nkwa engendra Mebeghe-Me-Nkwa-Nkwa (5e esprit).*

_ *Mebeghe engendra trois esprits :*

NZame-Ye-Mebeghe (dieu de la terre, des Hommes et souffles) (6e esprit).

Kare-Mebeghe (Dieu ascendant des Immortels, habitants d'un monde inconnu des hommes) (7e esprit).

Zong-Mebeghe (8e esprit dont on ignore encore les attributions. »[13]Cosmogonie Fang selon Mvom Eko.

Dans un Mvett *plus récent Tsira Ndong dit que c'est* Nkobe, *la parole qui était à l'origine et* Nkobe *est la parole de* Eyo. Eyo *et* Nkobe *s'identifient. Le Fang est une langue à tons et* Eyo *revêt un sens polysémique pour indiquer l'origine des choses et la nature elle-même.* Eyo *peut désigner le piquant. On dit par exemple* eyo ngom, *c'est-à-dire le piquant du porc-épic. Dans ce cas,* Eyo *contenait, en lui, les éléments pouvant piquer et permettant de se planter.* Eyo, *de e* Yo, *ce qui veut dire le haut, mais aussi le ciel. Dans ce cas, il a le sens de ce que le ciel contient et englobe.* Eyo *signifie aussi faire germer, car c'est lui qui est la genèse de toutes choses. Voilà pourquoi il prend le sens de vomir, pour indiquer que tout sort de lui, tout vient de lui et tout est par lui.*

Dans ce cas, *EYO*, l'Invisible et le sans Forme. Il est une totalité au sein de laquelle les choses s'entremêlent. Il est l'invisible parce qu'on ne distingue pas véritablement les choses qu'il renferme. La Parole est alors le pouvoir d'organisation et d'orientation de ce chaos. On peut alors comprendre l'importance de la parole chez le Négro-africain[14] : elle est sacrée. On devrait comprendre que *Eyo* est un nom qui est resté longtemps secrètement conservé par les initiés et les jeunes, les non-initiés ne le connaissent pas. Car, pour les initiés, connaître *Eyo*, c'est connaître la nature, l'essence de toutes choses. C'est de *Eyo* que toutes choses et toute vie remonte, et *Eyo* se trouve en toutes choses sans distinction. En réservant sa connaissance à une étude ultérieure, nous allons montrer que l'homme est lié à *Eyo*. C'est *Eyo* qui se répète en l'Homme.

Aki-Ngoss (œuf de cuivre) et ses quatre faces. La tradition initiatique Fang estime que *Eyo* est Un et lorsqu'il est tourné en

---

[13]Tsira NDONG NDOUTOUME : *Le Mvett*, livre 2, Paris, Présence Africaine, 1975, p.9

[14] Nous allons en étudier un brin pour comprendre les gestes de la nature.

lui-même ; mais que la vie *d'Eyo* dépend de son processus de différenciation. S'il grossit, il se gonfle, c'est parce que la vie est une force ; et la force ne peut rester en soi. Il faut qu'elle éclate pour se diffuser en formant les êtres à partir des particules.

Les quatre faces symbolisent l'homme sous une architecture funéraire : le côté de la tête, celui des pieds, le côté gauche et le côté droit. Ces flancs de l'homme, en s'étendant, forment les quatre points cardinaux : la tête indique le Nord, le Sud les pieds, la droite, c'est l'Est ; tandis que la gauche est l'Ouest. Ce sont les régions de la nature.

La nature est dans sa représentation, sa figure anthropomorphique Qu'est l'Homme. Et, puisque *Eyo* est doué de parole, il peut entrer en dialogue réel avec la nature. Dans ce dialogue, c'est à *Eyo,* de déterminer par cet arbre-ci, le lieu de la rencontre. La recherche des remèdes implique une volonté de se mettre à l'écoute et à la disposition d'Eyo pour le service de ses frères.

Mikour-Mi-Aki (l'Infini) : la force et la vie dans la nature sont infinies en toutes choses. Cette extension de la puissance de vie touche tous les points de la Voie lactée. D'où les Cieux. La nature est totalement biologique et elle est traversée par une puissance qui est l'esprit. Le même esprit qui anime la matière se meut dans les quatre dimensions de la nature et la soutient. Il est à noter que le premier esprit est l'Amour, l'amitié. Ngwa-Bikoko (1er esprit) est ce principe qui maintient toutes choses dans une communauté de forces, d'éléments. Voilà pourquoi Senghor estime purement et simplement que la Participation est le concept clé de la Négritude. La nature, de par ce premier *Ngwa-Bikoko (1^{er}esprit),* est responsable de la communauté des espèces. Il unit les hommes entre eux et établit une fraternité entre les éléments et les règnes ; ce pourquoi nous nous sentons, parfois, attirés par des pierres, des plantes, des arbres ou des animaux.

Remarquons que si l'amour est le premier esprit, le second indique la production artistique. *Ngwa engendra Mba Ngwa* (2e esprit), l'Amour engendra l'Artiste. L'œuvre artistique est une production participative de l'artiste au dévoilement de l'esprit.

On comprend ici l'importance de la production artistique. Elle n'est pas imitation de la nature, mais production de celle-ci, elle est suggestion de l'Amitié ou de l'Amour contenus dans les choses qui font la nature. Pour la présente étude, nous ne traiterons pas des troisième et quatrième esprits[15].

Nkwa engendra Mebeghe-Me-Nkwa-Nkwa (5e esprit). C'est cet esprit qui constitue le centre de l'univers et de la Terre. *Mebeghe*, je porte. La nature est portée, voilà pourquoi il ne faut pas la surcharger puisque cela peut comporter des risques graves. Mais nous devons notre reconnaissance à celui qui porte tout. Ce porteur prend dans la terminologie chrétienne le nom de Dieu. Dès lors, on se rend compte que Mebeghe ou Dieu, qui porte ce qui nous englobe, agit et vit d'une façon trine. *NZame-Ye-Mebeghe (dieu de la terre, des Hommes et du souffle) (6e esprit),* c'est l'auteur de la création. C'est à lui que nous nous adressons lorsque, avec Jésus Christ, nous élevons les mains vers le ciel pour dire : Aba, Père[16]. En principe, ce dernier pourrait être Jésus, car nous le connaissons, alors que les deux autres composantes de la trinité divine sont inconnues et demeurent mystérieuses.

L'expression de la même présence

Cette analyse n'a de sens que si nous voulons montrer que la nature est une et que l'ensemble des êtres qui la composent n'est que son discours. C'est la répétition du même discours. Voilà ce que nous voulons démonter par le dire généalogique. Avant de montrer le lien de l'homme à la nature, prenons en compte le verbe être. Ce verbe permet de bien comprendre comment la nature se transforme et demeure *Eyo* même l'homme.

---

[15] Parler de ces esprits impose une initiation particulière. D'ailleurs pour les autres esprits nous ne disons les choses que dans la limite du permis ; car nous n'avons pas reçu l'autorisation d'en parler à connaissance dépouillée.

[16] Cf. la Prière dominicale : « Notre père qui est aux Cieux »

Verbe être en Français	Sa traduction en Fang
Je Suis.	*Me Ne*
Tu es	*O Ne*
Il est	*A Ne*
Nous sommes	*Bi Ne*
Vous Etes	*Mi Ne*
Ils sont	*Be Ne*

Traduction littérale du Fang en Français.

Je Suis	*Tu Suis*	*Il Suis*	*Nous Suis*	*Vous Suis*	*Ils Suis*

b) Cet exemple se vérifie dans la plus grande partie des langues africaines : le nom est la répétition de la même existence. Or, le verbe est, au présent de l'indicatif, une affirmation de l'existence de quelque chose de présent visiblement ou qui peut apparaître comme tel. Ainsi, dans l'exemple de la généalogie qui va suivre, le sujet s'identifie à toutes les étapes de la chaîne de vie qui est en lui. Cela autorisera que l'on parle de la psycho --- généalogie comme transmission des caractères et des pouvoirs, des aïeux à la personne qui dit « je ».

Il dira, en remontant sa généalogie, qu'il est son père, son grand-père et Dieu lui-même. C'est le même qui se rend présent en tout homme, de génération en génération. Le pronom, en tant qu'il marque la différence comme personne ne contient que le même « *Suis* » de sorte que le « *Je* » est en même temps tous les autres, par nature. Notons simplement que la généalogie est un mélange de biologie et de métaphysique. À la question : qui es-tu ? Le Fang doit décliner sa généalogie pour montrer sa nature. Elle est sa carte d'identité :

Qui suis-je ? Je réponds : je suis.

Je suis : Mvone fils de Ndong

Je suis : Ndong qui est le fils de Ngwa

Je suis : Ngwa, fils de Mendome

Je suis : Mendome, fils de Ola'a

Je suis : Ola'a, flis de Akome

Je suis : Akome, fils de Emane

Je suis : Emane, fils de Atou'ou

Je suis : Atou'ou, fils de Zo'o

Je suis : Zo'o, fils de Teme

Je suis : Je suis : Teme, fils de Ngo'o

Je suis : Teme, fils de Ngo'o

Je suis : Je suis : Teme, fils de Ngo'o

Je suis : Teme, fils de Ngo'o

Je suis : Teme, fils de Ngo'o

Je suis : Ngo'o, fils de Kouma

Je suis : Kouma, fils de Oda,

Je suis : Oda, fils de Ndjate,

Je suis : Ndjate, fils de Oto'o

Je suis : Oto'o, fils de Esso,

Je suis : Esso, fils de Mva'a

Je suis : Mva'a, fils de Mengeme

Je suis : Mengueme, fils de Nkoume

Je suis : ***Nkoume***[17]***,*** *le constructeur de la barrière de pierre infinie. Lorsque j'étais petit, je ne connaissais pas les généalogies. Le Coq chante cocorico !!!*

En principe, le Fang se refuse, par respect, de dire le nom de Dieu. Aussi peut-on s'arrêter à cet ancêtre. Aussi pensent-ils que Dieu est partout présent, qu'il est la Présence agissante identique à chaque chose. Mais les initiés ont, eux, dans des circonstances ésotériques, obligation de dépasser le monde matériel pour pénétrer le monde spirituel. Alors, je peux continuer, en tant qu'initié aux grands rites.

Je poursuis en montrant que je m'identifie à la nature et à Dieu lui-même:

Je suis : Nkoume Nzame, c'est-à-dire Nkoume fils de Nzame.
Je suis : Mebeghe, fils de Mebeghe (5e esprit)
Je suis : Mebeghe, fils de Nkwa
Je suis : Nkwa, fils de Zokomo Mba (4e esprit)
Je suis : Mba, fils de Zokomo (3e esprit)
Je suis : Mba Ngwa (2e esprit)
Je suis : Ngwa-Bikoko (1er esprit)
Je suis : Bikoko-Bi-Dzop (les Cieux)
Je suis : Biyem-Bi-Nkour (nébuleuses).
Je suis : Mikour-Mi-Aki (l'Infini).

[17] En fait, la formule qui suit montre que mon ancêtre mythique, c'est Nkoume. Après nous rentrons dans un domaine trop sacré où le petit ne peut entrer, car le coq chante.

Je suis : Aki-Ngoss Ngoss (œuf de cuivre)
Je suis : Ngoss Eyo, le Cuivre
Je suis : *EYO*, l'Invisible et le Sans Forme

En définitive, dans cette suite d'engendrement, la nature est un vivant qui se déroule progressivement, ce, du fait que : *la généalogie insère l'être humain dans sa place réelle dans la nature.* La nature est, de ce point de vue, non pas statique, mais un principe dynamique. On dirait que c'est une force en extension.

Mais le plus important, ici, est de retenir qu'il y a en elle un principe qui, en produisant le suivant, se libère sans s'aliéner dans le suivant. Ce qui est déterminant dans la conception négro-africaine de la nature, c'est que l'explication du visible passe par l'invisible. C'est la transcendance qui explique l'immanence. Dans le cas de notre exemple, *Eyo*, le transcendant, est la raison de toutes choses. L'homme se place en posture d'écoute afin d'entendre la nature et de comprendre ce que les oreilles ordinaires ne peuvent pas entendre.

Le lien avec la nature

Quel est donc notre *lien* avec la nature, *comme manifestation et comme développement de la vie en soi, autour et par delà notre existence ?* L'homme n'est jamais pensé comme un être isolé, on l'envisage naturellement dans toute démarche thérapeutique, comme un élément en lien avec la nature. Le médicament serait donc envisageable — en philosophie africaine — comme la matérialisation d'une volonté de restauration de la qualité de tous les liens dynamiques des forces endommagés et d'un équilibre rompu : *le sujet doit méditer sur sa vie aux fins de trouver les nœuds de son existence.* Le travail de la guérison est donc un parcours spirituel, un travail sur son intériorité. La personne malade doit confesser ses péchés, visiter mentalement la qualité de ses rapports avec autrui : il ne doit rien négliger, car il n'y a pas de petite faute. D'où l'impératif de la bénédiction dans le cas de maladies graves ; car la problématique de la culpabilité trouve ici son point d'enracinement.

Le diagnostic porte essentiellement, tant dans l'analyse des événements de l'histoire du patient que dans l'utilisation des remèdes pour la restauration de la qualité des liens qui sont susceptibles d'être à l'origine de la problématique de son existence : qu'il s'agisse des liens relatifs à l'estime de soi, des liens de solidarité et de fraternité avec autrui, ou des liens de symbiose avec la nature. C'est une notion plurivoque, dans la mesure où elle renvoie à l'idée selon laquelle : « Il y a un lien », d'analogie, de causalité ou de correspondance entre deux phénomènes dont la « maladie » serait la conséquence. Se situant dans une épistémologie du sens, la médecine traditionnelle conduit à désigner négativement le lien comme une sorte de privation de liberté et d'équilibre. Le lien, c'est négativement ce qui attache, ligote, rend prisonnier ou dépendant. Mais, c'est aussi, positivement, cette fois-ci, le lien de la mise en *relation féconde* entre deux êtres. Le traitement thérapeutique, par exemple, ouvrirait sur plusieurs dimensions la notion du lien à retrouver dès lors que l'équilibre primordial est interrompu.

La convocation de la médecine serait de permettre à un sujet en situation de maladie de retrouver le lien avec son moi le plus profond : ceci est source de vitalité et d'inspiration créatrice.

Le traitement de la maladie comprend toujours une dimension spirituelle, relative à la problématique du *sacré* dans la conception du médicament traditionnel (remède); l'on peut aussi considérer le lien à retrouver, notamment dans la perspective d'une volonté de la mise en relation d'amitié (fabrication de filtre d'Amour), ou en représailles dans le cas de la violence des imaginaires (le fétichisme du coup de fusil nocturne), par exemple ; il peut aussi s'agir de liens à retrouver avec la nature: l'émerveillement, elle est à l'absence de la vie ; avec en priorité «le souci […] et l'avenir de la maison, l'engagement écologique pour le développement durable».

Nous avons là, ce que Abdennour Bidart, dans son ouvrage : *Les tisserands.* Réparer ensemble le tissu déchiré le monde, a subdivisé en trois grandes familles (…), à savoir (…) : celle du l*ien intérieu*r, celle du *lien social*, celle du *lien écologique*. Leur engagement complémentaire est fondamental parce que la « mère» de toutes les crises que connaît actuellement la civilisation humaine, c'est la crise écologique. Il faut en prendre la mesure. La notion de *lien,* notion sur laquelle nous reviendrons dans les présents travaux, nous invite à envisager, avec Chantal Delsol, deux approches de l'homme.

La philosophe, dans son ouvrage, *La haine du monde,* présente une conception de l'homme perçu comme un démiurge et se déterminant comme sa volonté. On a un homme ayant la volonté de vouloir se sortir de la tradition ; les manières anciennes de vivre semblent insatisfaisantes, et les manières modernes entendent remplacer le présent, dans un autre temps où toute la création est à son service.

Dans son rapport avec l'environnement, l'homme se préoccupe de la forêt, du village et son engagement politique consiste à se saisir du vivant à partir de ce que la raison et les moyens technologiques modernes lui ont conféré comme puissance de maîtrise du monde. L'homme, même dans les États africains, n'est-il désormais plus qu'un *Prométhée,* à ce point qu'il n'envisage son bonheur qu'en termes de *prométhéisme*.

Il s'agit là d'une idéologie objectivement présentée comme une utilisation des moyens dont l'action participe à l'émancipation de la nature. C'est une caractéristique de la modernité, qui prend globalement son essor naturel probablement en Occident, sans pour autant cesser d'être estampillé du sceau de l'universellement humain. Un élan naturel ; et l'on peut dire que l'homme a pour nature de vouloir dépasser sa nature. Ce qui fixe la vocation de la physique moderne comme engagement à « *nous rendre comme maîtres et possesseurs de la nature* » pour le développement de toute médecine.

Contrairement à cette perspective cartésienne de la modernité, la physique naissante (à l'époque), comme le rappelait François Guéri, a déjà montré ses limites. L'homme n'est pas maître du monde, au sens de celui qui décide de tout, souverainement. Il s'appréhende comme un co-créateur, un collaborateur de la nature. Tirant notre attention sur les insuffisances de la raison, Alain Roger et François Guéry attirent notre attention sur les résultats de cette domination de l'esprit sur la matière.

En effet, les auteurs nous interpellent sur la caractéristique de la philosophie cartésienne : « *Après trois siècles et demi de conquêtes scientifiques, nous découvrons, un peu tard peut-être, que la véritable maîtrise a, elle aussi, ses servitudes et qu'une possession bien comprise exige la protection de ce patrimoine naturel que nous avons aveuglément dilapidé* ». La technologie domine les rapports entre l'homme et la nature ; et cet impérialisme a des conséquences sur la santé.

La question relative à la vie pose par elle-même la question de la connaissance du monde dans lequel nous vivons : celle de la nature. Voilà pourquoi la physique va amener Descartes à s'occuper de médecine. « (...) la physique, que j'ai tâché d'acquérir, m'a grandement servi pour établir les fondements certains en la morale ; et que je me suis plus aisément satisfait en ce point qu'en plusieurs autres touchant la médecine, auxquels j'ai néanmoins employé beaucoup plus de temps... », écrivait Descartes à son ami Chanut.

Au regard des développements scientifiques et technologiques dans le monde, l'homme, le démiurge, a des appuis qui le poussent à chercher, non seulement à améliorer sans cesse le monde, mais à le transformer radicalement. Il cherche même à le re - faire. Le mode d'existence occidental s'impose comme modèle. Toutefois, les modalités d'être de la raison en sa spécificité occidentale, tout en considérant les résultats extraordinaires de la médecine, posent une *Ubris*.

Cet élan d'émancipation, cette transformation de la nature, c'est-à-dire cette européanisation des cultures traditionnelles des mondes non occidentales se pose par moment comme une barbarie qui dépasse les limites. La conséquence est que cette orientation spécifique de la marche de l'homme dans l'univers finit par ouvrir les portes à des problèmes qui fragilisent l'édifice. À ce point, la modernisation des traditions détruit ce qu'elle se proposait de grandir : un meilleur état de santé.

L'action de l'homme sur la nature ne permet plus de déterminer d'avance les limites de plus en plus indiscernables, ce, dans la mesure où les données caractéristiques de la marche de la modernité ne sont ni faciles à connaître ni objectivement envisageables à plusieurs points de vue.

Le développement, nous voulons surtout parler de l'exploitation et de la transformation des ressources naturelles, est justifié par une action de l'élan aveugle de la rationalité. C'est ce que nous avons désigné par le titre de *furie et que Michel Henry désigne par barbarie. Cette attitude* cartésienne invite à se méfier de l'imaginaire pour avancer aveuglément vers l'émancipation par accumulation des richesses, chose qui promeut une mentalité doublée d'orgueil, de sorte que l'on n'admire désormais que ce que l'homme est capable de produire lui-même. On a affaire à une philosophie hédoniste qui nous impose une anthropologie où l'homme n'a d'admiration que pour l'homme. Car, le progrès le pousse à admettre que rien d'autre que sa production n'est plus divin. C'est un monde où l'homme ne croit plus en rien sinon en lui-même.

Notre quête du bonheur est une démarche qui se structure comme une recherche se construisant en écoutant des chroniques d'action d'hommes et de mouvements qui participent au développement général de l'Humanité. Or, parler de développement, n'est-ce pas envisager une approche de l'homme qui se tourne contre la nature en cherchant les lumières ? C'est une recherche qui se fait à travers les annales ou les processus et où l'homme tire des leçons des expériences.

En effet, depuis Hans Jonas, la problématique de l'environnement est un impératif pour l'homme moderne. Celui-ci doit nécessairement et perpétuellement être en alerte afin d'éviter le retour du pire. L'avènement du pire est une construction d'une humanité qui ignore sa responsabilité à l'égard des futures générations. Son action sur la nature l'amène à prendre des risques qui compromettent l'avenir des petits enfants en raison d'un laisser-aller se déterminant comme une consommation, une exploitation de toutes les ressources.

La conquête de la liberté ou son émancipation de la nature implique sa responsabilité dans le grand TOUT, car l'homme bouscule l'ordre du monde en étant lui-même une partie de ce monde qui le dépasse.

Qui sommes-nous par rapport à la nature ? Notre développement et notre survie dépendraient-ils de notre capacité à agir dans le cours de l'histoire universelle où il découvre un sens ? Celui-ci aurait-il « tout à la fois une signification et une direction, dans le bouillonnement du monde et dans le désordre des événements[18]» ?

Il existe un rapport étroit entre philosophie et nature, si tant est que la philosophie soit un esprit de questionnement, de curiosité, qui aboutit à une connaissance de l'homme et de la réalité tout entière, une connaissance sur laquelle peut se fonder une certaine manière de vivre, avec les autres hommes, avec cette réalité, selon une éthique et par conséquent la volonté de comprendre l'originalité du mode de développement, de saisir les mécanismes de fonctionnement de la société dans laquelle on vit, sans toujours chercher à tout expliquer par des considérations économiques et techniques permettant de bien se situer dans la réalité.

Il y a, là, des enjeux centraux qui sont apparemment indépendants des uns et des autres, et qui relèveraient de champs disciplinaires et de domaines de compétences diverses, mais, aussi, très complexes.

La problématique de l'accessibilité aux soins de santé de qualité pour la construction et la structuration d'un système de santé démocratique, de même que la dégradation de l'environnement avec toutes les préoccupations écologiques, le changement climatique, sans oublier les difficultés relatives à l'épuisement des ressources énergétiques pour que, le monde entier attend la contribution des philosophes pour apporter les éléments pouvant servir d'outils à la disposition des décideurs des pays d'Afrique.

---

[18] FINKIELKRAUT (A.) : *La seule exactitude,* Paris, Stock, 2015

Que faut-il faire pour bien faire, afin que, sur différentes questions abordées globalement, on trouve une cohérence quand on les rapporte (...) à l'originalité des représentations que l'on se fait de la nature, de la maladie et de la santé, ce, dans la société africaine ?

L'analyse de la problématique de la santé dans la société africaine à travers le rapport imaginaire et rationalité en posant l'écologie comme dossier prioritaire, est un engagement intellectuel nous occupe dans un contexte sociopolitique où il est interdit de parler[19].. Pourtant, il s'agit précisément de faire ce pourquoi j'ai été formé : travailler à la clarification des problématiques de mon pays ce, même s'il faut critiquer l'action gouvernementale.

[19] Quelqu'un me disait: ce que tu écris est dangereux et, moi qui lui demandais si ce dont je parlais n'était que des fadaises, il me répondait : *tu crois que tu es le seul à constater ce que tu écris ? Tu veux seulement te montrer et prendre des risques en oubliant que tu as une famille. Tu sais, si l'on n'arrive pas à t'atteindre, alors on passera par les tiens.* Oui, le contexte dans lequel nous évoluons actuellement, au Gabon se caractérise par l'autocensure : on s'empêche de respirer. Nous sommes dans un nouvel état de nature où « l'autre est un danger pour moi ». Ici, n'ose rien dire, car, *« le premier qui dit la vérité, il doit être exécuté !».*

-III-

Le questionnement de la nature

Dès l'aube de la philosophie, la nature devient un problème, une préoccupation pour l'homme et, pour saisir le sens de son mystère, on l'interroge d'abord avec les catégories théologiques et de la physique pour que la raison, c.-à-d. la philosophie se dégage du mythe afin de la décrire. Les philosophes interrogent ce tout énigmatique depuis les Présocratiques, Platon et Aristote, en passant par Descartes, Hegel, Bergson, Heidegger et Hans Jonas, elle occupe une place de choix dans l'interrogation philosophique.

À un moment où les valeurs qui constituent le socle de notre société africaine s'effondrent considérablement et que nous entrons au pas de charge dans une société sans éthique, notre exposition de la question de la nature se pose comme une enquête auprès des praticiens de la médecine traditionnelle.

La raison en est simple : les nganga ne se présentent-ils pas comme de grands défenseurs de la famille, des maîtres de morale traditionnelle, les détenteurs de l'appareil technique, en tant que passeurs de générations, les faiseurs de liens entre les agents du monde visible et ceux de l'invisible ?

Comment le développement de l'Afrique ne pourrait-**il pas dépendre du rapport que l'homme voudrait entretenir avec la nature** ?

Les analyses sur l'imaginaire de la maladie, sur l'angoisse devant la mort, sur les rites initiatiques gabonais, sur la tache du philosophe visant la recherche de l'essence de la liberté et de la justice, ces différents points de notre réflexion trouvent leur fondement dans le rapport que l'homme entretient avec la nature. D'ailleurs, si l'on entreprend une enquête auprès des anciens pour répertorier les différents rites, danse, on s'apercevra que l'origine des mythes et légende des peuples gabonais c'est la forêt, c'est-à-dire la nature.

Mieux, dès lors que l'on a la volonté de concevoir un enseignement sur la philosophie africaine, l'on se retrouve en train de la définir comme une herméneutique de ces mythes en sachant que cette méthodologie philosophique est, de notre point de vue, une *appropriation des valeurs de la tradition.*

Quand on pose la question de l'exposition de ce qu'est la philosophie africaine, on a l'habitude de partir de l'opuscule du révérend père Tempels, *La philosophie bantoue.* Or, la leçon que l'on en tire est la présence d'une métaphysique africaine et la sommation de l'être en Afrique. L'Être n'est pas dans sa fixité, mais dans sont dynamisme : l'être est force, et cette force est en toute chose dans l'étant en *étant* en tout *étant*, sans être ces *étants.*

Avant même d'aller plus loin dans nos analyses, nous pouvons déjà remarquer que pour un peuple qui identifie l'être à la force, il est fort étonnant que la problématique de son développement ne puisse pas se poser en termes d'énergies. Le cas exemplaire du Gabon parle de lui-même. On a des villes modernes où l'électricité n'est pas maîtrisée, les coupures sont enregistrées à toute heure, sans compter qu'il y a des quartiers qui restent sans électricité et sans eau des semaines durant. Même les abords de la première institution de la République sont souvent mal éclairés.

En Afrique, les premiers qui firent acte de philosophie commencent leur interrogation sur la base du rapport homme/nature. La philosophie africaine a, depuis ses origines, dégagé la vision du monde sur le socle d'une interprétation du langage et de la nature[20]. Le progrès scientifique est, d'ailleurs, lui-même tributaire de la façon dont un peuple vit ses rapports avec la nature.

La mise en cause des repères

Il n'est pas question, dans notre réflexion, de défendre le génie africain, mais de montrer son importance dans

[20] Cf. KAGAME (A.P.) : *L'Ontologie Rwandaise comparée de l'être*, Paris, Présence Africaine (?), 19…

l'utilisation et l'élaboration des stratégies visant à se libérer des confiscations des libertés et des ressources.

En effet, on dira que l'état du système de santé africain est l'exact reflet de la qualité du développement ou de l'évolution de cette communauté humaine où l'homme est dans une situation inconfortable avec, d'un côté la tradition orale et, de l'autre, la modernité et sa tradition écrite. Dire que l'Afrique va mal, c'est jeter un regard scrutateur sur les repères et constater que la psychologie de l'Africain est à ce point sujette à des changements.

Ces changements sont multiformes et se développent en fonction des rapports sociaux, au point qu'aucun domaine de l'activité humaine n'est épargné. De ce fait, la médecine, est d'abord l'incarnation d'une culture : chaque culture : produirait donc sa médecine, en vue du maintien de l'équilibre vital des membres de son groupe. C'est la raison pour laquelle l'analyse d'un système de santé implique la comparaison entre les faiblesses de la cité et celles du corps.

Mieux, les faiblesses du sujet seraient considérées à l'aune de la société. C'est dans cette perspective où l'Africain, analysant sa situation dans le monde, et se situant entre les exigences de la tradition et les impératifs de la modernité, est amené à poser le diagnostic de sa maladie. Les intellectuels-africanistes s'accordent tous pour dire que l'Afrique est malade.

Cette maladie se détermine sur un fond de changement de repères ; car, les valeurs traditionnelles, qui retenaient les hommes dans une harmonie et en cohésion les uns et les autres, se sont effondrées. La cause de la maladie, c'est le télescopage des civilisations et des cultures. Cette thèse du changement comme facteur de maladie est d'ailleurs philosophiquement acceptable dans l'optique platonicienne, si tant est que, pour Platon, la santé soit menacée par le changement.

En effet, chez Platon, le changement est une donnée à risque pour la politique : il est « ce qu'il y a de plus risqué, et de beaucoup » ; d'ailleurs, pour les Grecs, une maladie, à l'instar de la peste[21], comme l'indique Thucydides, est un changement *métabolé*[22]. Or, des indépendances africaines à nos jours, la société africaine est continuellement soumise aux changements, à cause des rapports antagonistes entre les atavismes ancestraux et les sollicitations de la modernité.

À travers de nombreux genres littéraires, le drame d'une Afrique confrontée à la modernité est exprimé. Cela, qu'il s'agisse de la littérature africaine, du chant épique, de la politique, et des témoignages de la vie quotidienne énoncés par les Africains eux-mêmes, c'est le changement qui entraîne les désordres. Le diagnostic est le même : la perte des valeurs traditionnelles met la société africaine en péril. Au contact de la modernité et de la mondialisation, l'Afrique apparaît comme un grand malade, au regard des différents bouleversements qui touchent les manières de vivre et de penser la vie sociale.

Cette représentation d'une société en folie est d'autant plus forte qu'il s'agit de trouver des solutions, d'expliquer ce qui est arrivé (diagnostic) et comment la maladie s'est propagée (pathogénie). La question du vivre ensemble dans la cité africaine semble, à cet effet, en corrélation avec la problématique d'une perte des valeurs s'accentuant en tant que manifestation de la folie. La folie cesse d'être un phénomène individuel, elle devient collective, et socioculturelle, car produisant des réactions différenciées. La déstabilisation des structures de solidarité, le rejet de l'autre, toutes choses qui montrent l'importance du titre de l'ouvrage de Chinoua Achebé : *Le monde s'effondre.* Un monde dans lequel ce qui liait les hommes entre eux et qui les rendait solidaires les uns avec les autres a connu un ébranlement.

Aussi, pourrions-nous nous demander dans ce paragraphe : qu'est-ce qui constituait le socle de ces valeurs qui semblent aujourd'hui perverties par la colonisation ? Mieux, quelles corrélations pourrions-nous établir entre la perversion de ces valeurs et la promotion de la médecine de proximité ?

---

[21] PLATON : *Lois* VII, 797 b – 798d

[22] Cf. THUCYDIDE : II, 47-51.

Avant de répondre à cette question, commençons par montrer comment, suite aux effets pervers de la colonisation, s'exprime le bouleversement de la vie quotidienne du Bantu, aujourd'hui. Il y a une remise en cause du village, creuset de toutes les valeurs de la vie. Aussi, au niveau des témoignages des populations, par exemple, on peut entendre la réflexion suivante dans les villages *bamilékés* :

> *C'est le Blanc qui est venu tout détruire dans ce pays ! Nos pères vivaient jusqu'à 100 ans : aujourd'hui, tout le monde meurt jeune. Nous mangions ce que nous voulions, nous ne nous lavions pas avec vos savons : nous ne nous sentions pas plus mal. Nous obéissions aux dieux et aux ancêtres ; nos femmes nous obéissaient, nos enfants aussi et tout allait bien... Vous êtes tous des fous, aujourd'hui, depuis que le Blanc est venu... Oh ! Le pays*[23] *!*

Au niveau littéraire, mettant en cause la mission qualifiée par Tempels de mission civilisatrice[24], Aimé Césaire invite l'Afrique à se méfier de cette occidentalisation du monde. Pour lui, il fallait se méfier de la civilisation occidentale qui, à son avis, ne reposait nullement sur des vertus, mais sur des contrevaleurs : « la cruauté, le mensonge, la bassesse, la corruption ont merveilleusement mordu l'âme de la bourgeoisie européenne[25] ». Il souligne que la colonisation est à l'origine des maux qui secouent la société africaine de notre temps.

-*-

Cette question qui se pose dans le champ théorique de la santé nous invite à définir les enjeux de la réflexion et du métier du philosophe en Afrique. C'est à travers les pratiques dites thérapeutiques de la médecine dite traditionnelle africaine que nous entendons faire ressortir les orientations de la philosophie

---

[23] FOTSO DJEMO (J.-B.) : *Le Regard de l'Autre. médecine traditionnelle africaine,* Paris, L'Harmattan, 2009, p.85.
[24] TEMPELS (PL.) : *La philosophie bantoue,* Paris, Présence Africaine, 1961, p. 110.
[25] CÉSAIRE (A.) : *Discours sur le Colonialisme,* Paris, Présence Africaine 1989, p.24.

en Afrique. Quel mode de pensée sous-tend les pratiques thérapeutiques du système de santé du monde négro-africain ?

Il convient de travailler à la construction des bases épistémologiques sur lesquelles reposeraient les valeurs fondamentales pour la constitution d'un système de santé aux pratiques thérapeutiques complémentaires. Dans le cadre de notre lutte pour la dignité de l'homme, il s'agit très clairement d'apporter notre contribution à l'édifice : *Santé pour tous.*

Il nous faut donc, enrichir la stratégie portant sur les soins de santé de base. Il me semble qu'il soit aujourd'hui très urgent d'envisager la transformation de la vie politique et sociale de nos concitoyens, en leur donnant les moyens de préserver leur bien le plus précieux (la santé), mais aussi de faciliter leur accès aux soins de santé de meilleure qualité, sans oublier le domaine de la formation des consciences, de l'éducation scolaire et de l'éducation au bien-être.

Ce que l'on nomme médecine traditionnelle africaine constitue certainement, au regard des enjeux sociaux, comiques, éthiques et politiques, des pratiques touchantes de multiples champs du savoir, un vivier important pour la transformation radicale des pays d'Afrique quant à la prise en charge des personnes souffrantes et vulnérables.

Cette démarche n'aurait de sens que si tous les projets politiques de développement reposaient sur des concepts fondamentaux qui participent du déploiement du génie culturel africain. Mais qu'est-ce donc que ce génie si ce n'est quelque chose de positif concernant la conception sociale de la société, l'efficacité et la validité de la science politique traditionnelle africaine ?

Il faut partir du génie africain afin de penser le développement pour l'homme de la société africaine. C'est une prise de conscience exigeante qui implique la maîtrise des valeurs de sa tradition qu'il importe de transformer à la lumière d'une exigence éthique nouvelle : la maîtrise de la science et des techniques.

Dans cette perspective, Nkrumah disait : *« l'avenir appartient aux nations qui adoptent un développement fondé sur les études scientifiques et technologique*[s] ». Le contexte africain nécessite que l'Afrique intègre les différentes visions de l'homme et des êtres. Partant, nous ne devons pas oublier la double dimension qui caractérise l'activité humaine dans la société africaine, une société où le visible et l'invisible se réclament mutuellement comme un diptyque au sein d'une œuvre[26]. C'est d'ailleurs ce que témoigne Camara Laye dans son ouvrage, *Dramouss*, en montrant, en effet, que les œuvres réalisées par l'homme de l'Afrique traditionnelle sont rythmées et pleines de spiritualité. La médecine traditionnelle demeure un lieu d'expression de l'activité humaine où pouvoir et mystère constituent les fondements de toute action médicale…

Cela dit, c'est en conciliant tradition et modernité, imaginaire et rationalité précisément dans le domaine de la médecine, que l'on fera faire des bonds prodigieux en avant, si les deux trajectoires des médecines (traditionnelle et moderne) arrivent à co-incider, à se concilier.

Cette conciliation prometteuse correspond à l'évolution des peuples en direction du grand rendez-vous du donner et du recevoir. L'exigence de l'exposition des compétences et des connaissances implique, dès lors, un approfondissement des pratiques et des savoirs qui favorisent un « mieux-vivre ensemble », dans son milieu. Pour ce qui concerne l'Afrique, il va de soi que ce travail incombe à l'élite africaine. Car, la crise

---

[26] Le monde entier est aujourd'hui redevable à l'Occident en raison de sa contribution scientifique, technologique et culturelle pour l'avènement d'un monde civilisé dans la marche des peuples vers la mondialisation. Cette mondialisation est souvent perçue comme une sorte d'occidentalisation du monde au plan économique, politique, social et culturel. La contribution de l'Afrique est encore insignifiante. Il n'y a pas de contrepartie suffisante dans le lot des connaissances utilisables par tous : l'Occident impose son imaginaire et sa rationalité au monde entier. Les connaissances que l'humanité pilote aujourd'hui, notamment dans le domaine de la médecine au 21e siècle, sont occidentales. Or, le succès des médecines traditionnelles témoigne de la volonté de trouver un complément à ce que l'Occident apporte déjà dans le domaine de la santé.

culturelle s'accentue à la mesure de l'importance que les puissances étrangères accordent à l'élite occidentalisée et néocolonisée. Ces occidentalisés déracinés sont les formateurs de la conscience de l'élite administrative, politique et sociale.

La formation offerte, pour la majorité des élèves et étudiants jusqu'en maîtrise, pénètre l'esprit du scolarisé par l'éthique du monde occidental, sous sa forme la plus rudimentaire, la plus dégradée et sous son apparence la moins attractive. Le problème de l'Africain consiste dans la reconquête de sa propre personnalité, par son propre désir de mutation. Celui-ci réside dans la mutation de cette personnalité qu'il importe de cerner et sur laquelle il faut agir afin de donner une réponse adaptée aux exigences nouvelles. Il est fait obligation à tous d'avoir une emprise, dans le temps, de son propre temps, sans mimétisme ; il faut être soi-même.

L'environnement comme une question urgente

Quand on observe le déboisement de la forêt gabonaise et les conséquences qu'une exploitation sauvage engendre par le fait de l'extraction des minerais et, en considérant que la vie est en danger par la faute de l'homme, la lutte pour l'environnement devient une question urgente.

Dans cet élan, santé et environnement sont deux pôles d'une réflexion qui, du point de vue de l'Afrique, constituent le problème numéro un. Car, en Afrique, la question de la prise en charge du malade s'impose au regard de la problématique relative à la précarité, la nécessité d'élaborer des politiques de santé qui permettent d'explorer la nature. Il s'agit particulièrement de comprendre le rapport entre l'homme et la société et d'analyser ce rapport avec la nature en vue d'améliorer son environnement pour le développement de la santé dans tout le continent.

Toutes les maladies, dans les villes et villages, sont le fait de la gestion des ordures : par exemple, le paludisme et Ebola. Ces maladies sont des maux qui surgissent dès lors que l'environnement est mal géré. Ceux qui en subissent les conséquences peuvent-ils chaleureusement chanter l'hymne de saint François ?

Un mécanisme naturaliste

La physique est une certaine explication de la genèse du monde, c'est une explication pensée sur la base d'un principe originaire immanent à toutes les réalités. La particularité de la Représentation de la nature chez les épicuriens est qu'elle exclut tout finalisme dans la nature. C'est pourquoi Épicure opte pour l'atomisme de Démocrite[27].

Démocrite pensait que la nature était en mouvement, mais que ce mouvement n'était pas la conséquence d'une réelle « transformation ». Ce mouvement mécanique de la nature a été salué par Nietzsche qui pense que, « de tous les systèmes anciens, celui de Démocrite est le plus logique : il suppose la plus stricte nécessité partout présente… [28] ». Cette nécessité qui est partout présente, c'est le Logos physique qui appartient à la raison mécanique, mais un Logos dont l'avènement de toutes choses dépend. Ce matérialisme impose une nécessité dans la nature. À cet effet, Leucippe disait que *rien n'arrive au hasard, mais que tout arrive par une raison et en vertu d'une nécessité* (fr.2). Au regard du Logos des atomistes, la nature gagne beaucoup plus en rationalité qu'en imaginaire que ce soit au plan physique, éthique ou gnoséologie. La rationalité envisage une conception de la nature qui s'éloigne ainsi de toute inspiration simplement religieuse.

Chez Épicure, les atomes constituent « l'essence de toutes choses » et dans son système ainsi que dans celui d'Épicure, les atomes peuvent s'accrocher les uns aux autres de façon à former les corps, la matière, et donc la nature. Les atomes seraient donc des matériaux de base pour la construction de la nature. Ces atomes sont insécables, immuables et éternels et en nombres

[27] Env.460-370 av .J.-C.

[28] NIETZCHE (F.) : *La naissance de la philosophie à l'époque de la tragédie grecque,* Paris, 1938, p. 138.

infinis dans la nature. La multiplicité des choses dans la nature est issue des chocs de ces minuscules éléments.

La caractéristique des atomes, chez Épicure, est qu'ils ne sont point soumis à une universelle nécessité, puisqu'ils déclinent. C'est cette déclinaison (*clinamen*) qui serait à l'origine de la condition de base de la réalité des choses visibles dans l'univers. Mais la déclinaison évacue aussi toute croyance à un certain destin ou à la nécessité dans la nature. On peut ainsi parler d'un naturalisme épicurien qui réduit l'âme à un principe de vie matérielle. Autrement dit, l'âme est aussi matérielle que le corps.

De même qu'Épicure s'inspirait de Démocrite pour élaborer sa représentation de la nature, les stoïciens font, à leur tour, un retour aux Présocratiques. La particularité générale des présocratiques est qu'ils ont élaboré des théories explicatives de la nature, conférant ainsi une force créatrice à un élément matériel. Cet élément matériel est : l'eau, l'air, la terre, le feu.

La représentation de la nature chez les stoïciens est proche de la conception héraclitéenne du monde. Pour Héraclite, le feu primordial est le principe explicatif de la nature et de ce qu'il contient. Cicéron disait que « Zénon définit la nature comme un feu artiste, procédant avec méthode à la génération des choses [29] ». La source fondamentale de toutes choses : des astres, des hommes, des plantes, des corps vivants et inertes. Le feu aurait donné naissance à la nature.

Le feu a alors, sur ce point, la même caractéristique pour Héraclite et pour les stoïciens. En s'allumant avec mesure et en s'éteignant avec mesure, ce principe originaire de la totalité maintient les choses dans une parfaite unité au sein de la nature. Dans cette physique, le feu, ou le logos, se présente comme un élément infiniment divisible qui engendre la nature. Toutefois, ce feu ne se trouve pas de la même manière et dans la même quantité en toute chose. Ce qu'il convient par contre de noter, c'est que, grâce à cet élément, « tout est dans tout », comme dit Sénèque. Qu'est-ce que cela veut dire ?

---

[29] CICERON, De *Natura rerum* II, 22.

Ceci signifie que la cohésion que l'on observe dans la nature est le fait de l'action réciproque des corps que le feu crée. « Tout est corps » et cela indique que nous sommes dans une représentation matérialiste de la nature. Finalement, la nature est un composé de corps où les hommes, les êtres et les dieux constituent la réalité. Dans cette représentation de la nature, Dieu lui-même est une réalité physique. Ainsi, chez les stoïciens, il n'y a qu'une nature – « Il n'y a qu'un seul monde, qui comprend tout, un seul Dieu, qui est dans tout, une seule manière, une seule loi... [30]. Cette formule mérite une petite analyse. L'existence d'un seul Dieu qui est dans tout, cela montre que nous sommes au sein d'une représentation panthéiste de la nature. Car tout est pénétré de Dieu. La nature s'identifie ainsi à Dieu lui-même. On retrouve d'une certaine façon cette note panthéiste de la nature chez Spinoza.

L'habitacle : la création

La nature, et tout ce qu'elle contient, sont appelés à élever une bénédiction à l'adresse d'un *Dieu créateur* qui créa toutes choses bonnes en six jours et se reposa le septième : *à lui « haute gloire, louange éternelle ».* Saint François d'Assise, un poète, a su apprécier la nature en tant que Création ; elle est pour d'autres ce « temple vivant ». C'est précisément ce lieu sacré au sein duquel les barbares germaniques voyaient, dans la forêt, le « berceau de leur race ».

Elle apparaît quand la parole du soignant devient poésie, rythmée par les chants initiatiques, quand le médecin de la forêt cherche le médicament. Cette parole rythmée, devenant cette musique qui accomplira la parole et la transformera en verbe, et l'homme devient créateur ; car Dieu lui en donne le pouvoir[31] : il répète le geste créateur. Ève ne dit-elle pas à la naissance de Caen : *« aujourd'hui, j'ai créé »* ? **À travers la nature, la parole rythmée prend forme et consistance ; c'est l'homme qui dicte à la force ce qu'il prétend. C'est la raison pour**

[30] AUREL (M.) : VII, 9.
[31] C'est nous qui soulignons.

laquelle on demande à celui qui pratique un remède de parler et de faire des sacrifices afin d'entrer en harmonie avec les plantes qui vont composer son remède.

La nature est étudiée pour une énorme raison : elle est peuplée d'êtres par lesquels Dieu appelle à la vie. Ce qui manque à l'homme, Dieu le lui redonne dès lors qu'il vient à sa rencontre quelque part dans la nature. Il s'agit d'un niveau de réalité qui implique une éthique responsabilité ; car l'exploitation forestière dans les pays du centre de l'Afrique est la preuve que Dieu vient désormais difficilement à la rencontre de l'homme de la forêt.

Dans la forêt, la parole devient conscience, puis expression d'une émotion, idée. L'homme est souvent interpelé par la nature qui lui parle en lui jetant un filet de métaphore. Il se laisse couvrir par le tissu avec lequel Dieu refait le réel. Celui-ci est *son image rythmée, bruissement* : tout est signe pour celui qui est à l'écoute du Dieu qui donne sens à toute chose. C'est dans ce sens que nous pouvons entendre une illustration du saint : L*e Cantique du frère Soleil.*

Renan a, lui-même, dit que ce cantique était « le plus beau morceau de la poésie religieuse ce, depuis les Évangiles [32] ». Dans ce Cantique, le saint loue Dieu à partir de la création. La nature est un sublime moyen par lequel Dieu lui-même vient aux hommes, d'autant que c'est par ses éléments que Dieu « nous éclaire » nos obscurités. Le fait est alors que l'homme vit mystiquement une fraternité naturelle avec le reste des êtres avec qui il partage l'espace-nature.

Malheureusement, au lieu de traduire sa reconnaissance à Dieu, *il met la maison en danger.* Le danger est si grand que la maison va se détruire et l'homme avec, de sorte que l'on est dans une disposition éthique qui engage la responsabilité de l'homme à ***se sauver en sauvant la maison***.

---

[32] RENAN : *Nouvelles études d'histoires religieuses*, Paris, 1884,p.331, cité dans *Saint François D'Assise, Œuvres*, Albin Michel, Paris, 1993, p. 251

Mais si la question porte généralement sur l'origine de toute réalité, sur l'ordonnancement du monde et sur l'explication de la réalité, il est notable que la philosophie de la nature soit aussi celle de la médecine. De ce point de vue, en la comprenant, on peut saisir *la vie et les préoccupations culturelles d'un peuple : quel est le sens des rites initiatiques thérapeutiques dans lesquels* le malade est pris en charge dans la société gabonaise ?

Dès lors, traiter de l'importance de la médecine traditionnelle en tant que question métaphysique, c'est nous amener à nous réjouir du fait que des savants de toutes les communautés du monde et de tous les ordres des sciences physiques, mathématiques, biologiques, médecines, sciences de l'environnement, aient enfin le temps de se retrouver afin de discuter des questions communes : la philosophie de la nature, de l'homme, c'est-à-dire : une pensée qui se préoccupe du danger que l'action humaine inflige à son habitacle, et qui pose la problématique de l'éthique de la responsabilité.

Ainsi, la question de la nature n'est pas seulement une problématique métaphysique ; elle est aussi une question épistémologique et éthique ; ce, d'autant plus qu'elle pose la problématique des bases de ce que l'on appelle, chez Platon, la théorie de la connaissance : avec quoi déchire-t-on le voile de l'ignorance et fonde-t-on des jugements scientifiques solides : la raison ou l'imagination ?

Dès lors, de l'épistémologie, on passe dans l'ordre éthique, ce, dans la mesure où la méditation sur la nature implique que l'homme pense à sa volonté de dominer la nature afin de changer de manière de penser sa situation en relation *avec l'autre* et *le monde*. Ces préoccupations sont d'autant plus importantes qu'elles sont relatives à la puissance que l'homme, cet être faible à la naissance, a d'être un être puissant grâce à l'utilisation qu'il fait abusivement de l'environnement. C'est de ce point de vue qu'il est naturel de penser les rapports multiples et variés que la médecine et l'environnement africains envisagent. Et, au regard des maux tels que le paludisme, Ebola et bien d'autres encore, nous sommes d'accord pour penser à une médecine écologique et pour penser que le mal est dans la nature et pas toujours dans la culture.

Le développement durable

La question philosophique que nous posons est la suivante : avec quel mode de rationalité l'Afrique doit-elle entreprendre la construction de son développement ? Faudrait-il l'envisager à partir d'une rationalité technoscientifique, celle relative à la *langue de technique* et qui développe une rationalité dite de la causalité parce qu'elle offre à l'homme des possibilités lui permettant d'exercer son agressivité sur l'environnement en apostrophant tout ce qui existe ? L'Africain deviendrait ainsi un rationaliste en adoptant un mode de vie qui le distinguerait (distanciation et objectivation de la nature) de la nature et le développement sera ainsi uniquement envisageable sur le modèle des sociétés occidentales.

Le choix de l'Afrique peut tout aussi porter sur le mode de rationalité dit du sens, qui est différent de la rationalité de la cause. Dans cette perspective, la conscience de l'Africain refusera de s'enfermer dans des catégories rigides, mais visera toujours le dévoilement de ce qui se trouve dans l'au-delà de ce qui est perceptible.

Au lieu d'une compréhension de la nature qui vise la transformation de la matière, l'attitude de l'Africain ouvrira sa conscience à une recherche dont l'enjeu n'est pas simplement économique, mais aussi métaphysique puisqu'il sera toujours question de s'interroger sur ce qui se trouve caché en tout étant et qui, pourtant, n'est rien d'étant.

Si l'on arrêtait, par exemple de couper systématiquement les bois d'exploitation pour faire des planches ou du contre-plaqué, l'on notera qu'une autre forme d'exploitation est beaucoup plus importante et qui consisterait dans la récolte des feuilles et des écorces et même de certaines racines, pour tout besoin. La connaissance des essences, celle de leurs vertus, empêche leur élimination systématique. Cela dit, il y a quelques essences qu'il faudrait étudier au laboratoire en vue de maîtriser leur force pour la médecine.

Cela dit, la convocation de la problématique de la nature en Afrique implique une prise de conscience de notre réalité : l'Afrique se trouve à la frontière. Elle est à mi-chemin dans une situation d'approximation, dans une position d'écartèlement. C'est une situation qui interpelle, pousse à la décision : l'Afrique oscille entre le modèle occidental et celui qu'elle doit façonner à partir d'une inspiration qui prend racine sur le mode de vie de ses traditions. L'avenir de l'Afrique passerait-il par un syncrétisme des rationalités, gage d'un développement durable et cohérent, méritant d'être étudié au laboratoire, de sorte que l'on empêche leur coupe ?

Par son rapport à la nature l'Afrique est engagée dans une aventure ambiguë ; cinquante ans après les indépendances, les Africains doivent prendre une décision courageuse : choisir leur mode de développement.

L'homme bantou se situe sur un terrain fragile : il s'agit d'un espace cognitif qui exclut la libre circulation et en même temps qui est une sorte de *no man's land.* Nous dirons que : « se trouver dans un tel lieu fait que l'on n'est nulle part tout en n'étant pas ailleurs et c'est justement ce type de lieu qui est concerné par les incidents de frontières ».

Mais nous sommes à la frontière entre une civilisation qui n'était pas nôtre et qui est devenue la nôtre autant qu'elle demeure la vôtre et une civilisation qui est nôtre, mais, qui, en raison de notre histoire n'est plus la nôtre : le monde de nos pères s'est effondré. Les valeurs qui constituaient le soubassement de nos sociétés africaines se sont effondrées.

S'agissant de la question relative à l'exploitation de la nature, les différentes manières pour la conscience humaine d'approcher la nature contribuent à démontrer que *la pensée sauvage n'est pas la pensée des sauvages*, elle est n'est pas dépourvue de logique. Ce que Lévy-Bruhl a appelé la pensée prélogique peut servir de fondement pour une réflexion susceptible de constituer les fondements d'un développement durable et d'une éthique responsabilité.

Tout en exposant les différentes approches de la nature, ce texte veut participer au débat relatif à l'environnement afin de montrer que nous sommes effectivement à la frontière au regard des grands problèmes environnementaux que la planète terre connaît. Dans quelles mesures la connaissance des peuples autochtones est-elle capable de nous servir pour la lutte contre la destruction de l'environnement ?

Notre hypothèse de base est que certaines coutumes peuvent fournir des éléments de savoir pour l'élaboration de politiques modernes en vue de résoudre certains problèmes environnementaux. Nous pouvons, à cet effet, faire remarquer que la convocation de la nature comme objet de réflexion, implique généralement une interrogation en direction des différentes possibilités de conservation et de préservation des ressources naturelles.

Ainsi, tous les pays du monde, des plus riches aux plus pauvres, sont sensibles aux problèmes environnementaux. Ceux-ci sont relatifs aux différents déséquilibres qu'il importe de constater entre l'homme et la nature. Il y a un décalage entre la culture qui intègre l'homme dans un écosystème caractéristique d'un vécu primitif et l'utilisation technologique dans un contexte de marchandisation de la nature, comme moyen d'acquisition des biens. Les défenseurs de la planète iront jusqu'à proposer un mode de vie spécifique, alors moderne. C'est ce que nous pouvons remarquer dans la note d'orientation pour la gestion durable des écosystèmes, de l'article 8-5 de la *Convention de Rio* sur la biodiversité. Il est question d'un impératif catégorique en un sens fortement kantien, formulé de la manière suivante :

> *Sous réserve de dispositions nouvelles de sa législation nationale, respecte et maintiens les connaissances, innovations et pratiques des communautés autochtones et locales qui incarnent le mode de vie traditionnel préservant un intérêt pour la conservation et l'utilisation durable de la diversité biologique et favorisant l'application sur une plus*

grande échelle, avec l'accord et la participation des dépositaires de ses connaissances[33].

Cette assertion corrobore l'idée que la nature est une *question* qui comporte une signification multiple et implique des comportements, mais aussi des modes de vie particulièrement différents selon les civilisations et les peuples. C'est le projet de la physique cartésienne, fondement de la modernité, qui est désormais soumis à la critique de la philosophie écologique. La recherche scientifique n'a plus pour finalité de rendre l'homme « comme maître et possesseur de la nature », mais faire de lui **un protecteur et un défenseur de celle-ci**. Alors que l'histoire de la pensée visait l'exécution des théories scientifiques, dont la vocation première était de supprimer les dimensions mythiques de l'activité humaine, aujourd'hui, la prédication des penseurs va dans le sens d'un retour du mythe.

L'étude du rapport ***homme/environnement*** consacre le retour à ce Dieu producteur de la vie et seul principe qui donne sens à l'univers, mais aussi aux grandes œuvres de l'humanité. L'interrogation vise essentiellement le conflit duquel naît un choc entre les modes de vie de la société moderne et ceux de la société traditionnelle. Chacun est conscient de l'ampleur du conflit qui résulte des rapports de la technique et de la culture, quant à la représentation que l'on a de l'environnement.

---

[33] Cf. Convention sur la biodiversité biologique, Art. 85.

-IV-

Anthropologie du village

La vie, l'architecture de la maison, la disposition du plan du village, des lits dans les chambres ou dans la case de la femme ou de la position de la torche, c'est tout un symbole qui puise sa signification dans la vision du monde négro-africain. Parler de la nature, revient premièrement à parler de l'environnement en tant qu'*espace-vie* limité, qui ne pouvait pas excéder quelques kilomètres carrés. L'univers de la personne avait pour limite la frontière qu'il partageait avec ses voisins. Pour un individu, parler de nature, cela évoquait ce territoire comme contenu et contenant connaissable et fréquentable, qui se limitait là où commençait celui des autres.

Le reste, c'était toujours, les terres inconnues qui étaient tout près, menaçantes. On ne pouvait pas s'aventurer sans prendre suffisamment de précautions avec des préparatifs minutieux, selon le degré de ses appréhensions. Le signe qui indiquait au promeneur qu'il entrait en territoire inconnu était la fumée qu'il apercevait en traversant des champs : il comprenait alors qu'il s'approchait d'un autre village ou d'un campement inconnu.

La physionomie du monde, autrefois, c'était cette fumée qui monte en une traînée grise dans l'air du soir vers les collines proches, pleines de mystères et de dangers et qui pouvait évoquer la présence humaine. La traversée d'un village inspirait de la peur en fonction de la qualité et du nombre de cases et des habitants. Les Fañ ne disent-ils pas qu'*« on reconnaît un homme par les caractéristiques de son habitation et de son village » ?* Le village reflète toujours le tempérament et la personnalité de ses habitants. Raison pour laquelle le baptise-t-on souvent par le nom ou le rapporte-t-on souvent au nom de la personne la plus réputée de ses notables ou fondateurs.

Symboliquement, conformément à l'anthropologie religieuse africaine, un arrière-fond culturel détermine les principes de construction sur la base d'un archétype spécifique. C'est l'image d'un homme qui se projette sur le village, celui-ci est généralement l'ancêtre protecteur dont les villageois sont l'incarnation. On dit *Endone e be Nkore Akome,* Endone, chez Nkore Akome. Le nom d'un village doit toujours évoquer le caractère d'un grand homme, le garant qui porte, protège la tribu, ce qui fait sa réputation. Oveng Ye mekagh, Oveng chez les Ye meKagh.

Celui-ci est au centre de tout, de sorte que la réalité est pénétrée par des formes de matérialisation de l'homme. La matière est une manière à travers laquelle l'esprit de l'homme se manifeste. L'art africain a, de ce point de vue, pour objet de permettre l'épiphanie de l'homme. La technique a, à cet effet, le sens de *technè*, au sens où il est question de l'œuvre de l'artisan. Or, le village africain n'est pas une activité conçue par des ingénieurs, mais une production visant *à faire habiter* (en fang *étobgha*) : le village est précisément *un lieu d'habitation* encore appelé *ndzãl,* en langue fañ. Il symbolise *la personnalité de l'homme,* donc de *ceux qui habitent le village : l'homme est* un Homme quand il a un village.

Un village représente un Homme. Il est doué d'une personnalité, d'une mémoire. C'est pour cela que les hommes y habitent.

Et s'il est un homme, c'est parce que la nature elle-même est un homme portant les hommes et tout ce qui s'y trouve. Chaque chose est à sa place dans ce monde et l'homme ne peut habiter n'importe où. Aussi, l'architecture d'un village, l'orientation d'une tombe, doit correspondre au mouvement, à la position de la nature elle-même. Chez les Fang-Beti, par exemple, le principe unique et vivifiant de la nature est un esprit, *Mebeghe*, le porteur. Cet esprit lui-même a une forme humaine et il n'y a rien en l'homme qui n'ait pas sa correspondance en Lui. La nature, en ce sens, ce ne sont pas seulement les quatre éléments, à savoir : l'Eau, l'Air, le Feu, la Terre. Ces éléments sont eux-mêmes contenus dans la symbolique des quatre dimensions de la nature dont le cœur est le centre et la tête le principe de gouvernement.

Imaginaire du village

Nous devons admettre qu'il y a une correspondance, voire une identité, entre l'homme, le village et la nature. On trouve dans ces trois champs, trois dimensions de la nature présentant une même structure. Cette structure relève de l'imaginaire. La nature aurait quatre dimensions, quatre sphères d'existence, c'est ce qui se voit dans la cosmologie Fang par exemple. C'est Aki-Ngoss (œuf de cuivre) qui se forma avec quatre faces pour donner naissance à l'Infini, à la nature. Cette idée peut traduire la primauté de la symbolique du carré ou du rectangle dans l'architecture Fang. Le carré, en fait, symbolise l'Homme, le Muntu ou la Force par excellence. Cette force a quatre directions ou paliers, à savoir, le centre du village, symbolisé par le corps de garde et ce sur quoi il est construit ; l'arrière des maisons, ou le domaine des esprits ; la cour du village, ou le domaine des femmes, des non-initiés et des enfants ; l'intériorité comme lieu du secret. Présentons et interprétons un peu la nature.

Ce schéma est à la fois, la nature, l'homme, le village et la maison selon les Fang[34].

B1

Porte-fenêtre ouvrante

Communication avec la brousse

Les esprits de la forêt

[34] Nous avons ici une vision anthropomorphique de la nature. La Nature est un Homme !

Ouverture1 Ouverture2

A1 **0** A2

Le feu toujours allumé symbolisant le cœur :

Le crâne de l'Ancêtre.

Pilier central : la Force.

B2

Porte-fenêtre ouvrant la

Communication au village et

à la cour

A1 et **A2** sont des ouvertures qui peuvent, chez l'homme, représenter la plante des pieds et la tête. C'est le même flux qui passe d'une extrémité à une autre. **B1** et **B2** représentent symétriquement les deux membres gauches et les deux membres droits. Tous ces points sont des points cardinaux dont le centre est incontestablement le cœur. Ce n'est pas la tête qui dirige, mais ce centre posé comme foyer central alimentant tout l'édifice. Comme le feu toujours allumé du centre de la case à palabre, la nature aurait une force qui réchaufferait tous les éléments de l'univers. Le point **0** est justement le point de concentration et d'échange et de transformation des forces ou des énergies dans le village ou dans l'organisme. N'est-ce point là le rôle du cœur pour le corps humain ? Cette dimension magique de la nature nous laisse donc voir qu'il y a un lien généalogique entre le Négro-africain et la Nature elle-même.

L'homme, pour le Négro-africain, est fils de la nature et y est attaché comme un escargot à sa coquille. Le lien généalogique est la véritable identité qui lie l'homme à la nature et permet de penser et de concevoir la nature dans la structure de pensée du Négro-africain. Ce n'est pas la naissance en tant qu'homme libre qui fait du Négro-africain le membre de tel ou tel village. Il n'est pas un citoyen, c'est un fils par nature de tel ou tel autre village ou ethnie. **C'est son lien à la tribu qui constitue sa nature**. Il existe ainsi une affiliation presque parentale entre le Négro-africain et la nature. Voilà pourquoi sa vie ne se déroule pas seulement dans le village, mais aussi dans la forêt environnante comme lieu des initiations. Village et Forêt, voilà le secret de sa vie. Ici, les hommes expriment leurs sentiments, dévoilent leurs conceptions du monde par les arts, les techniques, à travers la littérature, dans la religion. L'appartenance à un *village-famille* autant qu'à la nature est liée à un imaginaire généalogique et cosmogonique. Prenons-en quelques exemples dans la culture Fang.

-V-
Nature ou monde

À plusieurs égards, Heidegger, un penseur contrasté, permet de poser les fondements d'une étude comparée entre l'Occident et l'Afrique, compte tenu du développement de sa pensée. L'on peut d'ailleurs s'interroger sur le fait qu'il est souvent consulté par tous ceux qui s'exercent à la pensée en Afrique. Dans l'intérêt de notre étude : Approche comparée de la nature Europe/Afrique, nous chercherons sa conception de la nature. Au résultat, nous confronterons cette dernière avec ce qu'elle a de proximité avec la pensée négro-africaine telle qu'elle est déployée dans la Négritude de Senghor et l'ethnophilosophie de Tempels.

L'intérêt de cette affaire est l'enjeu que nous découvre une philosophie de la tradition au sein de la modernité et les conséquences éthiques qu'elle entrevoie aux niveaux écologique et industriel. Si la pensée de Senghor et de Tempels a pour fondement la tradition africaine, il convient aussi d'indiquer que la méditation philosophique de Heidegger est orientée vers les Anciens. Heidegger, c'est un penseur de la tradition. Cette affirmation n'est pas fortuite, elle se confirme par des titres qui en disent long sur la technique et la nature[35]. On peut deviner, au regard d'un titre tel que "Qu'est-ce que la technique ?" le dépassement de la métaphysique, les réticences de notre philosophe au regard de la technique instrumentalisée par rapport à la nature. Mais alors qu'est-ce que la nature chez Heidegger ?

Cette interrogation n'est pas indépendante de la problématique de la détermination de la nature comme étant ce

---

[35] Un certain nombre de textes, à la lumière du traité de 1927, *Etre et Temps,* permet de penser que notre philosophe se préoccupe de la nature. La nature est même le fondement de sa philosophe. Quelques titres : *La question de la technique ; La chose, Qu'est-ce qu'une chose ? '...L'homme habite en poète'*

devant-nous. La représentation de la nature coïncide avec la signification de l'étant, en plusieurs endroits dans l'œuvre de Martin Heidegger.

L'étant et la nature, deux notions qui sont synonymes et complémentaires. C'est l'un qui présente l'autre pendant que l'autre se détermine à travers l'un comme manifestation de son essence. Dans la question que Leibniz avait énoncée : *«Pourquoi y a-t-il quelque chose plutôt que rien ? »*[36], c'est le *Il y a* de l'étant qui intéresse le philosophe. Ce *''il y a'' a* un caractère sacré dans la sculpture de l'artisan et lie l'artisan à son œuvre. Ce que veut représenter l'artiste dans une œuvre d'art, c'est le *Il y a.* voilà pourquoi on peut dire que « la pensée de l'être, ou pensée du *Il y a,* reste bien la question du Sens ou question du fond de ce qui est, mais un Sens ou un Fond qui se dégage de l'étant et se retire loin de lui. »[37] Cet énoncé peut tout de même s'entendre comme indiquant que la pensée de Heidegger est une ontologie de la nature. Cette pensée de la nature est la pensée de ce qui constitue le fondement de l'idée de nature et qui manifeste la nature à cet étant que nous sommes nous-mêmes.

Autrement dit, l'interrogation Heideggérienne est visée non pas de l'étant empirique, mais plutôt visée du caché et pourtant toujours visible de l'étant. Cela qui est visé dans l'étant et qui organise l'interrogation, se distingue de l'étant comme être de cet étant. L'étant serait alors, dans la vision de l'être chez Heidegger, la détermination expresse du *Il y a,* si tant est que, en tout étant, il y a de l'être.

Maintenant, si « étant » se dit de tout ce dont on parle ou que l'on fait, l'étant est représentable. Et la représentation présuppose une image de la réalité à représenter à travers une figure artistique. Dans ce cas, l'étant présentera de différentes manières son essence. Il est donc fort remarquable que la

---

[36] La variante pour quoi donc y-a-t-il l'étant plutôt que rien ? Semble plus correcte et plus fidèle au projet de la philosophie grecque antique.
[37] PANIS Daniel, *Il y a le Il y a, L'Enigme de Heidegger,* éditions *Ousia*, 1993, p. 94.

manière dont l'étant se donne au scientifique sera différente de sa détermination en direction du poète et de l'artiste. On peut dès lors s'imaginer l'importance de la question du langage chez le troisième Heidegger. L'homme ne joue désormais que le modeste secondaire rôle de *berger de l'être*[38], en s'acheminant vers la parole.

Cela dit, entre l'homme et l'Être de l'étant, c'est l'Être qui en a la primauté. Mais *l'être-le-là,* le Dasein, n'a de primauté que par rapport à d'autres étants, en fonction de sa modalité d'être comme ouvert à. Dès lors, la domination de l'homme sur la nature n'est que partielle, puisqu'elle consiste tout simplement à faire advenir l'Être de l'étant en le présentant sous tel ou tel aspect de son essence.

Dans ses écrits, Heidegger s'insurge contre la domination, l'instrumentalisation de la technique, puisque ce caractère risque de voiler la finitude du Dasein. Sa crainte est que le langage de la technique ne vienne à supplanter celui de la finitude qui, lui, est dévoilement de la vérité de l'étant. Dans *la question de la technique*, la volonté de notre philosophe est de nous indiquer l'essence des choses, ce qui, justement, n'est pas le propre de la technique moderne. Comme le geste de l'artisan, le propre de la technique devrait être un acte par lequel nous découvrons ce qui n'est pas la chose. La technique est de rechercher l'essence :

> *Quand nous recherchons l'essence de l'arbre, nous devons comprendre que ce qui régit tout arbre en tant qu'arbre n'est pas lui-même un arbre qu'on puisse rencontrer parmi les autres arbres*[39].

Ce qui est visé, lorsque la technique comme *technè* saisit un objet de la nature, ce n'est pas un arbre, mais ce sans quoi cet arbre n'est pas tel arbre. Du coup, la nature est chaque fois en danger face à une technique qui manque la vérité de l'étant.

---

[38] HEIDEGGER, *Lettre sur l'humanisme*, p. 77

[39] HEIDEGGER Martin, *La question de la technique, in Essais et Conférences*, Tel Gallimard, 1958, p. 9.

Pour lui, la technique ne doit pas signifier la destruction de l'étant, mais production de l'être (production, au sens de dévoilement de l'être). C'est en ce sens que le philosophe Guéry note : « C'est dans un face à face du « technicien » et de ce à quoi son geste donne lieu qu'Heidegger, penseur du destin occidental de l'industrie, cherche et trouve la sacralisation d'une nature qu'auraient oubliée les hommes soumis à l'impératif de l'appareillage technique *(Guestll*) et la trouve dans un terme englobant qui est la *technè* comme art[40] ». Comment entendre ce qui vient d'être énoncé par un spécialiste ? À bien entendre ce qui suit, l'on retiendra que « l'art » n'est pas imitation de la nature. Il est une présentification de l'être. L'art montre l'apparaître de l'essence de la nature sous un aspect particulier. C'est donc une saisie de la nature. C'est par l'art que l'Invisible, le *IL y a* de ce qui est le *devant-nous,* apparaît. La nature a alors un caractère sacré dans la perspective de la réflexion contenue dans *Être et Temps*.

C'est là une dimension qui est commune à Heidegger et aux Africains : la nature est le lieu où l'être et l'étant coïncident. Elle est sacrée et ne doit pas souffrir de destruction sans que cela ne porte pas à conséquence. La production artistique est doublée d'une fonction du sacré en tant que représentation de la détermination de l'essence de la *significabilité* de la nature. Ce que Heidegger met en avant lorsqu'il convoque la question de la technique, c'est la domination de l'étant. On est bien loin de la conception de la technique comme moyen de maîtrise et de possession de la nature chez Descartes. Être « maître et possesseur de la nature », c'est un acte qui, aux yeux du maître de Fribourg, met la question du Sens de l'Etre en péril. Cette science, qui se veut maîtrise de la nature, a connu son avènement avec Descartes. Elle requiert une méthode pour maîtriser et posséder à sa guise l'étant tout entier, mais il y toujours *ce quelque chose qui nous échappe et qu'il y a à découvrir.*

---

[40] GUERY (F.) : *Heidegger rediscuté*, édition Descartes & Cie, 1995, p. 86.

Heidegger analyse avec pertinence ce caractère fondamental de la science moderne en son rapport à la nature lors qu'il examine le concept de *contemplatio* dans son article : *Science et méditation*[41]. Il traduit le mot latin *contemplatio* par le mot allemand *Betrachtung* dont le sens moderne le plus courant est considération, examen, réflexion sur. Mais alors, que contemple-t-on si ce n'est la nature comme étant ? Et que fait-on alors qu'on considère la nature grâce à la technique ? Heidegger insiste sur « la vue de l'aspect de la chose présente, apparaît maintenant comme considération (Betrachten) [42]

Or, avec la métaphysique traditionnelle, c'est par la théorie de la connaissance que la conscience humaine élabore, sous le mode de la calculabilité, ses moyens en vue de considérer la nature. Considérer peut tout aussi bien s'entendre par mesurer, de sorte que ce qui est considéré, est mesuré. Heidegger lui-même poursuit en indiquant : « La théorie est la considération (*Betrachten*) du réel[43]

Toutefois, ce n'est pas par la rationalité que notre philosophe entend considérer la nature. Cette considération de la nature a elle-même une dimension proprement théologique. Cette mesure de ce qui est devant nous s'accomplit comme un mouvement de méditation et d'adoration par lequel le croyant repose dans Dieu. Ce n'est pas une simple adoration, mais un cheminement, « un acte séparé et qui est une intervention : on s'avance vers ce qui doit être vu ; et le caractère de cet acte se fait admettre dans la connaissance »[44]. Ce qui doit être vu est voilé, scellé par l'étant. C'est ici tout le problème de l'icône : elle est une représentation artistique au-delà de laquelle l'homme voit la réalité innommable. Comment, à travers ce morceau très fin de pain, je puis m'imaginer être en présence de l'auteur de la création ?

---

41 HEIDEGGER (M) : *Essais et conférences*, p. 61.
42 *Ibid.*
43 Ibid.
44 *Ibidem*, p. 60.

Voir la nature à travers la théorie de la considération du réel, comprendre *Betrachtung* au sens d'une méditation religieuse et d'une « descente en soi », dit Heidegger. Dans l'acte de la contemplation artistique de la nature, le Dasein découvre doublement le sens. Il découvre le sens des différents étants qu'il interroge, en même temps qu'il découvre le sens de sa propre existence. Tout se passe comme si le regard que le *Dasein* méditatif plonge dans la nature est dépassement de la nature comme transcendance de l'étant. Cette transcendance est tout aussi recensement de sens, du sens de l'être. Il y a ici libération de sens. Et Heidegger peut ajouter : « Nous parlons aussi de contempler *(Betrachten)* une œuvre d'art, dans la vue de laquelle nous nous libérons »[45]. Pour préciser sa pensée, notre philosophe note en infra (note 2) : Le message et la fascination de l'œuvre d'art nous arrachent à nous-mêmes : il y a quelque chose qui me déracine, m'emporte, si je suis dans une attitude contemplative. La conséquence de la contemplation, c'est l'adoration en tant que mouvement d'une relation *amoureuse : le cœur à cœur.* Il y a forcément abandon de soi dans l'autre en qui je me réalise forcément.

Cet arrachement à soi signifie que l'œuvre d'art saisit le sujet contemplatif de l'extérieur, par son intériorité, afin de lui offrir un aspect de la nature. Dans la technique de l'artisan, comme théorie de la réalité, Heidegger ne met pas en avant la domination de l'homme sur la nature, comme c'est le cas dans les leitmotive de Descartes. Ce qu'il met en avant, c'est plutôt « une puissance qui confère à l'homme artisan une fonction sacrée dont le perfectionnement industriel sera l'oubli en acte »[46], dit Guéry. Heidegger permet de comprendre ceci à partir de sa définition de l'artisan : « l'artisan n'est pas un *Tecnites* parce qu'il est aussi un artisan, mais parce que le *faire-venir* des œuvres [sic], aussi bien que le faire-venir des

[45] *Ibidem*. 61.

[46] GUERY (F) : *Heidegger rediscuté*, Descartes & Cie, p. 84..

produits, adviennent en cette production qui, dès l'abord, fait – venir [sic] l'étant dans sa présence, à partir de son visage [sic][47]

Le *faire-venir,* voilà un terme important ! Cela signifie que la chose est déjà là, quelque part, il s'agit simplement de la déterminer sous un mode donné. Par cela, on comprend que la nature n'est pas clairement présente, elle est cela qu'il faut faire-venir sous le mode même du questionnement que le *Dasein* entretient avec l'étant. La nature est cachée par le monde et dans le monde lui-même.

Le *faire-venir* est par conséquent un acte décisif : il fixe le sens de la nature qui se détermine dans le langage de l'œuvre d'art. On va dire que le faire-venir indique l'essence de la « métaphysique ».

Dans sa réflexion sur Heidegger, Guéry note à propos du monde ce qui suit :

> *Le monde est plein de « choses », mais sait-on ce que c'est qu'une « chose » ? En faisant du monde une collection de choses, on n'est pas plus avancé pour comprendre ce qui fait qu'un monde est monde ou surtout ne l'est pas [...]. Donc le monde cache sa nature, il la cache sous la fausse évidence qui nous fait croire qu'il y aurait « d'abord le monde », mais sous le mode d'une collection dont les unités de base sont également trop familières pour révéler leur vraie nature*[48].

On peut résumer le propos de ce philosophe en indiquant que la nature se cache à travers les étants, pour exercer un commerce avec le Dasein comme existence. La nature est à rechercher, mais la théorie qui permet de la débusquer n'est pas la science moderne, mais plutôt la théorie du réel. L'homme serait-il dans ce grand tout pour qu'il découvre ce qui se cache naturellement au-delà de ce qui se donne à lui, souvent, dans le face à face ?

---

[47] HEIDEGGER (M) : *Les Chemins*..., p. 16.
[48] GUERY François, Ibidem, p. 17.

La vie, sait-on ce qu'elle est ?

Le mot qui désigne la *nature* en langue fang, *éning,* renvoie à *l'existence* et à l'englobant ; il est question de la terre (si) et du ciel (Yô). La *nature*, c'est *Si ye Yô,* c'est-à-dire l'ensemble de choses physiques et mystérieuses que rassemble la réalité. On admet donc que cette *nature-vie* a un commencement *(a taregha)*, elle a un début, une *genèse*. Il va de soi qu'il existe une coappartenance entre la *nature-vie* et l'homme. Ce qui est bouleversant dans la nature, est terrible pour l'homme. Or, d'une certaine façon, le drame de l'homme moderne, c'est qu'il est toujours en dehors de son intimité. Il est envahi par le bruit et a perdu la capacité de se comprendre lui-même. Il se laisse généralement surprendre, alors même que tout *se donne* à lui sans hésitation, selon son ouverture au monde.

Toute représentation de la *nature* est sous-jacente à une vision générale de la culture et toute culture est une forme de manifestation ou de célébration de la vie ; car il s'agit d'exposer les modalités de mise en lumière de l'image qu'un peuple a de sa propre réalité. Il est question d'un genre de ressenti au regard d'une certaine *vision du monde* où s'entremêlent, dans la conscience humaine, rationalité et imaginaire aux fins de délivrer une *conception du monde* qui, à partir d'un soubassement aux fondements métaphysiques, donne lieu à des modalités du *vivre dans un complexe de réalités visibles et invisibles.* On parlerait alors de nature en tant qu'elle est une image de la culture, image qui façonne nos comportements. C'est *un esprit général d'un peuple.* Si nous comprenons la manière dont un peuple se comporte dans son milieu et conçoit sa relation au monde en tant que « nature organisée par soi », alors, tout projet économique ou politique de développement sera humanisant.

Car, on ne peut parler de la nature sans évoquer une certaine manière pour l'homme d'exister et de concevoir son existence et l'être. Or, exister pour un peuple, c'est d'abord manifester sa relation avec l'autre qui n'est pas seulement un autre homme, mais tout ce qui est *différent* de lui et qui se manifeste à lui à travers sa conscience d'être-avec. Cet autre, c'est aussi l'arbre, l'herbe, l'eau, la terre, le vent (…) le monde des vivants ou le monde des esprits. Il y a toujours un geste déclencheur qui exprime la présence de cet autre qui se signale, prévient ou apostrophe brutalement mon Dasein attirant ainsi son attention.

Il y a comme une *mise en tension* en direction de l'autre, chose qui met le *Dasein* dans une sorte d'alchimie avec le milieu, se disposant à la perceptibilité quand tous ses sens sont perturbés et qu'il répond immédiatement (consciemment ou inconsciemment) à l'appel de l'être. Cette saisie de son être le situe à la porte de son être, le mettant ainsi à la disposition de cela qui est dehors et en dehors de sa conscience.

On dit qu'il est en situation d'ouverture et d'accueil. Heidegger parlera de cette situation où l'être se manifeste dans l'être-là dans un milieu déterminé. Cette disposition métaphysique pose le Dasein dans la vérité de l'être qui l'envahit de sa présence, situant ainsi toute chose dans son horizon d'objectalité afin que la vérité se dévoile dans la *présence*[49] par un signalement. Cela signifie que, à un certain moment de son déplacement, le Dasein marque un arrêt. Mais alors, que signifie ce moment d'arrêt, quand on sait que l'Afrique doit tenir compte de son histoire, montrer et démontrer sa souveraineté au concert des nations ?

La nécessité du dépassement

Il est particulièrement nécessaire de dire que nous sommes en situation de conflit entre ce qui, chez nous, est naturel et ce à quoi nous aspirons en termes de possibilités pour la construction d'un futur : nous restons enracinés dans un passé qui n'existe plus, mais qui demande à être interrogé. Le problème, c'est bien de dire qu'il y a une confrontation entre le

---

49 La *présence*, ici, fait appel au système de communication en milieu hospitalier, par exemple. En fait, lorsqu'un patient appuie sur sa sonnette pour une urgence et qu'un personnel est dans sa chambre, celui-ci donne un nouveau signal lumineux ou émis par un sifflement par lesquels d'autres personnels sont avertis de sa présence. Ils peuvent alors ou pas le rejoindre, mais cela empêche de crier et de faire du bruit dans ce milieu où le silence est un langage.

réel et l'artificiel, et qu'il est néanmoins nécessaire d'envisager un point de départ, afin d'amorcer un développement qui commence par une transformation des mentalités.

Futur, avons-nous dit tantôt. Oui, futur signifie que l'Afrique doit donner la possibilité d'espérer. C'est lorsqu'il y a de l'espérance que l'aspiration à la liberté est possible ; d'où faut-il marquer le début d'un véritable conflit entre une certaine aspiration à la modernité, qui signifie tout simplement une sorte d'occidentalisation du monde, et les véritables besoins de nos peuples en instruction, en institution sanitaire ; l'habitat... son besoin réel de développement. Tel est le sens du véritable tiraillement auquel nos pays africains font effectivement face. Il y a opposition entre un ordre devenu naturel, et un ordre qui est construit par une armada, un achalandage de puissances du monde capitaliste, sans vergogne. Ces gens n'hésitent pas à dévaster les forêts, sans rien concéder aux peuples autochtones. Tout au plus, ils les maintiennent dans une situation de pauvreté galopante, au cœur de laquelle elles naviguent entre la misère et la commisération. Elles sont empêtrées dans des miasmes morbides, enchaînées qu'elles sont par des liens de formes d'esclavage moderne, ayant ainsi perdu leur dignité et le désir de liberté.

Il appartient aux guides éclairés d'interpeler leurs peuples, afin qu'ils se saisissent de leurs valeurs spirituelles, des richesses de leurs sous-sols et de leurs sols et de toutes autres ressources, pour se donner les moyens de sortir vainqueurs dans ce conflit tragique qui oppose la tradition à la modernité.

Pendant longtemps, l'Afrique, esclavagée, colonisée et néo-colonisée, est restée dans un climat de peur à cause de la tiédeur des politiques de ses dirigeants. Actuellement, il faut des politiques fortes, spectaculaires, car la peur doit changer de camp. La dialectique de la terreur, cette furie de la destruction, doit changer de sens par une meilleure utilisation des intelligences dans la réalisation des projets de développement bien adaptés à la mesure des besoins et des possibilités de ces peuples qui aspirent à plus de liberté et d'autonomie.

C'est, par contre, un faux procès que l'on fait contre le président de la République de Guinée équatoriale, en voulant démontrer qu'il y ait de la surexploitation du pays. Pour que les pays soient forts, il y a besoin de faire moins de politique et plus d'économie. C'est la raison pour laquelle il convient d'envisager, pour la liberté des pays africains, un engagement pour une opération négative qui dévaste la nature. Telle est le sens de la voie, celle de la rationalité technoscientifique. C'est celle que les pays africains devraient suivre ; ils ne peuvent pas avoir peur de développer, d'industrialiser leur pays dans la mesure où c'est aussi le prix de la liberté. Or, dit Hegel :

> *La liberté universelle ne peut donc produire ni une œuvre positive ni une opération positive ; il ne lui reste que l'opération négative ; elle est seulement la furie de la destruction*[50].

Ce propos hégélien est sans aucun doute une forme d'attestation amenant les pays d'Afrique à développer un autre type de rationalité, donc d'attitude envers la nature, outre que cette mentalité a prédominé jusqu'alors. Comment, dans un pays, peut-il y a avoir développement, si ce pays qui regorge de bois refuse de couper son bois et de le transformer pour bâtir des immeubles ? Mettre à l'écart la volonté de transformer les données naturelles, c'est se mettre en marge de ce grand mouvement qui caractérise la culture (l'esprit général des peuples européens) : la dialectique met en opposition l'Homme et la Nature, deux principes diamétralement opposés. Se libérant de l'aliénation, les pays d'Afrique devraient maintenir un écart entre la nature et eux :

Écoutons Hegel :

> *Nature et Histoire sont pour nous deux possibilités polairement opposées d'organisation, de connaissance, d'interprétation et d'évaluation de la réalité ambiante. Depuis la Renaissance, le monde ne peut plus être pensé comme un tout structuré et cohérent, et sa signification reste toujours partielle. Le monde porte en son sein une dualité que rien ne peut surmonter : nature et Esprit figurent*

---

[50] HEGEL (F.) : *Phénoménologie de l'esprit,* Aubier, tome II, p. 35

les deux pôles d'une réalité dont déjà Jean Mair, à la fin du XIIe siècle, disait qu'elle est « non-facientia unum ». L'être de la nature consiste désormais à être objet de représentation, de connaissance scientifique, d'exploitation technique. L'être de l'homme consiste à se poser comme sujet vis-à-vis du monde conçu comme « muet » en ce qui concerne sa destination ultime. [51]

Ce texte de Hegel, tiré de *La raison dans l'histoire,* laisse remarquer d'entrée de jeu que la « nature » et l'« histoire » s'opposent par principe. Pour faire place à l'homme, Hegel choisit d'opposer ces deux termes afin de montrer la marche de l'esprit qui s'incarne finalement dans les institutions et dont le terme absolu sera l'État.

L'Histoire est une œuvre rationnellement construite par le travail de l'homme. Ainsi, à bien lire le texte, « la nature semble au premier abord désigner ce qui existe en dehors du monde humanisé, transformé par l'homme : inséparable du milieu artificiel qu'il s'est créé, ce dernier la perçoit volontiers comme la réalité extérieure à la.

Autrement dit, l'esprit n'arrive pas à devenir autre pour pouvoir se réaliser :

Le dernier devenir de l'esprit, la nature, est son devenir immédiat, la nature, l'esprit aliéné, dans son propre être-là, n'est rien d'autre que cette éternelle aliénation de sa propre subsistance[52]

Ceci peut vouloir signifier que la nature est le moment égoïste de l'Esprit qui est encore tourné en lui-même avant sa marche historique comme reconnaissance de l'altérité. Pour parler de civilisation, il importe donc que l'Esprit nie cette situation immédiate pour s'ouvrir au devenir. Vue ainsi, la nature se présente comme un obstacle que la pensée se doit de dépasser afin de se déterminer dialectiquement comme Idée absolue. Parce que, à la suite de Parménide, Hegel affirme l'identité de l'Être et de la pensée, il faut que l'être de la nature

---

[51]HEGEL, *La raison dans l'histoire*, col 10/18, Plon, 1965, p.5

[52] Hegel, *Phénoménologie de l'Esprit*, Paris, Aubier, 1977, II, p. 311.

vienne à correspondre à son concept. Hegel voudrait absolument et nécessairement que la nature, comme moment de l'immédiateté, libère l'Esprit pour qu'il aille à sa réalisation. Car, Esprit et nature, c'est encore la même chose.

***

*

Ce langage, dans le monde du Négro-africain, est un composite de rites initiatiques qui évoquent une certaine géographie que l'on observe à partir d'une météorologie à laquelle il faut s'adapter pour se conduire dans la vie.

Ainsi, le geste prolonge le sens du mot de manière à toujours tenir la conscience morale en alerte pour ce qui est de sa relation avec les principes inscrits dans la nature. L'éthique, en ce sens, ne peut alors avoir de fondements que dans la nature. On comprend, à partir de cette communauté de destin entre l'homme et ce qui l'entoure, qu'il se doit d'intérioriser les lois de la nature. Celles-ci sont des lois universelles qui s'imposent à tous (le *nomos*), et déterminent le comportement social des uns et des autres au sein de la communauté. C'est en ce sens que D. Jodelet disait que :

> *Les représentations sociales sont un système de référence, de significations, qui permettent d'interpréter, de comprendre, d'expliquer et ainsi de classer des informations, les événements, les individus. Elles ont pour but de donner du sens aux choses. Cette connaissance pratique, spontanée, a des incidences sur le comportement social*[53].

Cela dit, le développement exige une prise de position au regard de la tension existante entre les intérêts socioéconomiques de l'univers de la tradition et ceux du monde de la modernité. Autrement dit, il faut faire le choix entre les modalités d'une approche technoscientifique et celles d'une approche holistique ou organiciste de la nature. On prendrait

---

[53] JODELET (D.) : *Les représentations sociales, sociologie d'aujourd'hui,* PUF, Paris, 1989, p. 188.

ainsi en compte les différentes représentations de la nature auxquelles adhèrent les peuples pour qui la transformation de l'espace de vie est pensée. Est-ce que les réalisations politiques pour le développement des peuples d'Afrique correspondent réellement aux aspirations de leurs peuples et tenant donc compte de leurs visions du monde ?

Convergence des valeurs[54]

Cette analyse s'organise autour de l'idée d'ouverture des peuples à la mondialisation des valeurs. N'est-il pas fait obligation à chaque peuple de présenter sa vision du monde, ses richesses culturelles, sa philosophie implicite tirée de son génie culturel ?

En ce troisième millénaire, qui se caractérise par de grands brassages des hommes et de leurs Cultures – mouvement de ***convergence*** prévu par certains philosophes comme Pierre Teilhard de Chardin – chaque être humain doit veiller jalousement à ce que ses racines culturelles ne se dégradent ni ne "s'altèrent". La peur, c'est de se voir dissoudre dans l'anonymat du vaste tourbillon de la mondialisation. Car la

---

[54] Notons, pour intention, une thèse qui va faire écho dans cette perspective. Celle-ci intègre le domaine théorique de l'urbanisme. Son titre provisoire est : « **.......** »**. Ce travail très attendu confronte les manières de vivre en relation avec le milieu. Elle nous interpelle sur les nouvelles conceptions urbaines en relation avec l'organisation de l'environnement en vue du bien-vivre ensemble. L'auteure** [54] **est** une architecte française d'origine gabonaise. La doctorante, mais experte dans le domaine de l'architecture, enseigne que l'urbanisation des campagnes est à la mesure des aspirations culturelles et de l'histoire des peuples qui se confrontent à leur propre réalité.

Pour elle, la ruée vers les campagnes n'est pas seulement relative à un besoin de naturalisme de la part d'une certaine jeunesse fuyant la pollution dans les villes, elle consiste surtout dans une volonté de la rencontre culturelle et sociale entre ces populations et leur propre modernité.

mondialisation, qui apparaît comme une sorte d'occidentalisation du Monde, nivèle tout, permet au plus fort d'imposer à tous les autres ses normes, ce, dans tous les domaines.

Ce qui est vrai pour l'identité culturelle, l'est également pour les systèmes de conservation et d'amélioration de la santé.

Nos réflexions – comme en témoignent nos ouvrages et travaux scientifiques – signalent la volonté de ne pas manquer ce rendez-vous avec l'histoire. Consolidant l'idée selon laquelle la santé constitue la préoccupation première dans les sociétés africaines, nous convoquons la problématique de l'environnement de l'homme. Il nous revient de nous informer sur la manière avec laquelle l'homme qui baigne dans la culture africaine habite son espace-vie. Car, la santé cesse souvent d'être un problème de guérison du corps physique ou spirituel, pour devenir une question culturelle. En interrogeant la santé d'un individu, en Afrique, c'est à l'autre, cet au-delà du soi, que l'on finit par s'adresser et l'on découvre.

Cela dit, en parlant du développement, on est certain qu'aucune politique ne peut réellement atteindre ses objectifs si le gouvernement de la République ne pose pas la Santé comme un domaine prioritaire. Que faire avec un peuple qui n'a pas les moyens d'accéder à son système de soins de santé ? Toutes transformations sociales ne seraient-elles pas, par conséquent, le reflet de l'état de santé de la population ?

Autrement dit, pour la politique que mène un gouvernement, le système de santé est le fer de lance pour la conquête et le maintien au pouvoir. Nos réflexions en direction du rapport de l'homme à la nature reposent, par conséquent, sur la volonté de valoriser un patrimoine culturel : la médecine traditionnelle. Au regard de la mondialisation des soins, celle-ci serait le lieu de la compréhension de cette énigme que représente l'homme dans la société africaine. La maîtrise des problèmes de santé des populations se présenterait comme une exigence pour la connaissance des liens de l'homme à la nature, à sa nature. Car, l'efficacité d'un dispositif thérapeutique africain qui relèverait le défi d'une plus grande humanité dans le champ de la guérison, dépendrait d'un croisement des rationalités et des imaginaires[55]. Nous faisons, ici, un clin d'œil à l'idée que : toute médecine est une projection de l'évolution d'une culture.

L'objectivation de la maladie

On peut vérifier ce rapport de l'homme à la nature en regardant l'évolution de la culture scientifique dans la société occidentale et l'homme de l'Occident. En fait, l'histoire de la biologie et de la physique montre que la médecine pasteurienne matérialiste du XIXe siècle pose la maladie comme l'objet de la médecine. Dans cette disposition d'esprit où la matérialité l'emporte sur la spiritualité. La maladie devient une expression de la matière et non pas une entité spirituelle : elle est le fait du travail des micro-organismes.

Pour l'action talentueuse du médecin, il est nécessaire de distinguer et de déterminer le type de bactéries, de virus ou de champignons qui constituent la cause de tel ou tel autre type de maladies. Le protocole du diagnostic est essentiellement fondé sur la connaissance du vivant, de son intériorité et de son extériorité.

Ce matérialisme médical exclut la dimension métaphysique du champ thérapeutique ; car la physique trouve dans la médecine son domaine d'expression le plus favorable. Désormais, la nature est un enjeu scientifique et technique ; il faut la soumettre aux besoins humains et c'est à elle d'obéir. L'homme déploie par une conception mathématique du monde son action sur la nature afin d'en devenir « comme » son « maître » et son « possesseur ». C'est la destinée que le philosophe Descartes assignait aux progrès qu'il faisait en physique. Cette vocation, selon sa plume, devait permettre à l'homme de maîtriser la nature afin de permettre le progrès de la santé. Penser la santé, c'est par conséquent soumettre la

---

55 MVONE-NDONG (S.P.) : *médecine traditionnelle entre rationalité et spiritualité : le cas du Gabon. Réflexions éthiques et épistémologiques sur l'approche africaine de la médecine : le cas du Gabon,* thèse NR, Université Lyon3, 2005. Voire *Conclusion.*

nature à l'intelligence humaine, ce qui n'est qu'une prétention, selon la sagesse africaine.

Heidegger montrait que la modernité se détermine par une question unique, à savoir : « comment la nature doit-elle être projetée par avance en tant que domaine de l'objectivité, pour que les processus naturels soient, *a priori*, calculables ? »[56]

Il nous faut rappeler que la perception du Blanc dans la culture gabonaise ne relève pas de la couleur de sa peau, mais, surtout, de sa manière *d'être au monde*, sous le mode d'être du calculable. Le nom qui le désigne est *ñtang*, en langue Fañ, la *paie*, un terme qui dérive du mot *e tang,* qui désigne en Fañ *l'action de payer*.

Alors que le Blanc est perçu comme celui qui a pris, en toute chose, une assurance-vie, le Négro-africain demeure sous la modalité de l'ouverture, d'une sorte d'existence marquée par la communication entre les éléments. Là, il n'y a pas de distanciation entre le sujet et l'objet : l'on peut plutôt parler d'une communion entre le sujet connaissant et l'objet de sa connaissance.

Il est évident que la perception de l'existence par le Négro-Africain s'établit en marge de celle de la modernité qui, du reste, n'est que l'émanation d'une culture d'ailleurs, celle du colonisateur. Toutefois, sa perception de l'étant, en se dédoublant, façonne une mentalité magique qui le rapproche, par moments, d'une mentalité primitive.

À contrario, si la logique de la pensée africaine invite le sujet à participer au mouvement général de la nature, le sujet négro-africain s'écarte du cogito cartésien qui se construit contre le monde. La raison cartésienne nie le monde pour s'affirmer ; tandis que la pensée du Négro-Africain se réconcilie avec le monde pour s'y positionner. Le *je* cartésien se construit contre le monde ; alors que le *je suis* du Négro-africain se construit avec et dans le monde : il peut dire, comme Senghor,

---

[56] HEIDEGGER (M) : *Langue de tradition et langue technique*, Bruxelles, Lebeer Hossmann, Paris, 1990, p. 24.

« *je suis l'arbre* ». C'est une attitude de communion et de communication avec l'étant et l'être de l'étant.

Donc, l'Africain est invité à être sensible aux éléments, à leur symbolisme dans la mesure où il se comprend lui-même comme élément du système environnemental à partir et dans lequel il se développe.

En somme, toute la question consiste dans la fondation d'un nouvel humanisme qui n'ignore pas les représentations originaires que l'homme se fait de la *nature*. Faut-il le sortir de la *nature* ou l'y introduire à nouveau tout en respectant les exigences d'une vie bonne ? Il nous revient, par conséquent, de justifier une nécessité éthique qui vise la protection des écosystèmes environnementaux. Dans cette orientation, le débat modernité et tradition, permettra de trouver des fondements d'une éthique appropriée. Cette éthique, nous dira-t-on, est une éthique de la nature, laquelle interpelle le comportement de l'homme quant à ses activités dans la nature. On agira, à cet effet sur les us et coutumes des peuples africains qui vivent à l'écoute des forces naturelles et qui se servent de la faune et de la flore pour leurs besoins d'alimentation et de santé.

-VI-

Une éthique de la nature

La perception de la maladie

Nous voulons parler de la médecine en tant que domaine d'interculturalité où l'expérience de la souffrance met en dialogue une double problématique où le sens que l'on donne à l'acte de soigner comporte un enjeu éthique et épistémologique.

Plusieurs démarches de guérison se traduisent par des pratiques thérapeutiques qui privilégient une quête de la cause, alors que les patients s'intéressent à la question du sens de leur souffrance. La perception de la maladie n'est pas toujours de l'ordre d'une recherche de l'objet matériel (le microbe ou le virus), mais du sens que l'on donne à son surgissement. C'est la nature du rapport de la victime à son environnement qui explique les raisons pour lesquelles celle-ci est malade et ouvre un chemin inverse en vue de sortir de la difficulté dans laquelle elle se serait enfermée. Il y a alors une contextualisation de la démarche de guérison.

Notons le cas exemplaire du Gabon pour nous rendre compte de l'importance du rapport nature et Culture en matière de prise en charge médicale. Il y a 47 ethnies et langues différentes en sachant qu'une langue est un système de signes dont le sens procède de la globalité. Autrement dit, un ensemble de représentations où les éléments sont symboles de quelque chose de relatif à une expérience de vie.

On trouve les arbres, les animaux *qui disent quelque chose de la vie* des populations qui vivent dans cet environnement. Chaque peuple ayant une expérience particulière avec la nature, les mots de sa langue n'auront donc pas la même importance dans la langue de l'autre. Par ailleurs, les maladies participent de la vie et de l'histoire des hommes au point qu'elles sont parfois *l'explication* que l'on donne à certains phénomènes religieux. Les populations d'un certain milieu se comportent de

telle ou telle autre manière à tel moment de l'année, pour certaines raisons ayant trait à la maladie.

L'homme s'adapte. Son mode vestimentaire est fonction du comportement de la nature à un moment de l'année, afin d'éviter la grippe ou le paludisme, par exemple. Pour ce qui est des plantes utiles, il y en a que l'on ne retrouve qu'à certains endroits ; et l'efficacité d'une même espèce n'est généralement pas comparable, selon le milieu dans lequel la récolte est faite, qu'il s'agisse de la terre ferme ou d'un terrain marécageux ou caillouteux.

Ainsi, la maîtrise des maux par les *ganga,* ou *ñguegan,* participe des caractéristiques d'une connaissance spécifique des vertus des produits de la nature dans le milieu des populations. Ces *nganga* enntretiennent des rapports particuliers avec la nature et n'ont pas tous les mêmes pratiques. Aux autochtones, il convient d'ajouter ceux qui arrivent de toute l'Afrique, et parfois du Brésil, affirmant qu'ils sont des utilisateurs de la nature et qu'ils pratiquent de la médecine dite naturelle.

À la base de cette méditation, il y a deux notions qui demandent réflexion : la notion de nature et celle de l'esprit, notions dont il importe de dégager le sens et le rapport dans le temps de la présente méditation. Une expérience délicate ; car le rapport de l'homme avec la nature se présente dans le cadre de la médecine traditionnelle comme une expérience ambiguë[57].

La maison commune

Pour les Pygmées, la forêt est une maison sacrée où l'on ne prélève que ce qui est utile, au jour le jour, pour son alimentation. Ce peuple, qui vit au rythme du mouvement des forces de la nature, est aujourd'hui menacé en raison du fait que son habitacle subit des perturbations relatives à l'exploitation du bois et autres matières premières. Les Pygmées sont généralement nomades dans la forêt, allant de lieu en lieu, suivant les règles de la nature, afin de satisfaire leurs besoins les

[57] La problématique des crimes rituels implique l'univers

plus élémentaires. Ils vivent naturellement de chasse et de cueillette, mais leurs mœurs sont aujourd'hui corrompues par leurs cousins qui viennent leur proposer de l'alcool et de la pacotille.

Au contact des Bantous, qui sollicitent leurs interventions pour la résolution d'un nombre important de problèmes existentiels, souvent, relevant de la santé, ils deviennent des soulards. Ils passent leur temps à boire, perdant ainsi leur identité et leur liberté, pour se mettre à la solde de leurs cousins bantous.

Bref, qu'il s'agisse des Pygmées, ou d'autres peuples de la forêt, nous avons à nous préoccuper des choix politiques des gouvernants africains. La politique, comme science de la gestion des problèmes de la société dans les pays d'Afrique, se caractérise par son attachement au principe d'une économie de rentes. L'Afrique fournit à l'Occident des matières premières qui sont transformées en Europe et ailleurs, et les dérivées lui sont revendues mille fois plus cher. D'autres domaines de production des richesses, en dehors de l'extraction du pétrole et des minerais, ne sont pas suffisamment mis en valeur : l'exemple de l'agriculture.

Ce qui est dit des troubles climatiques l'est aussi pour ce qui concerne les populations humaines victimes de la déforestation en Afrique centrale. Le destin des communautés reste astronomiquement marqué par l'installation des compagnies forestières asiatiques et malaisiennes. On note le métissage d'un genre particulier dans les communautés villageoises, le bouleversement des us et coutumes des populations issues de peuples différents, qui se déplace avec une reconstruction de leur écosystème. On parle de populations flottantes, désaxées dans leurs rapports à l'environnement : il y a de nombreuses espèces qui ont disparu, chose qui ne manque pas d'avoir une incidence sur le plan de l'équilibre des populations. Bouleverser la stabilité de la forêt entraîne-t-il la déstructuration systématique de l'équilibre de l'homme ?

La réponse à cette question nous situe à l'aune de l'éthique de la responsabilité, avec Hans Jonas. En considérant l'exploitation sauvage de la forêt tropicale et la question de braconnage sans oublier les troubles climatiques actuels, d'une part et la nécessité d'un impératif éthique fondé sur la nature, d'autre part, notre sujet ne se justifie-t-il pas ? Hans Jonas nous convie « au plus proche d'une issue fatale[58] » en nous invitant à mettre en lumière les différents comportements de l'homme à l'égard de la nature pour éviter le pire.

La modification du comportement de la modernité dépend de sa compréhension de son *être avec* la nature ; car « nous n'avons pas le droit d'hypothéquer l'avenir par notre simple laisser-aller », dit Jonas. Dans le plus grand intérêt de l'avenir, notre travail consiste à « **méditer sur la place de l'homme dans le cosmos et sur sa relation avec la nature** . Nous devons, par un effort conjugué, entre l'Europe et l'Afrique, envisager des initiatives de sauvetage et de conservation de l'environnement[59] ». C'est plus qu'une nécessité, compte tenu des dégâts dus à la dégradation des climats, à la perforation de la couche d'Ozone. Ces conséquences ne résultent-elles pas de l'exploitation sauvage de la grande forêt d'Afrique Centrale, de la désertification du Sahara ou de la planétarisation de la pollution qui constitue des faits d'urgence ? N'est-ce pas le résultat de la rationalité et de l'imaginaire humain ?

Loué sois-tu Laudate si.

Le texte porte sur la *sauvegarde de notre maison commune*, sous-titre qui donnerait à penser qu'il s'agit strictement d'une éthique de l'environnement, mais il est aussi question de la morale sociale. Comment situer ce discours dans l'histoire de la philosophie et la vie réelle de l'homme africain ? Nous situons la présente encyclique dans la perspective de la philosophie de la nature en rapport avec la santé.

On se souviendra qu'au commencement de la philosophie, la problématique de la nature constitue la préoccupation centrale.

---

[58] JONAS (H.) : Entretien avec Mathias Malusseck et Wolfgang Kaden, der Spiegel, le 11 mai 1992. Cf. JONAS (H) : *Une Ethique pour la nature*, Paris, Desclée de Brouwer, p.21.
[59] *Ibid.* p.15

Pour les *Présocratiques*, la recherche de l'élément de la nature est centrale. Si l'on tire un trait de comparaison avec la philosophie africaine, nous dirons que le point commun avec les *Présocratiques,* c'est le rapport à la nature. Ce rapport à la nature suppose nécessairement le rapport nature et médecine. Cette vision du travail du médecin s'intègre bien dans le champ de la définition adoptée par l'Organisation mondiale de la Santé (OMS) : « **un état de complet bien-être physique, mental et social, et [qui] ne consiste pas seulement en une absence de maladie ou d'infirmité**[60] ». Cette définition est une toupie, mais une indication pour une contextualisation : qu'elles souffrent de séquelles psychologiques d'ordres divers : moral, économique, social et politique, pour rétablir les équilibres interrompus dans la vie d'un individu devenu malade.

La quête de la force ou de la vie

Il n'est pas étonnant d'entendre un villageois africain dire que « **nous sommes ce que nous consommons** », de sorte que le médicament du tradipraticien est généralement une sorte de nourriture à consommer. Le souci de la philosophie est de maîtriser le langage des éléments pour les commodités du sage. On le voit dans la Grèce antique, il importe de retenir que les philosophes sont considérés comme des sages, de même que les tradipraticiens de la médecine traditionnelle africaine. Nous tiendrons pour exemple, Empédocle dont on nous dit que le père était médecin comme lui-même. Pour Simplicius :

> *[Empédocle] porte au nombre de quatre les éléments corporels : le feu, l'eau, l'air et la terre, qui sont éternels, mais changent conformément à un plus ou moins formellement à l'association et à la dissociation ; à ceux-ci s'ajoutent les principes proprement dits, par lesquels les éléments sont mus : Amitié et Haine...*[61]

---

[60] *Constitution de l'Organisation mondiale de la santé,* OMS, Genève, 1967, p. 1.

[61] *Les présocratiques*, Paris *VVX* 1988, p. 387

Cette philosophie de la nature est aussi une philosophie de la médecine. Sa finalité est d'aider à bien se conduire dans l'existence. Être malade, serait donc la conséquence d'une quelconque inconduite. Le dernier paragraphe du *Discours de la méthode* dévoile véritablement cette ambition de Descartes à mettre en place une physique qui nous donne des connaissances utiles à la médecine :

> *Au reste, je ne veux point parler ici en particulier des progrès que j'ai espérance de faire à l'avenir dans les sciences (...), mais je dirai seulement que j'ai résolu de m'employer le temps qui me reste à vivre à autre chose, qui soit telle qu'on en puisse tirer des règles pour la médecine*[62]...

On remarque donc que la question de la santé plane à l'horizon de l'épistémologie cartésienne aussi bien dans le *Discours de la méthode* que dans ses *Lettres*. La méthode cartésienne est rationaliste par utilisation de la nature. Elle saisit les choses, les analyse en tirant la substance utile, avant de détruire le non utile pour l'homme. Mais, c'est pour prévenir la maladie comme danger pour la vie que Descartes veut employer le restant de ses jours à rechercher des connaissances utiles, comme un artisan. La prise de distance implique un esprit critique dominant la nature. Mais chez le Négro-africain, bien que le rapport à la nature soit tout aussi lié à la vie, ce denier implique plutôt l'intégration du moi au cœur des éléments. C'est une conscience qui vibre avec le monde, une rationalité où la raison contient le monde en elle-même, sans perdre sa pureté. Son travail est, de ce point de vue, très complexe, doublé qu'elle est du caractère symbolique jouant dans un monde avec un jeu de métaphores.

Le comportement de l'homme de culture traditionnelle africaine parle un langage où « le mot peut (…) avoir une valeur de *sens* et comprendre les qualités concrètes qui émeuvent

---

[62] DESCARTES (R.) : *Discours de la méthode,* in *Descartes, Ouvres, Lettres,* Paris, Pléiade-Gallimard, sixième partie, p.178.

l'âme à travers la sensibilité[63] ». Ainsi, ce sont les cadres généraux de la pensée qui, de par la différence des expériences dont ils sont l'expression, d'un peuple à l'autre, varient d'un milieu géographique à l'autre, ce qui explique que la perception du vivant soit différente.

***

*

Si nous interrogeons Auguste Comte, il nous dira que la connaissance de la nature, comme toute connaissance humaine, passe par trois étapes. « La loi de trois états », d'Auguste Comte montre que la systématisation de la pensée humaine est passée par les trois étapes théoriques que sont : l'étape théologique, l'étape métaphysique et l'étape positive. Pour notre philosophe, l'étape théologique est le point de départ nécessaire de l'intelligence humaine.

À l'étape théologique, « l'esprit humain [...] se présente les phénomènes comme produits par l'action directe et continue d'agents surnaturels [...] dont l'intervention arbitraire explique toutes les anomalies apparentes de l'univers »[64]. Dans un autre texte, Comte atteste que « la systématisation théologique » émane de la vie affective, c'est là son origine et sa limite[65]. Pour poursuivre l'évolution de l'idée de nature, il convient de souligner que les principales spéculations théologiques dominent surtout l'âge polythéiste, dit Comte.

Toutefois, cet état domine encore le monde traditionnel à travers les traditions, en Inde, en Afrique ou en Amérique latine et même dans l'Antiquité grecque. La nature dans sa totalité est considérée comme un tout organisé, harmonieux et conduit par une force. De même que l'on trouve un élément immanent à la nature tel que le Logos d'Héraclite ou le souffle des stoïciens,

---

[63] SENGHOR (L. S.) : *Liberté 1. Négritude et humanisme,* Paris, Seuil, 1964, p.161.

[64] COMTE Auguste, *Cours de philosophie positive*, Garnier, tome1, p. 5.

[65] COMTE Auguste, *Discours sur l'origine du positivisme,* Flammarion, Paris, 1998, p. 50.

on a une force mystérieuse et active chez les primitifs. Cette force a pour nom le « mana » chez les Mélanésiens. La pensée de la nature, à travers les religions, ne fait pas une coupure radicale entre la rationalité scientifique et un imaginaire proche de la magie. Dans son texte, *Phänomennologie der Religion*, Van Der Leeuw, que cite Eliade, ne manque pas de développer le caractère permanent de cette force qui constitue et rend la nature possible.

L'acte grandiose de la Création cosmique n'a été possible que par le mana de la divinité ; le chef du clan possède lui aussi le mana ; les Anglais ont asservi les Maoris parce que leur mana était plus fort ; l'office du missionnaire chrétien possède un mana supérieur à celui des rites autochtones ; les latrines ont également leur mana elles aussi, grâce au caractère de « réceptacle des forces » que possèdent les corps humains et leurs excrétions aussi[66].

Tout est mana

Force est de constater que cette absence de construction rationnelle, au sens strict, tel qu'on le verra au XVIIIe siècle, est le fait de la philosophie dans l'Antiquité. La philosophie de la nature ne s'est pas développée sans tenir compte des croyances particulières des peuples. La nature, dans le texte de Van Der Leeuw, c'est, dans une certaine mesure, le développement phénoménologique d'une force appelé mana. À partir d'une telle description, il ne serait pas abusif de dire que le *mana* c'est la nature. Il est fort à remarquer que tout étant est une détermination du *mana*. Et l'on pourrait paraphraser Pythagore tout en respectant la même logique, en disant que « tout est mana » au lieu de « tout est nombre ».

Pour Pythagore, la nature est faite de nombres : « Tout est nombre ». Et cette ontologie mathématique de la nature ne s'identifie nullement à celle que l'on trouve chez Galilée. Selon

---

[66] VAN DER LEEUW G., *Phänomennologie der Religion, Tübiguen,* 1933, pp. 5-6, cité par ELIADE Mircea, *Traité d'histoire des religions*, Paris, Payot, 1970, p. 30.

Robert Lenoble, les nombres pythagoriciens introduisent bien évidemment une dimension magique et spirituelle dans la nature. Le physicien pythagoricien est forcé de concevoir à travers « la distance entre les astres et la terre, les proportions des notes et des gammes »[67]. Nous pouvons presque dire que toutes les représentations traditionnelles de la nature et voire celles des premiers philosophes ne s'écartent pas radicalement de la croyance et des affects. L'influence pythagoricienne de la croyance, au rythme chiffré qui scande la vie, a sérieusement marqué le monde occidental.

Dans l'un de ses ouvrages, Pierre Erny nous invitait à observer le fait que c'est « l'organisation temporelle qui régissait le premier tiers de la vie, il y a quelques années seulement dans la plupart des régions d'Europe ». Tout comme une gamme musicale dont le nombre de notes s'élève à sept, le rythme biologique de la nature évoluerait lui aussi au rythme de sept : « sept ans étaient considérés comme l'âge approximatif où se mettait en place la dentition définitive ; quatorze ans comme l'âge approximatif de la puberté et de la maturité sexuelle ; vingt et un ans comme l'âge approximatif où s'achevaient la croissance et l'ossification[68] ». Il convient de comprendre que l'explication de la nature par la connaissance magique et scientifique des chiffres est très prégnante, même dans la pensée d'Aristote et chez les alchimistes de la Renaissance.

Si l'on en croit le texte d'Aristote, la nature insuffle un mouvement dont le rythme de développement de la vie se déploie harmonieusement par septennat. On n'est pas loin d'un imaginaire qui voit dans le chiffre sept la symbolique de la perfection. Le développement par sept dans la nature est le cheminement de la maturation de la vie au sein des étants. Le

---

[67] LENOBLE (R) : *Histoire de l'idée de nature*, Albin Michel, Paris, 1969, p. 65.

[68] ERNY (P) : *Au fil de l'existence humaine*, Paris, l'Harmattan, 2001, p. 29.

texte suivant montre effectivement cette maturation de la nature au niveau des plantes et de l'homme

Lorsqu'il est âgé de deux fois sept ans, dans de nombreux cas, le mâle commence à secréter de la semence et en même temps des poils apparaissent sur le pubis de la même manière, comme le remarque Alcmaeon de Crotone, que les plantes donnent d'abord la fleur puis la graine. Vers la même époque, la voix commence à se modifier, devenant plus rude et plus inégale, ni aiguë comme auparavant ni profonde comme ensuite, ni même comme d'aucune tonalité, mais, semblable à un instrument dont les cordes sont éraillées et désaccordées, et on l'appelle « le bellement du bouc »... Au même âge, chez la femme, les seins gonflent et le flux cataménial commence à couler ; et ce liquide ressemble à du sang frais... Dans la majorité des cas, le flux cataménial apparaît au moment où les seins ont atteint une hauteur de deux doigts de large. Chez les filles également la voix prend, vers cette époque, une note plus profonde[69].

Ce texte montre d'une manière assez satisfaisante l'auto-engendrement de la nature, puisqu'à l'âge de deux fois sept ans, l'homme et la femme présentent toutes les capacités possibles qui favorisent la fécondation en tant que renouvellement de la nature. On est, de toutes les manières, en présence d'une vitalisation de la nature. Dans ces représentations traditionnelles de la nature, la rationalité ne se distingue pas de l'imaginaire, jusqu'à la Renaissance. En ce moment, où la pensée se libère de la croyance, on constate encore que même la représentation scientifique de la nature est encore tributaire de l'alchimie et de la magie.

En effet, la magie est toujours présente dans le naturalisme de la Renaissance. Entre les XVIIe et XVIIIe siècles, la magie et l'alchimie dominent encore la pensée des savants. Paracelse, par exemple, explique la maladie et la nature grâce à l'alchimie. Toutefois, ce mélange de rationalité et d'imaginaire ne semble pas s'être jamais séparé dans les représentations de la nature

---

69 ARISTOTE : *Historia animalium,* cité par ERNY (P.) : *Ibid.*, p. 31.

jusqu'à présent. Lenoble note qu'« il n'est pas de grand « savant » qui n'ait chanté la beauté de la science et la poésie des grandes hypothèses : « La plus belle chose que nous puissions éprouver, écrit encore Einstein, c'est le côté mystérieux de la vie. C'est le sentiment profond qui se trouve au berceau de l'art et de la science véritable[70] ».

En revenant sur cette idée d'un principe qui expliquerait la nature et qui prendrait tour à tour le nom de Logos, Dieu ou *mana*. Pour Robert le Noble, les systèmes de pensée des premiers philosophes, leurs cosmogonies « sont des *monoïdéismes* de l'obsession affective. L'eau de Thalès, c'est l'eau maternelle de la grotte des Nymphes, et le feu d'Héraclite, le principe de vie des Alchimistes. On perdrait son temps à chercher les approches d'une physique… » [71] Donc, d'une manière ou d'une autre, la description de la nature, à « l'état théologique », a la même formulation chez tous les peuples.

Il convient tout aussi de souligner que la représentation de la nature s'accompagne d'une certaine éthique vécue traditionnellement. Chez Platon, par exemple, l'idée de perfection guide sa conception de la physique.

***

*

**

*

Parler de médecine, c'est aussi parler de la nature ou de son utilisation pour redonner vie au corps et à l'esprit malades. Tout se passe comme s'il y avait une compensation qui se situait au niveau de la pensée, quand le corps de l'homme se dégrade. Il appartient à celui-ci de faire une démarche psychologiquement et bien intégrée dans la nature. Dans le but de trouver le prototype du vivant en soi.

---

[70] LENOBLE (R.) : *Histoire de l'idée de nature,* Albin Michel, 1969, p. 37.

[71] ERNY (P.) : *Ibid.*

La thérapeutique aurait pour fonction, par rapport à la forme idéale et au regard de la dégradation interne du sujet devenu malade et au regard de la conséquence de telle ou telle déficience qui doit être compensée au niveau de leurs rapports ; d'autre part, la thérapeutique aurait pour fonction de jouer sur leurs rapports à la société, et dans son rapport et à la nature visible et invisible.

Le moment opportun

Pour le commencement d'une cérémonie thérapeutique, tout comme pour l'entrée en forêt, lorsqu'il faut traiter des cas spécifiques, notamment d'une maladie grave, il y a un respect scrupuleux du temps. Ce que les anciens Grecs appelaient le ***kairos***. Ce terme indique le moment à saisir et pendant lequel on peut tirer le plus grand avantage de l'action importante qu'on mène.

Lorsqu'on considère une action délicate, on se préoccupe de l'instant pendant lequel on devrait la réaliser. Ainsi, on cherchera le « ***moment opportun*** » pour la réalisation de telle pratique thérapeutique délicate, en vue de sécuriser le soin et parvenir à la guérison du malade. Le temps. Il y a un moment où le spécialiste se détermine à donner le médicament à son patient : c'est le moment favorable, opportun. Il est extrêmement important de le reconnaître, l'instant précis où il faut prendre la parole pour expulser la maladie d'un corps souffrant.

Cela est aussi valable pour ce qui est de la récolte des plantes médicinales. Concernant la collecte de plantes, le Tradipraticien sait à quelle période de la journée ou de la nuit il faut moissonner. À quel moment cette plante lui offre-t-elle ce qu'il vient recueillir pour que cette énergie soit effectivement agissante pour le cas concerné ? C'est à ce moment déterminé que le spécialiste du médicament conduit ses patients dans la forêt, en espérant obtenir de la satisfaction pour la réhabilitation de ses patients.

Il est évident que celui qui assiste pour la première fois à un *ngozé,* c'est-à-dire à une veillée de prière initiatique, est souvent étonné par le fait qu'il y a plusieurs temps ennuyeux. Cela pourrait signifier la volonté de vouloir se reposer en jouant de la cithare ; mais il n'en est rien. La question repose sur l'adaptation au monde de la nuit. Car, il ne faut pas occulter l'essentiel : il faut une adaptation technique au son de la nuit, à l'écologie, aux différents rythmes qui sont si pertinents, au point de reproduire une atmosphère de fête.

Il y a toujours une heure propice pour donner le médicament, une heure pour danser afin de chauffer la foule pour que l'harmonie se reforme. Dans un monde multiculturel, il s'agit précisément de montrer le lien qui nous lie à la nature. Hélas ! nous avons le souci d'évoluer vers un monde plus durable, mais exploitable sans destruction des écosystèmes.

Or, la médecine naturelle signifie que, dans le vivre ensemble, la lutte contre la maladie sollicite de mieux en mieux les forces qui sont de véritables conversions écologiques et qui maintiennent l'harmonie au point de soutenir notre positionnement dans la nature.

Le Médecin Traditionnel invite le patient et son entourage à valoriser son rapport avec la nature, en tissant des liens étroits avec des forces visibles et invisibles. Celui qui se soigne doit pouvoir trouver le moment propice à partir duquel son être entier entre en relation avec la totalité de l'univers. Le prélèvement des plantes, en vue de la préparation des mets médicamenteux, respecte scrupuleusement ce moment propice que les Grecs avaient identifié comme le moment ***précis***.

Il est naturel que l'on s'adresse à la nature pour solliciter le pouvoir des plantes. On recherche du remède préparé à partir de plantes médicinales trouvées lors de multiples rondes effectuées par les adeptes **vigilants**.

Ce système de santé est nécessaire – d'un point de vue culturel – pour apaiser les inquiétudes des usagers qui, en réalité, construisent un cadre de vie supportant le *melting-pot*. Cette suggestion tient au fait que chaque société a sa manière de collaborer avec la nature. Un système de santé d'une médecine interculturelle ne doit donc être que le reflet d'une société qui se construit à la base par des fondements du multiculturalisme. À ce titre, nous penserions à **une médecine écologique.**

L'exploitation de l'autre

En considérant ***que la nature est le vaste récipient dans lequel tous les peuples puisent la vie***, et que la santé est notre bien le plus précieux et qu'elle est susceptible d'être mise en danger par notre propre rapport à l'environnement, comment concevoir la stratégie de lutte contre les forces destructrices de la vie ? La solution consiste à sortir de la solitude, et cela n'est possible que si l'on se motive pour la construction d'une société de ***large partage*** ; communauté au sein de laquelle chacun trouve son compte sans que certains ne soient lésés. **Il faut partager dans l'équité**. Que chacun fasse un tout petit peu, ce sera son souvenir.

Et cela passe par la mise en commun des ressources utilisables dans la perspective d'une éthique de responsabilité. L'éthique de responsabilité suppose que l'acte que je pose engage ma responsabilité dans le refus de mettre en danger la vie d'autrui. Il est question de ne pas compromettre les chances qu'il a de se servir de ses ressources pour se prendre en mains, à cause de mon laisser-aller. Celui qui m'est le plus proche est en fait le plus lointain dans le temps ; mais je partage avec lui un rapport d'asymétrie qui fait que j'ai un rapport direct à l'objet de la ressource, tandis que lui attend les restes. La responsabilité c'est, de ce point de vue, la capacité que le plus fort a d'exercer sa force par égard du plus faible et non pas dans la démonstration de sa capacité à l'anéantir.

D'une manière générale, la force du plus fort réside dans sa *capabilité* à prendre soin du plus faible pour sauver ce qu'il y a de plus précieux en lui et qui est, dans tous les cas, au regard de ce qu'il sait et de ce qu'il peut, pour ou contre lui. Est en asymétrie toute situation où il y a un individu qui a plus de force par rapport à l'autre qui n'a que son regard pour interpeller. La finitude que manifeste la nudité de son visage, marque de son impuissance, détermine en lui la force de l'appel de l'humanité.

On est dans une scène où la nature se montre vulnérable face à ce qu'elle a, elle-même, produit. Le véritable problème est que toute pratique manifeste tout son sens selon la manière avec laquelle l'homme s'intègre dans son milieu. La question de *l'habiter* suggère celle de la santé, selon notre occupation de l'espace ; autrement dit, la préoccupation, en tant qu'elle est une mise en tension entre le *Dasein* et sa vérité, à travers sa modalité d'exister, détermine à la fois les pratiques et le sens de ses pratiques, à travers leurs formes et leur positionnement.

Le temps et l'espace, comme dirait Kant, sont effectivement les formes *a priori de la connaissance,* mais surtout *des formes* a priori *de la connaissance de notre être propre.* Il suffirait donc de voir la manière dont le *Dasein occupe son environnement* pour donner sens à son existence, si l'on se donne le temps de l'amener à dévoiler les circonstances de son choix, les éléments d'appréciation qui l'auraient amené à se déterminer à conquérir ce milieu.

C'est aussi dans cette mesure seulement que l'on serait prêt à disposer son esprit à accueillir le sens des rites et des différentes pratiques que l'homme se donne la peine d'exécuter et qui le lient à ce milieu qui répond à ses préoccupations éthiques, économiques, etc.

Être en conformité avec son milieu

Pour habiter un milieu, il y a toujours comme un appel de l'être par ce milieu, d'autant plus que, sans se l'expliquer, le sujet dévoile ses sentiments ou ses ressentiments pour ou par rapport à ce lieu et décide, en accord avec son être intime, sa manière d'occuper le terrain.

L'initiation

Si l'initiation est une certaine expérience de la mort, il se trouve donc qu'aucun initié, adepte du Bwiti, n'a peur de la mort ; il en a fait l'expérience personnelle, à chaque cérémonie initiatique, le *ngosé*. On peut alors dire que s'initier, c'est apprendre à mourir de manière à saisir le fondement de tout événement qui surgit dans le cours de notre histoire individuelle, sociale ou religieuse.

Chez Platon, dans la *République, Livre VII*, la dialectique se présente comme un effort, mieux, une démarche individuelle par laquelle le néophyte cherche à atteindre l'Idée en s'élevant progressivement jusqu'à la contemplation du Bien. Il en est de même du malade (néophyte, en langue fañ, *étema*) qui se présente à une initiation au rite bwitiste ; celui-ci étant à la recherche du fondement de sa souffrance, doit mourir en lui-même pour s'élever, afin de découvrir la vérité resplendissante, cause ultime de sa souffrance ».

Représentation de la maladie

Au regard des problèmes de la population africaine en matière de Santé, la question de la médecine se pose pour toute l'Afrique noire, particulièrement au Gabon, comme une sorte de refonte complète du système de soins en place. Celui-ci ne pèche pas seulement par ses déficiences et ses défaillances, il pèche également par son décalage complet par rapport au contexte cosmologique, anthropologique et social.

L'imaginaire de la maladie, sa représentation, joue un rôle important dans la conception du système de Santé. Il serait pertinent de ne pas traiter cette problématique avec un vocabulaire exclusivement occidental. La réflexion sur les questions africaines nécessite que l'on s'écarte un peu des termes qui calquent les réalités de l'Occident[72].

Car, en Afrique, la nature, pas plus que le corps, n'est réductible à un jeu de forces mécaniques, entièrement identifiables par les sciences positives. L'esprit y est partout et toujours à l'œuvre, de sorte qu'un Gabonais peut fort bien être à la fois animiste, chrétien et initié à plusieurs rites différents.

---

[72] Dans les réflexions occidentales, le terme *maladie pourrait se décliner* en anglais. Entre l'Afrique et l'Occident, on pourra se retrouver sur le mal objectif, du moins quand il est bien identifié (mais il faudra faire aussi sa part à des maux spécifiquement africains, notamment en rapport avec la sorcellerie). En revanche, la dimension subjective de la maladie (*illness*) comme sa dimension socio-culturelle (*sickness*) sont très différentes.

Il s'ensuit que l'on a, ici, affaire à un imaginaire qui pousse puissamment à la constitution d'expressions de type symbolique, qui ne correspondent évidemment pas aux catégories mises en place par la rationalité scientifique et médicale de l'Occident moderne.

Globalement, ces analyses participent de la politique que préconise l'Organisation mondiale de la santé (OMS) : ***développer la Santé dans les pays en développement par l'utilisation de la médecine traditionnelle***. L'objectif est d'apporter notre contribution à des stratégies de soins de santé qui permettent de tirer avantage des ressources de la médecine traditionnelle. Dans cette perspective, nous cherchons à améliorer la prise en charge des maladies dans les centres de soins des systèmes médicaux africains. Cet intérêt majeur participe de la connaissance de différentes approches de l'homme et de sa relation avec la nature. Si nos analyses permettent de montrer, au sens sociologique, que la santé est « **un fait social total** », elles auront en plus l'avantage de présenter l'importance des liens de l'homme à son environnement. Et à partir des liens qu'ils nouent, au regard de leurs manifestations, lesquelles délivrent leur perception de la nature, il est possible de saisir leur perception de la Santé et le sens de leurs pratiques, notamment celles des soins de Santé.

Une part importante de cette réflexion pourrait permettre de percevoir comment la Science et la Religion constituent les éléments de base pour la conception de toute philosophie sous-jacente, non seulement aux pratiques de la médecine, mais également à toutes les activités de l'Homme dans sa Communauté.

Éthique de la nature

Cet aspect de la médecine, du système de santé, est nécessaire du point de vue de l'éthique de la nature qui est une **éthique de responsabilité**. Éthique de responsabilité, pour une raison déterminante : elle met l'homme en situation de peur pour son avenir ; et cet avenir est entendu comme l'avenir où, par son action, l'actant engage l'humanité au point de prendre le risque de son anéantissement. L**a peur de la néantisation de soi par l'arrêt de la vie à cause de mes actes irresponsables, engage une attitude de solitude, tandis que la responsabilité pose l'homme dans une solidarité d'existence où vivre**, c'est être en communion avec le présent du passé comme histoire de mon héritage, le présent du présent comme attention que je porte aux choses, à moi-même dans le présent de mon présent et en guise d'espérance, nous avons tout cet univers de ce qui sera et qui nourrit ma conscience.

Si le passé et le présent sont construits par les faits, les actes qui peuvent se présenter comme des sources de symbolisation pour créer — par la peur, les frustrations — des perturbations qui somatisent dans le corps et deviennent, dans la chair du présent, des nœuds qui forment des maladies psychosomatiques, il s'en suit que toute notre histoire est cause de maladie donc de mal-être, ou de guérison donc de bien-être, de Santé.

Donc, la présentation des sources du savoir comme objets de la rationalité est une problématique qui, du point de vue épistémologique, est ou fausse ou insuffisante si on l'aborde uniquement du point de vue de la raison. ***Il convient donc d'admettre que la connaissance est nécessairement symbolique***.

Ainsi, le symbolisme est aussi le monde du « non-dit » ou de ce que l'on doit dire, mais qui reste dans le « sous-entendu » et qui guide la conversation. Dans cette dynamique du dévoilement de la pensée qui se déplie pour nous laisser entrer dans le mystère de la nature — ce temple de l'être — ce qui se présente physiquement au regard devient le point de support par lequel notre *conscience* se transporte vers une réalité qui nous interpelle et mobilise nos énergies. Là, Dieu fait son travail dans sa créature. La connaissance, en Afrique, se situe donc à ce deuxième niveau du savoir, où, même à l'hôpital, *toute manière d'être dans, ou d'occuper l'espace, est une manière pour l'homme de pénétrer le mystère de sa situation dans le monde*. Comment se situe-t-il dans le Système de la nature ?

Le respect du symbolisme, comme langage de l'Homme de la nature, correspond très précisément aux exigences de la méditation du Sage. Car le Sage, en s'exprimant sous la modalité du non-dit et de l'inter - dit, trace son passage dans une forêt où le signe est — sans nul doute — le layon qui marque le passage et montre la direction : le chemin.

On parle donc de repères, chaque fois qu'une difficulté s'impose et que l'homme perturbé doit s'efforcer de retrouver sa stabilité. La lecture des symboles — mode particulier de connaissance — voilà le lieu de toutes les attentions du patient et du soignant; car la nature parle par des signes.

Chaque élément est porteur de signification. Il donne une dimension qui insère l'homme dans une totalité. L'homme apparaît — dans ce contexte où la recherche consiste à le conformer à un certain ordonnancement du monde où sa place l'intègre dans une sorte d'harmonie du tout avec le tout — comme une toute petite pièce, toujours manquante, et, qui, dès qu'elle intègre au reste de la structure, elle la renforce au point de ne plus parler d'elle comme une simple pièce qu'il importe de prendre en compte pour que le protocole soit tout simplement respecté et monté de façon parfaite.

Exigences éthiques et guérison

Le travail de la guérison, dans la tradition africaine, est délicat : celui qui intervient sur la vie n'est jamais à l'abri de tout soupçon ; et l'on n'est particulièrement jamais certain de sa moralité, au regard du caractère ambivalent de ses compétences : il suffit de renverser l'ordre du protocole, pour que les mêmes feuilles qui servent à la guérison contribuent à l'élimination du patient. Mais le soin ne se fait jamais seul : l'ordre va de la manipulation d'un matériau physique, à la manifestation de la volonté de matérialiser l'« esprit », de porter l'imagination des assistants-participants au plus haut degré de leur imaginaire, afin de fonder les bases d'une **communion entre le « monde physique et visible » et le « monde imaginaire et invisible »**.

a) esprit tutélaire

b)

Dans beaucoup de cas, on a des signes de la présence du maître des lieux, c'est-à-dire « l'esprit » avec lequel le

« prêtre » ou la « prêtresse » est en communication ou en collaboration. Son arrivée se fait généralement signaler par une transe et un moment d'extase. Donc, nous avons celui qui joue la cithare pour entrainer tout le monde dans un climat de recueillement et de prière. La famille du patient assiste en tant que témoin et le tradipraticien est l'intermédiaire entre le monde visible et le monde invisible.

La coopération est de rigueur, pour que le protocole produise les résultats escomptés. Et, certains signes sont discutés publiquement entre initiés, même si l'on demande souvent l'avis des profanes, afin de mieux saisir la signification. C'est **donc, collégialement**, que l'équipe soignante — la même qui ira à la collecte des plantes et qui se réserve le droit de révéler l'ampleur du mystère divin — travaille avec la famille du patient. On peut décider de l'emmener en forêt ou de le soumettre à la question dans le temple et démarrer le traitement. Dans tous les cas, le temple lui-même est désormais habité par une énergie qui est celle de la nature : **le temple devient nature** ; **tout ce qu'il y a dans la nature se trouve désormais dans le temple**.

Au plus haut degré de la thérapeutique, on note un ensemble de protocoles techniquement exécutable dans un ordre où interviennent plusieurs grades, en des espaces différents.

b) La nature parle

On va du temple à ses abords. Et, quand la situation devient très importante, les initiés se retirent dans la forêt afin de communier avec la nature. On ne saurait parler de manière suffisante de l'importance de la musique qui joue un rôle déterminant. La récolte des arbres se fait dans un climat d'accalmie, de prière où les esprits de la forêt prennent part aux préoccupations humaines.

Il y a une implication de la famille dans la prise en charge des traumatismes ; et la nature prend part à cette activité de restauration des personnes malades. Elle s'adresse aux hommes dans sa plus belle langue. Les mots de son langage sont des signes et des symboles. C'est toute la famille qui est sollicitée — aussi bien ceux qui sont présents que ceux qui sont déjà partis — on peut parler de la *notion de communion des énergies*. En fait, dans la partie préparatoire, il s'agit d'un ensemble de sacrifices de la part des parents. Ces sacrifices de communion avec la nature ont pour finalité de favoriser le recours de la nature pour la reconstruction du sujet en situation de déliquescence.

c) l'intégration de l'homme dans la nature

Il est important de souligner que la joie et les précautions que prennent les initiés pour prendre en charge une personne malade ont pour fondement l'idée selon laquelle tout homme est un élément de la nature et que toute chose est considérée comme un maillon à travers lequel tout participant est susceptible de se connecter d'une manière nouvelle à la nature. Or, si l'on est bien connecté, l'on reçoit « des bons vents » de la part des génies, des ancêtres et des dieux : le vent, c'est le souffle des ancêtres et des esprits.

Le temple comme famille

Parlant donc de l'activité des familles dans la quête de la guérison quand un membre est en souffrance. Originairement, on ne se soigne que chez les siens ; la vie étant une guerre, tout sujet doit se replier quand le danger l'impose. Il n'y a de bon endroit pour se sentir en sécurité qu'auprès des siens. Ainsi, les tradipraticiens sont d'abord considérés par les gens de leur entourage, comme des pères ou et des mères. On s'adresse à eux en ces termes : papa… ou maman… Cette posture les enjoint à s'engager à lutter — corps et âme — parfois au péril de leur vie, à avoir des sentiments de compassion pour le patient.

Et, si l'on voudrait mieux prendre en compte ce qui caractérise *l'acting* du tradipraticien, on note que tout le monde est invité à la cérémonie de guérison. Le tout, c'est d'être suffisamment « propre » pour être admis dans ces lieux où l'on pratique des rites initiatiques.

Notons, à cet effet, que ces pratiques thérapeutiques se déroulent dans des endroits identifiés comme sacrés. Ces coins et recoins sont frappés d'interdits de pénétration ou de désacralisation à la présence humaine. Quelques grands arbres, des chutes d'eau sont souvent considérées comme des territoires dans lesquels habiteraient des dieux ou des génies à qui l'on sacrifie des bêtes au cours de cérémonies mystico-religieuses. Dans certains villages, le comportement des initiés peut aller jusqu'à l'organisation des ligues pour la protection de la nature. On parle dans ces cas, de forêts sacrées.

Ces sites sont traditionnellement protégés et l'on nourrit à leur égard un imaginaire mythologique. Quand on est à proximité de ces lieux, les sujets doivent adopter des comportements exemplaires. C'est du respect de l'environnement que dépend le résultat, le succès de certaines opérations.

La physique

Parlant du rapport à la nature, pensons un peu aux Anciens : les Sages. C'est ainsi que l'on désigne les premiers philosophes. Je veux avoir avec eux – dans le présent exercice – à parler de la nature. Elle est notre préoccupation première, si nous voulons, effectivement, comprendre le « monde » du tradipraticien. La question à laquelle nous avons à répondre porte, en réalité, sur la problématique de *l'imaginaire et de la rationalité pour les pratiques de la médecine interculturelle.* Elle revient alors à se demander : qu'est-ce qui, dans l'étant, est l'élément ou le principe dont toutes choses deviennent ? La réponse à une telle question suppose, en premier lieu, une conception non rationaliste du monde, dans la mesure où toute question porte en elle-même les *germes de sa propre réponse.* Disons à cet effet que Thalès passe, dans la Grèce antique, pour l'un des Sept Sages. Il est le fondateur de l'école philosophique ionienne :

En réalité, sa réputation philosophique repose sur le témoignage d'Aristote qui lui accorde le mérite d'avoir spéculé sur l'élément ou le principe duquel émane toute sa réputation philosophique. Cet élément est l'eau ou principe, source de l'humidité, de la vie, et de la multiplicité des formes, et, sans doute, responsable de ce que la force motrice vivante appartienne à toute chose. C'est en cela, et surtout pour avoir tenté, le premier, une explication rationnelle et systématique du monde, que Thalès est le père de la physique ionienne et plus généralement de la philosophie.

Comme dans le monde négro-africain, Thalès de Millet envisage le monde comme occupé par des êtres invisibles. La problématique de l'immortalité semble être au cœur de sa pensée, tout comme elle tient en haleine les hommes et les femmes dans nos corps de garde. Il s'en dégage une conception **animiste du monde** avec les âmes qui « sont immortelles ».

Aristote lui-même et Hippias déclarent que Thalès confère une âme aux êtres inanimés. Cette théorie, il la fonde sur les propriétés de la pierre magnétique et de l'ambre. Sans forcer, il nous faut signifier qu'une partie importante de la médecine traditionnelle africaine consiste dans l'utilisation des pierres, de l'argile, etc. dans des lieux particulièrement considérés comme sacrés. On a le signe d'une proximité de perception entre les Grecs et les Africains.

La médecine prend donc la configuration de la stabilisation de notre perception et de la rationalité, chose qui donne une perception particulière de la médecine.

La saisie philosophique de la nature par ce Grec permet de rappeler la perception magico-religieuse de la nature chez les initiés. Cet élève des Égyptiens, véritable géomètre, « considère que l'eau est le principe de toute chose », et que « le monde est animé et rempli de démons[73]... »

Rôle des initiations

Cependant, la façon dont on entre en relation avec la nature, pour en tirer avantage du contenu, est spécifique à chaque peuple ou dépend de la fortune. Il va de soi que, selon les récits des malades, le contact avec les démons, ce que nous préférons nommer par « esprit » dans le contexte africain, est le fait de

---

[73] C'est cette conception du monde qui fonde la thérapie en médecine traditionnelle.

l'esprit qui vous apostrophe au cœur de la problématique de votre existence. Et, c'est lui qui vous dévoile le sens de votre maladie au cours de votre traitement. Telle est la pratique régulière de la médecine initiatique – cette médecine qui fait l'objet de nos préoccupations depuis plusieurs années – ; car la maladie devient un sujet relatif à une histoire très personnelle.

a) La connaissance de soi

La pratique de la guérison, en médecine traditionnelle, ne pourrait admettre, par conséquent, l'attribut adjectival de « rare » pour ce qui est de la maladie, si tant est que la maladie soit le lieu où quelque chose de secret se dévoile. Elle est infiniment liée à « mon » histoire, au déroulement de « mon » existence, de sorte que : de ma maladie, il n'y a rien à partager avec qui que ce soit. Le médecin est un étranger qui me parle de ma souffrance. Il me revient à moi de parler de ma maladie et au médecin de traduire dans sa langue, s'il en est capable.

On peut, donc, réellement parler de défi. Mais il s'agit d'un défi lancé de son intériorité propre allant dans l'ordre de la connaissance de son propre mystère et de sa réalisation dans le monde. Car la personne malade est un individu qui est saisi, apostrophé, brutalement agressé par ce qu'elle est, afin qu'elle se donne enfin le temps de se tourner vers elle-même. Et, cela passe par des exigences du point de vue de « l'écoute de soi ». Le niveau de l'expression change d'appui, car l'on observe un glissement dans l'expression du patient qui passe du « on » au « je ». La souffrance ramène le sujet à lui-même, déballant ainsi la nappe ou le tapis de son existence devant lui-même, en revivant avec lui-même les moments de son histoire, à la lumière de ses stigmates. Ma souffrance est toujours mienne, la compassion est un mot qui dit une autre sorte de souffrance, il n'y a pas de transfert de la souffrance. Le « on souffre », est une manière de parler, dans la mesure où l'intensité dépend de la sensibilité et de la capacité à supporter la douleur par chacun.

La grimace n'est pas quelque chose de banal. Tout instant de douleur est une expression inaudible, mais qu'il faut traduire.

On cherche donc, non pas des soignants, mais **des traducteurs de sens : que veut me dire ce corps qui parle de la vie ?**

b) La santé, un domaine d'interculturalité

Heureusement, aucun peuple ne vit en autarcie ; et l'on note des cas de rites syncrétistes qui témoignent effectivement de la nécessaire ouverture des peuples et du brassage culturel. Chaque culture féconde les autres sans toutefois accepter d'être assimilée par d'autres et, tout en puisant chez les autres, elle se défend d'une certaine authenticité en tentant, chaque fois, d'interpréter ses pratiques par la qualité de ses croyances les plus authentiques et sa vision du monde et de la réalité qu'il veut imposer au reste comme « véritable connaissance du monde » délivrée par ses différents rites initiatiques. Le rite initiatique bwiti, une des religions-iboga est, en réalité, celui qui, bien que d'origine ntsogho, est pratiqué par l'écrasante majorité des peuples du Gabon.

Ainsi parle-t-on du bwiti en termes d'une composante de plusieurs branches initiatiques ayant chacune sa spécialité et sa finalité. Celui que pratiquent les fañ, est un bwiti reconnu pour son caractère syncrétique ; il s'exprime à travers un langage particulièrement symbolique. Les références constantes du bwiti fang sont le christianisme et la tradition fang à la façon dont elle s'exprime à travers un autre rite de passage des fang, appelé : Melan.

Donc, ses fondements relèvent du symbolisme du christianisme catholique, avec une théologie christologique, mariologique et d'une démonologie mal comprise, sur laquelle s'appuie une culture déficiente. Cela donne lieu à une pratique thérapeutique aux gestes liturgiques engendrant des confusions, au point de permettre à certains tradipraticiens d'affirmer que le Dieu du christianisme est le même que leurs adeptes vénérent.

Malgré les mises en garde des prêtres contre cette pratique de la tradition africaine, on constate que, même si beaucoup de temples avaient été brûlés par les adeptes du christianisme, la majorité des fidèles continue de pratiquer ce rite initiatique et bien d'autres encore. Le paradoxe est, qu'après leur expérience initiatique thérapeutique, ces « mauvais » chrétiens posent des problèmes qui attirent la curiosité des pasteurs. Ils sont, par exemple, plus engagés dans les activités de la paroisse, souvent avec plus de sincérité que leurs frères et sœurs qui viennent et repartent après avoir écouté l'évangile et communié au Corps du Christ, sans grande conviction.

-VII-

Inculturation

Aujourd'hui, une réflexion théologique autour de la problématique de l'inculturation est nécessaire, si nous tenons compte des difficultés que rencontre l'Africain dès lors que la problématique de son existence affronte les difficultés relatives au télescopage des civilisations. Comment le Christ interpelle-t-il l'homme africain, à partir de sa souffrance, dans son contexte socioculturel et sa vision de la réalité ?

Cette question est réellement pertinente, au regard des erreurs volontaires dues aux raccourcis que prennent les chefs des temples du point de vue des fondamentaux de la foi et de leurs pratiques religieuses. Il y a forcément des conséquences – du point de vue de leurs erreurs théologiques - qui seraient néfastes pour la conscience. Par son organisation, tout donne à penser qu'il s'agit d'une forme d'organisation locale de l'Église catholique.

La hiérarchie tient lieu de révélation mystico-spirituelle, de sorte que l'esprit a la primauté sur le corps, et la Santé trouve toute son explication dans le rapport entre les crises du temps présent et l'intemporel. **La solution aux questions** – je veux dire aux problématiques du quotidien - **ne relève pas de l'intelligence, mais de la révélation onirique, de sorte que le rêve prend une place prépondérante dans la démarche thérapeutique, au point de dominer toute la démarche de la trajectoire thérapeutique, tant du point de vue du patient que de celui du praticien traditionnel**.

Ce qui est commun à tous ces rites, c'est, effectivement, **l'importance du temps onirique**, car, **c'est dans le sommeil que l'on entre en contact avec les réalités les plus ineffables, intemporelles et dont l'âme est le siège**. Il faudrait de l'intelligence pour comprendre ce langage symbolique à travers lequel les « esprits » s'adressent aux vivants, afin de les maintenir en santé ; d'où la nécessité de provoquer l'âme, afin qu'elle délivre ses secrets. Et, comme les « esprits » sont conscients que l'intelligence humaine n'est pas suffisamment développée pour saisir les profondeurs du beau langage, ce « ***langage aux formes imagées et symboliques à travers lequel la nature nous communique ses secrets, ce, dans un langage symbolique*** », les tradipraticiens et les sages sont assistés par des « génies » et des « esprits », ces êtres qui sont l'interface entre le monde des « esprits » et celui des humains.

En fait, pour accéder au monde spirituel, il est nécessaire d'avoir – comme on dit – « **la tête ouverte** », c'est-à-dire que l'on est particulièrement et naturellement si proche des esprits qu'ils peuvent s'adresser à notre intelligence, sans que cela ne prête à conséquence. Comme il est dit dans la Bible, on ne peut voir Dieu face à face sans mourir : **il faut être mort pour communiquer avec les morts**. Or, **le sommeil est une sorte de mort ; celui qui sommeille est entre la mort et la vie. Il est à mi-chemin entre la vie et la mort**.

Dans un langage plus consacré, celui qui vit sous les modalités de la mort s'appelle la « **fourche** », c'est-à-dire quelqu'un qui a un pied dans le « monde des morts» et un pied dans le « monde de la Vie ». Les praticiens de la médecine traditionnelle sont, pour la plupart – notamment ceux qui pratiquent de *la vision initiatique*- - sont des « **fourches** », une croyance largement répandue dans tout le pays et qui participe de la mentalité fétichiste. L'une des difficultés du pays, c'est véritablement d'amener, par l'éducation et la formation, les hommes et les femmes, à plus introduire dans leur agir, plus de discernement.

La valeur de l'invitation : « voir »

La médecine traditionnelle gabonaise, par la réflexion qui se développe autour de la maladie, se situe en confrontation de deux épistémologies : **la cause et le sens**. En écoutant certains récits de malades ayant fait l'expérience des initiations thérapeutiques, on entend dire :

> *J'étais malade et j'avais parcouru les hôpitaux sans trouver de guérison. Je suis donc allé manger de l'iboga chez tel qui*

est nganga. Lors de mon initiation, j'ai vu mon grand-père, décédé avant ma naissance. Il m'a dit : tu n'es pas malade. C'est moi qui voulais te voir. Je veux que tu deviennes nganga. Ou alors, je te soigne pour que tu ailles faire tel travail... c'est pourquoi je suis nganga...

La maladie a donc un sens chez les Tradipraticiens, alors qu'elle n'est qu'un objet pour la médecine technoscientifique. En chirurgie, on parle de hernie discale, alors que cette même pathologie est porteuse de signification en médecine traditionnelle. Il y a une raison de ce *dont on souffre,* pour le Négro-Africain ; de sorte que **la maladie reste un langage codé, une manière de saisir *ce dont on parle*.**

Pour le médecin, la maladie est seulement un objet qui peine son client. La cause recherchée est matérielle et, dès lors qu'elle n'est pas visible au moment du diagnostic, alors, il s'agit d'un problème psychologique. Or, le problème du *nganga,* c'est **la vision. Si le patient voit, il sera guéri**. Une autre expérience est celle des praticiens occidentaux de la région parisienne : **ils s'étonnent de constater que des malades africains déclarés médicalement guéris se sentent toujours en état de maladie et éprouvent le besoin de rentrer chez eux pour aller faire des sacrifices.**

a) L'articulation : imaginaire et de rationalité

La réalité est que la rationalité du médecin se heurte à la croyance du patient quant à la procédure du dévoilement du sens de la maladie, puisque l'un répond à la question *comment* (le médecin) et l'autre à la question *pourquoi ou qui* (le tradipraticien). Ces deux formulations respectent le parallélisme qui existe entre la forme sexuelle qui détermine biologiquement le masculin et le féminin.

Seulement, il est important de considérer que le tradipraticien, en répondant à la question « *pourquoi ou qui ?* », engage la personne malade à entreprendre une démarche « métaphysique », car celui-ci devra être confronté à sa croyance.

La question relevant de la décision prise par l'Organisation mondiale de la Santé [OMS] – à Alma-Ata, en 1978 – d'**introduire la médecine traditionnelle dans le Système de Santé Moderne**, au regard de nos analyses, risque d'être une simple vue de l'esprit ou un bricolage. Nous avons pris la précaution de parler de ***médecine traditionnelle initiatique***. Cette précaution permettait de faire comprendre que, si la médecine académique est la conséquence de la décision prise par Descartes ***de faire de nous des maîtres et possesseurs de la nature***, la médecine traditionnelle initiatique ***envisage l'homme comme un protecteur de la nature***.

Nous avons donc deux conceptions de la relation au monde : la médecine traditionnelle initiatique se démarque radicalement de la médecine académique, **car elle n'est pas de la pharmacopée et encore moins de la phytothérapie**. La valorisation de la médecine traditionnelle proposée par l'OMS consisterait à faire de la médecine traditionnelle une médecine des recettes ; et l'on amputerait à celle-ci ce qu'elle a de fondamental : **le rapport de l'homme à la transcendance, donc à Dieu**.

b) Exorciser la peur

Qu'il existe une réalité au-delà de ce que nos yeux perçoivent, et cette réalité n'est perceptible que par quelques privilégiés qui ont « des yeux ouverts », voilà une croyance largement répandue. Pour être en sécurité, être un homme averti ou une femme avertie, il est nécessaire de s'ouvrir les yeux afin de voir l'invisible. Eric de Rosny, prêtre jésuite en affectation au Cameroun, nous fait le témoignage de son expérience, dans ces ouvrages : *Les yeux de ma chèvre ; La nuit...*

Ces deux textes montrent avec pertinence qu'***il y a une vie pendant la nuit et que ce qui se déroule le jour n'est que la matérialisation de ce qui s'est décidé quelque part dans le secret par quelques personnes qui s'octroient le privilège de décider du destin des autres***. C'est la raison pour laquelle les hommes et les femmes ballotent dans tous les sens et secrètement, à la rencontre de ceux qui prétendent avoir les yeux ouverts. Ils vont consulter les *nganga* de jour, comme de nuit, pour trouver l'origine des perturbations, de l'échec dans leur vie.

c) Le mo

Le visible et l'invisible sont, comme nous le disions, deux réalités qui préoccupent l'homme noir, de sorte qu'il se croit souvent obligé de vivre sa souffrance présente dans l'idée de résoudre un problème dans l'au-delà. Il vit nécessairement trois temps qui, en réalité, ne constituent qu'un seul dans sa conscience : son passé comme conséquence de l'action de ses ancêtres sur les générations, sa vie présente et la vie après la vie comme préoccupation.

Ces trois moments qui, parfois, gâchent le présent, sont la cause de ses maladies dans l'espace qu'il occupe dans un présent déterminé. La solution à ses multiples problèmes se cache donc dans son rapport à la nature, selon son mode d'existence. Pour lui, la nature n'est pas de la matière. Ce qui entretient son existence, ce n'est pas la matière. Il y a une réalité plus subtile en l'homme, qui anime toute vie et qui s'identifie à la vie. **C'est le souffle**.

En conséquence, être dans le monde, cela se matérialise par une manière de vivre où la calculabilité n'est pas la règle d'or ; car *la vie n'est pas une question d'équation, mais de sens*. Les chiffres ne sont pas faits pour saisir objectivement ceux qui se tiennent devant soi, mais pour dévoiler le sens de la vie. Le monde n'est donc pas que matérialité ; il est un mélange, et, pour le saisir avec pertinence, il est important d'user des deux modes de connaissance : la raison et l'émotion.

La raison trouve son efficacité dans le pouvoir qu'elle se donne pour saisir ce qui est matériel. Celui qui vit selon les modalités de la raison, perçoit le monde sous l'angle des modalités du calcul, de sorte que, comme dirait Planck : ***seul est vrai ce qui est calculable***. Or, parler de calcul, c'est devenir acteur de la création d'un monde qui prend de la distance d'avec la nature. Autrement dit, l'homme adopte un mode de vie qui le distancie de la nature, créant ainsi un environnement artificiel (non naturel).

L'environnement peut s'entendre comme cette part que l'homme arrache à la nature afin de mener une existence au-delà de ce que la nature lui a réservé. La raison apparaît, de ce fait, comme cet instrument par lequel l'homme s'arrache de la maternité naturelle, afin de se placer au sommet et au centre de toute chose, éloignant ainsi de sa proximité les premiers habitants de la terre : les génies et les dieux. Il donne, avec Isaak Newton, une perception mathématique de la nature, de sorte qu'avec Descartes, nous enlevons à la nature la Sacralité et on la perçoit maintenant comme un ensemble de corps matériels.

Il devient créateur en transformant, selon ses besoins, ce à quoi il confère, après l'avoir arraché à la nature, un sens. De cette volonté d'affirmation va suivre une approche scientifique de l'imperceptible et va naître l'approche scientifique et technique de la nature, qui pose le développement comme volonté, désir effréné de transformer le donné naturel. Un peuple qui se développe, adopte expressément une attitude d'hostilité à l'égard de la nature qui, pour lui, n'est pas autre chose que de la matière.

L'homme étant en quête permanente du bonheur, l'on comprend nécessairement que le choix de l'accumulation du matériel est la voie qui mène au bonheur. **Si l'on prend goût à s'attaquer au matériel, alors, être heureux, c'est accéder à plus de matériel possible, à ce point que *l'inutile* et le *jetable* deviennent possibles sans que ne cesse cependant la construction du boulevard de la destruction, lequel peut conduire aux autoroutes du mal.**

d) Universalité de la médecine traditionnelle

De même que l'on ne peut pas affirmer que la médecine académique est une médecine exclusivement occidentale, dès lors qu'elle se déploie en dehors des espaces culturels, économiques, politiques non occidentaux, de même, au regard de la mobilité des populations dans le monde et avec la problématique de l'immigration en Afrique, mais aussi celle de l'exode rural à l'intérieur des pays, il est extrêmement difficile de traiter, d'un point de vue anthropologique, d'une médecine traditionnelle authentiquement ou exclusivement gabonaise.

D'ailleurs, les associations de tradipraticiens sont le témoignage du grand brassage des populations africaines : dans leur organisation, on trouve des praticiens sénégalais, maliens, nigérians, tchadiens, congolais, et les Gabonais n'y sont, objectivement, qu'en un petit nombre. On a le cas exemplaire de l'Association Nationale des Tradipraticiens du Gabon (**A N T G**). Celle-ci qui, d'ailleurs, est dirigée par un ressortissant sénégalais, est un regroupement de praticiens de plusieurs nationalités et de groupes ethniques différents. Ils n'ont pas, toujours, ni les mêmes pratiques thérapeutiques, ni la même vision du soin, ni la même vision du monde.

Avec la médecine interculturelle, on s'invite à étudier les pratiques thérapeutiques non académiques de tout acabit, en cherchant à les éclairer. Tel doit être l'investissement des chercheurs, dans le but d'améliorer leurs produits, à partir de leurs différentes modalités de production[74].

Les Tradipraticiens doivent prendre conscience que le développement de l'Afrique ne les dispense pas de l'utilisation rationnelle des procédés scientifiques et technologiques.

Le travail des pharmacologues, des chercheurs en biologie végétale et autres travailleurs de la place, n'a de véritable finalité que cela. C'est ce qui suppose le financement des laboratoires du **CENAREST**, eux qui doivent effectivement servir à chercher les moyens de ***faire le pont entre les deux médecines***, en prenant en considération leurs imaginaires et les

---

[74] Il convient toutefois de noter que la *naturalité* des produits de la médecine traditionnelle se perd dès lors qu'on s'engage à *les améliorer*. Les produits naturels dits améliorés perdent leur label de naturel afin d'être autre chose qui somme la nature à se comporter autrement.

modalités d'application qu'elles proposent au regard des réalités socioculturelles, économiques et financières du pays.

Quelles sont les conditions de leurs émergences au sein de la Tradition et la nécessité de leur recours dans la modernité ? Comment peuvent-elles s'articuler avec les pratiques modernes ? Comment, dans les pays comme le Gabon, l'Organisation Mondiale de la Santé (OMS) peut travailler pour obtenir des résultats efficients ?

Cela dit, l'intérêt général de cette réflexion – nous le rappelons — consiste dans la recherche de la mise en place d'un Système de Santé aux pratiques thérapeutiques complémentaires. Autrement dit, comment les pratiques thérapeutiques employant des rituels, donc composés par la pharmacopée et la phytothérapie, d'une part, et des rites faisant référence à un arrière-plan mystico-spirituel peuvent, d'autre part, conjuguer et constituer le soubassement d'une Stratégie de Soins de Santé ?

Il y a donc là une volonté de fonder nos analyses dans ce qu'il convient d'appeler l'ethnophilosophie africaine, si tant est que les fondements de ce qui constitue la métaphysique africaine posent la médecine traditionnelle comme une démarche philosophique, donc une démarche spirituelle. Le cas du Gabon est encore plus convaincant, si l'on évoque le caractère initiatique du traitement de la maladie dans le cadre des rites initiatiques.

Il y a comme une démarche qui correspond à la structure dialectique contenue dans l'allégorie de la caverne, chez Platon. Le malade est comme le témoignage de ces ignorants enchaînés qui prennent les ombres pour la réalité. Il leur faut faire un véritable mouvement de l'esprit qui les détourne du corps, soumettant le corps aux épreuves, afin que, progressivement, ils s'arrachent au corps par l'épreuve initiatique en vue de se délivrer de leurs chaînes et que, les yeux ouverts, ils contemplent la vérité et que surgisse la guérison.

On comprend, dès lors, que la trajectoire de la guérison, dans la médecine traditionnelle gabonaise, **est une démarche initiatique**.

L'initiation thérapeutique

Nous allons tenter une petite explication-je voudrais dire philosophique, au regard de l'histoire que cette discipline conte depuis Platon – en prenant appui sur l'allégorie de la caverne. La question à laquelle nous voulons répondre est celle de la démarche initiatique. Il est question d'une problématique où la conscience est à l'épreuve, pour laisser jaillir, à sa surface, le contenu inconscient de son subconscient qui, pourtant, détermine son actif, pour donner sens à son histoire présente. Quelle est l'action de la manducation de l'*iboga,* plante psychédélique, dans l'acte de connaître les causes et l'action des émotions en nous ?

Avant d'aller plus en avant, il est nécessaire de souligner que ***l'initiation thérapeutique*** **n'est pas un acte anodin** : **il s'agit d'envoyer une personne dans l'autre monde, et de la ramener dès lors que l'on a épuisé toutes les solutions pour déterminer les causes de la problématique de sa souffrance physique ou morale**. Dans n'importe quel démarchage de traitement de la maladie, en médecine traditionnelle, il est question de la solution finale.

Notons, en réalité, que la question de la maladie ne se pose plus en termes de **recherche de guérison de ce dont on souffre**, mais en termes de **recherche de ce pour quoi je souffre** et **la signification de cette souffrance,** pour ce qui est de l'inscription de cette souffrance qui s'impose brutalement dans le cours de mon existence.

Pendant un temps variable, et selon les questions qu'on est supposé se poser à propos, non seulement de l'intensité de la douleur, mais également des manifestations touchant à la fois le corps, le psychologique et le psychiatrique, la maladie dont on souffre peut devenir une interpellation, une problématique qui ne peuvent être résolues que par les principes fondamentaux de la médecine experte. Dans ces cas, il s'agit en premier lieu d'une question qui, de facto, glisse du champ de la thérapeutique au champ de l'épistémologie, donc de la connaissance.

Il est désormais question, pour le sujet en situation de maladie, de connaître son rapport à ce dont il souffre. On suppose que *sa découverte du lien (la cause profonde), c'est-à-dire ce qui est à l'origine de ma souffrance* aura une double conséquence sur sa voie de guérison. La première sera de découvrir *la cause de la maladie* et la seconde, d'*ouvrir une nouvelle perspective existentielle à cet initié.*

a) Le rapport à la connaissance

Dans la Société traditionnelle africaine, la maladie est entendue comme toute sorte de perturbations de l'harmonie : qu'il s'agisse des perturbations liées à la personne, à sa famille, à son village, à sa communauté ou même à sa relation à la production (chasse, gibiers, la pêche, l'improductivité des plantations, etc.,), ou de sa relation à la transcendance (un souci avec les Ancêtres, les Génies ou Dieu). La notion de maladie pourrait être liée à tout souci. Or, l'homme de la forêt est toujours soucieux dès lors qu'il ne comprend pas explicitement ce qui lui arrive ; afin de bien conduire sa vie et être en harmonie avec lui-même, la problématique du savoir est au cœur de son existence. Il mobilise son intelligence pour savoir ce qui se passe dans sa vie. La question étant de savoir ou de prévenir « ce qui arrive » afin de se prévenir, car l'initié ne doit pas être surpris aussi bien pour ce qui concerne sa santé physique, celle des membres de sa famille, la problématique relative à l'alimentation, la question de sa représentativité dans le village, etc., que pour ce qui lui arrive dans son village, que pour ce qui concerne sa relation avec la transcendance.

S'il n'est pas capable de répondre à une question déterminante à ces différents niveaux, il peut être comparable à un de ces hommes que l'on trouve dans la théorie des idées exposées dans les dialogues de Platon, notamment dans les livres suivants : *Ménon*, le *Phélon* et le $ VII du livre de la *République*. Dans ses ouvrages, on retrouve le mythe de la caverne, cette allégorie que les philosophes ont l'habitude de citer pour parler de l'ignorance et dont on va se servir afin de donner une explication au cheminement d'un *néophyte qui part de l'ignorance préoccupante à l'acquisition progressive de la connaissance par voie initiatique*. Car, ici, **connaître c'est voir *et il appartient à l'homme d'entrer en dialogue avec la nature, afin qu'elle lui révèle le secret qui mine son existence.***

*C*omme il est aussi possible de le rappeler avec Héraclite : « **la nature aime à se cacher** », c'est là toute la réflexion que Pierre Hadot nous livre dans son maître ouvrage au beau titre: *Le voile d'Isis.* Et, lorsque quelqu'un est malade, à la question « qu'est-ce que tu as ? », on peut entendre : « qu'est-ce qu'il y a » de façon ontologique dans ton mal et qui te fait souffrir ? Cette question engage donc le sujet devenu malade dans une démarche où il mobilise l'ensemble de ses efforts à la fois physiques, intellectuels, économiques et financiers, mais aussi les énergies des parents, amis et connaissances qui viennent l'assister afin que *son voyage initiatique s'accomplisse dans de très bonnes conditions*.

La cérémonie, que l'on nomme communément **la veillée du *ngozē,*** est donc le moment de la mobilisation des énergies qui permettront à celui qui est malade d'**interroger « ce qui est à l'origine de son mal »** et cette cause ne peut être en dehors de la nature. Il est bien entendu que toutes les abréactions qui constituent les fondements de la démarche du patient, mais aussi celle du maître initiateur et celle de ses assistants, reposent sur une réflexion éthique qui traverse la discipline de la théologie, de la médecine, étant entendu que le psychisme humain et ses troubles représentent son objet et touchent directement à l'humanité du patient en tant qu'être pensant, vivant parmi d'autres êtres humains et parmi d'autres créatures.

Assis sur la natte, où il consomme des quantités de mottes de plantes, il entend des voix qui lui disent : **« avale, interroge tout ce que tu aperçois devant toi. Si tu te trouves face à un arbre, demande-lui ce qu'il fait là ; s'il s'agit d'une pierre, pose-lui la même question ; un être humain, n'hésite pas à l'interroger… ; alors tu verras que la chose se transformera en homme et vous communiquerez** ».

Souvent, on remet, entre les mains du patient, un objet qui tient lieu de lance pour se défendre. C'est généralement des combats au cours desquels il remporte le combat. Dans tous les cas, le questionnement des êtres parfois mystérieux et l'acte de questionner sont des *attitudes* qui attestent que la vie est à conquérir. On a le signe que la nature va révéler le secret.

L'initié est généralement sur un sentier : il avance seul et, parfois, est rejoint par quelqu'un qui lui donne des recommandations ; il entend des voix comme dans un rêve qui n'en est pas un. Il entend des voix, elles sont révélatrices de quelque chose. Les sons, les couleurs, le paysage, tout, ici, est porteur de signification. Quand il se rend compte, il réalise que le chemin retrace le cheminement de son existence : on va de la naissance vers l'inconnu, en passant par des lieux dont l'environnement lui est familier. Il est appelé à explorer ce chemin. Il est sous l'effet des plantes psychédéliques. Il est sous le contrôle spirituel des maîtres, assis qu'il est sur la natte. Il est l'objet d'une très grande attention et le soutien que la communauté lui apporte consiste à l'aider à découvrir progressivement la nature.

Le fait est que, lorsqu'on a parcouru les médecines et tenté de trouver des solutions à son problème d'existence, l'on est désespéré. Or, en recourant à la nature, on a confiance qu'elle est suffisamment riche pour compléter en nous ce qui nous manque ou qui est tout simplement mal placé en notre être. La question fondamentale – dans ce cas précis – reste fondamentalement l'ignorance des mécanismes par lesquels la nature procède. On dit habituellement que **l'initié ne rêve pas : le sommeil est un temps, un espace de rencontre et de communication où il se tient pour recevoir les messages du monde de l'au-delà**. Il se doit donc d'être sérieusement attentionné à ce qui lui arrive et dont la signification lui arrive. C'est l'explication que donne l'interpellation qui est faite à celui qui s'initie par le récit suivant :

Le principe du ***mesoso*** consiste à permettre à l'homme de se dégraisser, de nettoyer les rapports qu'il entretient avec son environnement humain, naturel, physique et spirituel. Car, pour amorcer le voyage mystique, il faut qu'il se rende conscient qu'il n'est jamais seul au monde, il est toujours avec les siens et c'est vers eux qu'il doit repartir demander de l'aide. Le poème suivant traduit l'importance du travail de ***Mesoso*** dans la thérapie traditionnelle.

Seul celui qui est pur pénètre les nuages avec son corps
Il est illuminé par les Ancêtres
Il avance, guidé par le langage des vents
Il avance sur les eaux amniotiques
Purifié, il épouse les vagues des mers
Purifié, il renoue le cordon
Pour se replonger dans le gouffre de la Vie
Le malade remonte la Source
Il va à l'amont
Il approche l'origine
Il a été lavé par les racines
Il a mangé les feuilles sacrées
Il monte maintenant vers ses sources secrètes
C'est le moment de pénétrer les pyramides[75] *vides*
C'est le temps d'entrer au village de Bewu[76]
C'est par les rêves que se fait cette rencontre
C'est quand tu dors que tu es éveillé
Que tu vois œil à œil
Que tu vois corps à corps
Que ce que tu vois te concerne
Que tu te renouvelles
Que ce que tu bois et manges te guérisse ou te tue
Sache qu'il ne faut point regarder derrière toi
Sache que tout est maintenant devant toi
Sache que l'initié ne rêve pas
Sache que ce qu'il voit est réalité

---

[75] Les tombes
[76] En Fang, les Morts

Ce poème interpelle la personne qui s'est engagée sur une voie initiatique ; elle va à la découverte des voies mystiques, dans la nature. Elle se familiarise avec les essences d'arbres et d'herbes par des bains que l'on appelle : « **lavement du corps** », avant d'aller dormir en vue d'un voyage vers « ses sources ». C'est le travail d'exploration de la conscience psychique qui commence avec les rêves ; et la solution à son problème interviendra dans ces rêves qui disent la réalité. Ce récit dit le mouvement qui ***re-lie*** cet individu purifié à la force, par les forces de la nature.

Étant entendu que c'est la force qui alimente toute chose, la maladie s'explique par le fait même que le sujet est déconnecté de la force, parce que, selon les nganga, quelque chose fait obstacle à la force au sein de la nature, empêchant que l'énergie ne circule comme il faut. C'est pour cela que : « ce que tu vois [en rêve] te concerne », il peut s'agir de la chose qui fait obstacle à l'épanouissement du malade et qui s'exprime comme maladie. Il peut tout aussi bien s'agir d'un don, d'une grâce particulière qu'il recevra.[77] Mais, afin que ce voyage dans la nature (à travers la conscience que nous appelons : conscience du monde) puisse être fructueux, la condition pour qu'il trouve gain de cause, **c'est la pureté de sa conscience**. Autrement dit, le néophyte doit être irréprochable par la force de la nature. D'où la nécessité de la confession.

Quand voir, c'est guérir

C'est un principe éthique fondamental, dans la tradition africaine : si l'on a offensé terriblement quelqu'un, l'on doit lui demander pardon en lui apportant des présents ; on appelle cela en *fañ ''metungha'', offrande de réparation en attente de bénédiction.*

Mais, comment demander pardon si l'on n'identifie pas sa faute ? L'ignorance de la faute commise devient la première

---

[77] Cf. MVONE-NDONG (SPE) : *médecine traditionnelle : entre tradition et rationalité. Réflexion éthique et épistémologique...* Thèse de doctorat, NR, Université Lyon3, 2005,

cause de ce dont on souffre. La maladie peut, de ce point de vue, être entendue et qui demande à se faire voir » : elle *expose* sa *présence* à notre attention, et, de tout notre être, nous sommes comme saisis par « quelque chose qui interpelle » et qui nous somme de donner une *réponse.*

Entreprendre le cheminement de l'initiation thérapeutique, revient à mobiliser ses ressources pour « voir » ce qui est caché et qui nous enchaîne. **La maladie, c'est donc ce qui nous enchaîne, qui nous *empêche* de voir la réalité ; elle est une situation malicieuse qui nous barre le chemin, un obstacle, une poutre à l'œil et qui empêche de regarder vers d'où vient la lumière.** C'est pourquoi la guérison doit être entendue comme la manifestation de la vérité, le moment où l'œil s'ouvre afin de voir ce qui est dissimulé.

Cette première étape de la vision ne va pas sans mal, ce, d'autant plus que la marche vers la vérité est toujours source de souffrance. C'est une situation qui s'entend par un bruissement. ***Ce que l'on voit arriver brutalement et, parfois, ne donne pas habilité à celui qui ouvre l'œil de prendre conscience des circonstances d'émergence de la vérité. Il s'ensuit souvent de la culpabilité, une nouvelle forme de*** perturbations du fait de la mauvaise gestion de ce qui est vu. Afin d'acquiescer, la nature devient elle-même remède. Ce remède agit dans l'âme en vue d'une manifestation dans l'organisme physique.

La guérison apparaît au fur et à mesure que le sujet, non pas découvre l'amour, mais se souvient de ce qui s'est passé et, dès cet *instant,* il se réchauffe à l'admirable lumière du soleil, la *cause de sa démarche se dévoile ainsi devant lui.*

-VIII-

Médecines et médecine

Considérant que toutes les pratiques (rites) auxquelles un peuple a recours – qu'il s'agisse des moments de détente ou de détresse – lui permettent de répondre à des besoins spécifiques, on peut concevoir que toutes ces pratiques ne sont que des créations originales, des variantes que nous trouverons d'un peuple à un autre.

Celles-ci sont, en fait, des adaptations, de sorte que, en fonction de la spécificité du besoin, et compte tenu de la préoccupation du milieu, on en vienne à donner une réponse à un besoin, ce, en tenant compte d'autres apports. Plus il y aura de possibilités, plus l'enrichissement culturel sera énorme ou tout simplement plat. Dans tous les cas, toute pratique présente – en un certain sens – la facette d'une culture.

La réponse à une *préoccupation* est, par conséquent, constituée de bribes de solutions colportées çà et là, d'une culture à l'autre, en vue de donner sens à ce qui se fait et se dit. Dans ce sens, on voit nécessairement que la médecine traditionnelle est faite de multiples apports relatifs à la participation des membres de la communauté. Or, notre société est nécessairement multiculturaliste.

INTERCULTURALITE

a) *L'exaltation de la différence*

Le tempérament des peuples de la forêt, leurs relations avec les arbres ne sont en rien identiques à ceux des populations qui vivent aux bords des grands fleuves, par exemple. Quand il m'arrive de parler de *médecine traditionnelle,* je ne fais pas comme certains qui *trichent en disant qu'il n'y a qu'une seule tradition.* J'admets que chaque société a ses traditions, c'est-à-dire ses propres manières de se comporter face aux réalités de la vie. Mais le véritable problème, c'est de trouver le sens de ce qui est à l'origine d'une manifestation socioculturelle précise.

D'où la différence que je fais – sans être xénophobe — entre le Fang et le Punu ; or cette différence repose sur un socle qui donne à chaque peuple la possibilité de s'approprier ses propres valeurs. Dans le mot « valeur », je veux mettre toutes les manifestations de l'esprit, un ensemble de manières d'être dans le monde, qui caractérise un peuple.

C'est bien la raison pour laquelle je m'accorde avec Senghor pour dire que ***la culture, c'est l'esprit général d'un peuple***. Il est par exemple de tradition, chez les Français, de s'exprimer sous le modèle de la géométrie *afin de dégager le besoin de l'exactitude et le désir de vérité*. Il y a dans leur esprit une volonté, traduite par leur expression, d'exprimer l'exactitude.

Par contre, chez les Gabonais, on note une manière de s'exprimer qui dénote de l'***hésitation***. Pour être exact, afin de parler de la distance, pour aller d'un lieu à un autre, le Français dira : « C'est à cinq minutes d'ici ; on se retrouve donc à dix-huit heures » ; mais le Gabonais dira : « ça dépend par où l'on passe. On se retrouve « **entre** » dix-sept heures 30 et dix-huit heures trente ». On a donc l'habitude de dire que les Gabonais ne sont jamais à l'heure. Disons donc que, à partir du moment où une manière de se comporter s'enracine dans les mœurs et devient une coutume et, par conséquent, une pratique de tradition, l'on aura des conséquences au niveau de la caractérisation de l'homme appartenant à ce peuple.

b) Philosophie africaine pratique

La question qui nous préoccupe est la suivante : comment se soignent les Gabonais dès lors qu'ils sont malades ? Cette question implique une deuxième : comment habitent-ils leurs milieux ? Et comment conçoivent-ils leur rapport à la nature ?

En fait, le souci consiste dans la volonté de mobiliser des ressources pour la réalisation d'un système thérapeutique aux valeurs thérapeutiques complémentaires. Pour y parvenir, deux voies semblent possibles : la première voie est d'ordre méthodologique, en ce sens qu'elle fixe un objectif qui laisse sauter aux yeux une référence à Descartes. La réalisation de ce projet se détermine comme un discours de la méthode philosophique qui, concrètement, traite de « la méthode » en général.

Toutefois, ce « discours » réserve un sort particulier à la médecine en son déploiement en Afrique où imaginaire et rationalité se croisent au prix d'une révolution philosophique. Celle-ci permet au discours philosophique de basculer du spéculatif – forme pédagogique de l'enseignement, de cet enseignement en vigueur dans les Écoles – à une philosophie « pratique » susceptible de nous procurer tous les arts utiles à la vie, donc, au premier chef, dans le Système médical africain.

Telle est la voie que la médecine interculturelle emprunte en conciliant rationalité et imaginaire, précisément, médecine académique et médecine traditionnelle, pour la construction d'un système thérapeutique aux pratiques thérapeutiques complémentaires.

La nécessité d'insérer ce discours nouveau dans le cadre africain tel qu'il existe en médecine change radicalement d'ambiance par rapport à la pratique de la médecine en Occident, notamment en France. Car, on note que, mêmes les universitaires et intellectuels formés à la rationalité philosophique et médicale occidentale, donc scientifique, sont également très souvent les patients d'une forme de médecine traditionnelle développée par des nganga, adeptes de la médecine mystique, et appartiennent massivement à des sociétés initiatiques.

L'auteur de la présente réflexion est lui-même chercheur et, pour les besoins de la cause, un initié. Il a donc été menacé de représailles possibles pour avoir dévoilé des secrets. Toutefois, son intérêt n'est pas de faire œuvre d'ethnologue, comme l'a fait Julien Bonhomme, lui aussi passé par l'initiation. Pour les besoins d'approfondissement d'une réflexion philosophique et théologique, l'auteur veut se référer plutôt à Éric de Rosny, lui aussi initié, et chercheur acharné en matière de médecine traditionnelle.

Toutefois, du point de vue de la méthodologie à construire, on trouve une combinaison entre le discours philosophique et le mode de discours symbolique et métaphorique propre au discours du sage africain. Cela ne signifie cependant pas que la tentative d'articuler rationalité et imaginaire manifeste la volonté de confiner l'Occident moderne dans la rationalité et l'Afrique, même actuelle, dans l'imaginaire, **tant il est vrai que l'imaginaire est, chez les humains, la réalité fondamentale la mieux assise.**

En Afrique, nous aurons une médecine qui apporte des réponses directes à la problématique de la maladie, quand elle surgit à partir du cadre anthropologique, écologique et économique des préoccupations des populations concernées. Dans une telle perspective, la science, en son déploiement africain, aura un sens ; elle aura pour finalité de fournir à la société les solutions pour le développement de la Santé.

Mais cette médecine n'est pas séparable d'une autre configuration de la pensée qui pose la médecine comme une sagesse, une démarche de la pensée participative où le sujet est intégré au monde de ses représentations. Il ne le soumet pas à la calculabilité ; cela conduit à une production de pratiques de soins de santé où la nature est utilisée de sorte que l'homme soit rendu comme maître et protecteur de la nature : nous parlerons même de la médecine écologique.

Une telle orientation exige de la philosophie un changement de perspective et de pratiques. Autrement dit, le philosophe doit désormais se détourner d'une pratique théorique de son métier selon la méthodologie que l'on enseigne dans les écoles, pour appuyer sa recherche sur une démarche de type anthropologique où sa pensée serait régulièrement confrontée à la réalité.

Cela dit, la promesse de l'Organisation mondiale de la Santé pour parvenir à la stratégie des soins de santé primaires (SSP), dont le label avait pour titre : *santé pour tous*, passe par un engagement scientifique, celui-ci consistant à fixer toutes les intelligences à une recherche des solutions pour atteindre cet objectif. Cet enjeu politique est déterminant pour les praticiens des deux médecines, traditionnelle africaine et médecine occidentale.

C'est ce qu'il s'agit de mettre en œuvre dans différentes pratiques de soins de santé – qu'il s'agisse des pratiques thérapeutiques relevant des traditions africaines ou même de celles importées par des voyageurs et qui, dans le milieu africain, soulagent les patients de divers maux, ou bien, alors qu'il est question des pratiques thérapeutiques modernes et qui composent le vaste champ des médecines dites parallèles, car n'obéissant pas strictement aux principes épistémologiques de la médecine dite occidentale – elle envisage de concevoir un système de santé qui place l'homme au centre de la problématique de sa propre santé, en tenant compte de sa complexité.

Elle relève de la volonté, d'une volonté d'associer les techniques thérapeutiques naturelles, biomédicales que le savoir humain produit – quelques soient les civilisations, leurs imaginaires de la maladie et représentations de l'homme ou vision de l'homme afin de prendre soin de la santé et de préserver la vie. Il s'agit sans doute de pratiques qui reposent sur la prise de responsabilité de l'homme qui s'engage à utiliser toutes ses énergies afin de promouvoir la culture d'une éthique de responsabilité.

c) La culture

La culture évoque, dans le contexte de la vie pratique la manière de penser, de concevoir l'existence, de penser l'autre et d'exister avec l'autre dans un environnement qui est le nôtre et qui nous dit notre enracinement au monde de notre temps. Oui, le monde qui nous parle d'un éternel présent, ce présent du passé qui nous lie à la généalogie, celui de notre présent par le vécu des principes éthiques avec l'art d'assumer notre histoire et le présent de notre futur, c'est-à-dire notre volonté de nous auto-engendrer et de demeurer en vivant déjà notre éternité. Vivre avec cette considération de soi et de soi-même, c'est s'enraciner profondément dans la culture. Connaître sa tradition, c'est se nourrir à ses propres racines et en tirer de la vie à la sève fraiche grâce à un effort constant conduisant le sujet à ses propres racines. La culture, il importe surtout de la définir à partir de ce qu'elle n'est pas, afin de goûter ce qu'elle a de profond et d'incisif pour une âme.

Elle n'est donc pas ce qu'on nous exhibe généralement à la télévision pour aiguiser l'appétit de quelques curieux qui peuvent observer les aspects extérieurs de la vie des populations en leurs milieux et qui sert à l'industrie du tourisme. On ne peut réduire la culture à la danse. Ce qui est culturel, c'est naturellement ce qui est effectivement dansé, car cela révèle l'être ou le rapport de celui qui danse à l'être, par le fait que l'on danse.

Observer la façon dont un groupe humain enterre ses morts ; remarquer que certains peuples ne se rasent pas la tête, etc. ne permet pas de porter un jugement sur cette manifestation qui ne nous dit pas encore ce qu'est la culture, c'est-à-dire dans quel esprit ce comportement a de l'intérêt. En effet, comprendre ce qui fait que l'on danse, la manière d'un peuple d'enterrer ses morts, ne nous donne pas la raison pour laquelle ce comportement se produit.

La culture ne peut donc se résoudre à ce que l'on perçoit par notre œil physique, mais à ce que l'on aperçoit fondamentalement. De ce point de vue, le fait que le pygmée exhibe quelques pas de danse en direction du tam-tam, n'a aucune importance singulière.

Le problème de nos jours est que notre civilisation dite moderne est devenue si légère qu'elle ne s'intéresse pas à la logique du sens. L'homme est un être de sens, cela est à savoir et la rationalité elle-même ne prend toute son importance que dans la mesure où le sens demande à être interrogé. Tout homme est d'abord intéressé par quelque chose qui frappe ses organes de sens, il décide de répondre. La raison intervient dans la décision d'utiliser l'intelligence pour parvenir au but, donc à la découverte et, partant, à l'utilisation de ce qui va se dévoiler à mesure que nous interrogeons.

La sensibilité est donc première, de sorte qu'elle abuse de la raison pour tout esprit qui s'arrête à la première manifestation. Pour un exemple célèbre qui n'est certainement pas de ma culture immédiate : nous parlons de l'événement du mont Oreb. Moïse. Ses sens visuels sont frappés par un événement inhabituel. Il y a du feu devant lui. La raison fait marquer un constat : quelque chose se déroule dans l'ordre du surnaturel ou simplement de l'inhabituel. Il se fait qu'il y a du feu sur un arbre qui brûle, mais qui, pourtant, ne se consume pas. Une démarche rationnelle embrase alors le corps tout entier : *permettre aux organes de la sensibilité de mieux saisir la situation.*

Le premier stade de la raison qui intervient n'est sans doute pas analytique : il est question de celle que Léopold Sedar Senghor aura désigné par *raison-œil,* elle porte sur *l'attention.* Pendant un moment, l'être tout entier se concentre sur un point, de manière à observer le *comportement immédiat de toutes* ses articulations et de ses différents mouvements. Dès lors que l'observation se trouve à un stade où la question du comment ou celle du pourquoi surgit, la raison-analytique prend sa mesure pour expliquer. Seulement, lorsqu'il est du domaine du *sublime,* le *silence* s'interpose. Il y a, de nouveau, un retour au sens. La vérité, c'est-à-dire une dimension de la vérité qui se révèle par elle-même se dévoile à la conscience : Dieu dit à Moïse : ''Je suis qui je suis. Va dire au peuple d'Israël que *Je Suis m'a envoyé vers vous''. L'objet de la mission de Moïse, c'est-à-dire le fondement même du mystère de sa vocation : Moïse doit se charger de présenter et de présentifier Dieu comme Celui qui se dévoile tout en restant caché. IL est l'***ex – istant ; IL se tient là comme le Présent de l'Absent, et IL est LE PRESENT, c'est-à-dire LA PRESENCE.**

C'est dans une disposition d'ouvertude que Moïse est, de tous les hommes, le seul à être capable de dévoiler la manière d'être de Dieu : il est le libérateur !

Le fait, de nos jours, surtout lorsqu'il est question de parler des cultures non occidentales, de réduire la culture au *folklorique,* a quelque chose qui vient satisfaire la libido. Dès que l'on a terminé de s'amuser, ce que l'on a perçu demeure dans l'ordre de ce qu'on a oublié. Concevoir de cette manière la culture au point de réduire les édifices sacrés, comme *Notre Dame de Paris,* parmi n'importe quelle œuvre qu'il faut visiter, c'est ne pas comprendre que la culture est la *personnalité d'un peuple. Elle ne se réduit pas à un aspect lyrique.*

Or exister, c'est utiliser ses ressources profondes afin de se réaliser, mais qui peut me dire qu'il pourrait se réaliser sans penser à la réalisation de l'autre. Toute la question se trouve là. Qui est l'autre, si notre société est celle dans laquelle nous avons aujourd'hui transformé le prochain en une mécanique où l'on vient extraire *des pièces détachées ?*

Dans ce cas, de quoi s'agit-il, à mon avis, lorsque, devant l'écran de mon ordinateur, je traite de culture ? Cette question est incisive, si l'on constate que l'écrasante majorité de la population de votre pays est malade. Comment peut-on envisager le développement d'un pays, si l'écrasante majorité de la population a la conscience d'être malade ? Il suffit d'examiner l'habitat, le réseau routier, les rapports entre frères et sœurs, pour s'en convaincre : le contexte est celui de la culture de la maladie.

Avant de parler de culture, il est question, en réalité, du comportement général d'une société aux us et coutumes désorganisés et, parfois, complètement piétinés. C'est une époque grave à laquelle les hommes de plume et de parole doivent se munir de stéthoscopes afin de sentir que ce qui constituait le fleuron et la flamme de la société ancestrale, celle de mes aïeuls, est en train de faner et de s'éteindre.

La volonté de puissance est le virus qui, en réalité, est à l'origine de cette maladie qui se manifeste comme une neurasthénie, c'est-à-dire cet abattement prolongé de la culture, si nous la considérons comme un esprit général de notre peuple. Je ne sais d'ailleurs même pas si je ne m'abuse considérablement lorsque, par abus de langage, je parle de *peuple*, **car la conscience d'être un peuple n'existe plus chez nous**.

Le premier qui pense en tant que peuple, il doit être exécuté ! La politique, au sens fort, en tant que science de l'organisation de la société, est sabordée dans notre pays. Elle creuse le passage de la lie où un ensemble d'individus satanistes, poussés par la seule volonté de briller en société par un narcissisme ; c'est le lieu expressif de la violence ; l'homme, ici, cohabite avec le danger, le mouton avec le loup dans la même bergerie.

Dans notre vie, c'est partout Manhattan, chaque père de famille se demande si sa fille ou son fils, sa femme ou son frère rentrera ce soir : car la mort est partout.

Il s'agit pour beaucoup d'une volonté d'affirmation de l'identité d'une culture et partant, de la médecine africaine. La valorisation de la médecine traditionnelle consiste en une manifestation du mode de pensée de l'être-au-monde de l'Africain. L'Africain semble avoir perdu confiance en lui-même puisqu'il sollicite à tout instant les faveurs du monde de l'invisible.

Et tout ce qui lui arrive ne relève presque pas toujours de sa responsabilité, mais de l'intervention des *esprits bienveillants,* quand il est question du bonheur et, *malveillants quand il s'agit d'événements malheureux.* On ne parle presque plus de la responsabilité du sujet, par le fait que son action dans le monde serait la cause de tel événement bienheureux ou malheureux. Le plus intéressant et, surtout, le plus choquant, c'est que si l'on revendique le bien qui nous arrive, les choses s'expliquent autrement lorsqu'il est question de la souffrance. C'est ainsi que nous donnerions raison à Sartre, car notre comportement, en ces moments - la, laisse apparaître que : *l'enfer, c'est les autres.* Lorsqu'il s'agit du Gabon, le climat politique et social instauré par le système dictatorial et déshumanisant en place, n'inspire pas la paix : on est dans l'autocensure ; personne n'a le droit de porter un jugement sur ce que dit le chef ou fait le chef, ou alors, il devra craindre pour sa vie, son travail, si ce n'est la perte de l'un des siens. Celui qui a l'outrecuidance de contredire le chef est sanctionné au point que l'on fera tout afin qu'il perde sa dignité voire sa vie.

C'est dans un tel climat d'acharnement permanent que la peur travaille nos entrailles.

Notre regretté père, dont je fus le disciple, l'abbé Noël NGWA, est celui qui a bien su exprimer, sur du papier blanc, la teneur d'un tel climat. Dans son ouvrage le plus connu : *Choisir de dire la vérité,* il écrivait :

« Nous avions reçu l'esprit de force et de vérité, et voici que nous nous sommes laissés aller à la peur et à l'imposture. Nous avons été lâches et avons applaudi au mensonge, pour ne pas perdre nos acquis, pour ne pas avoir d'histoire : pour avoir la paix.

Pour avoir la paix !

Comment avoir la paix
quand on va triturant
sa conscience
et celle des autres ?
Comment avoir la paix
quand la guerre
au fond du cœur
gronde,
que la vie à la racine
se meurt ?
Comment avoir la paix
si l'on met des œillères
à sa conscience
pour ne pas lire
dans les yeux des autres
la détresse ?
Comment avoir la paix
quand notre univers
est si dépeuplé
si désolé,
quand nous ne rencontrons plus
un visage d'homme ?
Comment avoir la paix
Quand on vit
dans le désert de la solitude,
que l'on va soliloquant
indéfiniment
à perdre cœur ?
Comment avoir la paix

quand on va tête basse,
à force de ramper,
à force de reniements ?
Debout, l'homme se réalise.
Il regarde les hauteurs
et son cœur bat
à la mesure de la grandeur
du monde.

Pour avoir la paix
l'homme ne doit-il pas
se sentir accordé à lui-même
et à son univers ?

Mère des peuples, mère des hommes : c'est l'un des plus beaux titres de l'Église. Rien ne rend plus semblable à Dieu que la transmission de la vie. Être mère, c'est engendrer la vie dont on est dépositaire et dont Dieu est la source : Dieu est la vie.

Abbé Noël Aimé NGWA

*

Or, celui qui a peur est tétanisé, il n'est pas libre de ses mouvements : en somme, il n'est pas libre. La guérison signifie, ici, trouver les moyens d'être en sécurité ou de se protéger. L'on est à préserver le peu de choses qui permettent de survivre, et, par conséquent, allant à contre-courant du sens de notre disposition psychologique : la quête de la force, fondement de la philosophie sociale du Bantou. La forte fréquentation des charlatans avec le développement de la *mentalité magique ou fétichiste,* au Gabon, a pour justification ce climat de peur que le système politique, au pouvoir depuis cinquante années, a instauré.

Chacun se protège, la peur couvre l'ensemble de la société – toute la communauté fragilisant la valeur qui caractérisait la société africaine : **la solidarité et la famille**. L'homme est désormais seul face à lui-même, avec son panier de soucis. La peur du danger tourne tellement à la schizophrénie, que des économies s'engloutissent chez des charlatans de la santé pour la *fabrication des protections*.

Il y a un terrorisme de l'imaginaire de la guerre qui s'exprime à travers l'image d'une catégorie d'armes dénommées : le fusil nocturne et le missile Kappa. Qu'est-ce donc que le fusil nocturne, sinon une utilisation malveillante des connaissances que l'on dispose sur les essences et que l'on détourne de leur objet premier ? À une époque où existaient des guerres tribales, ces armes avaient une certaine valeur. Mais actuellement, nous sommes dans une situation où celui pour qui l'on affute les armes, c'est son voisin et, le plus souvent, un membre de sa famille.

Le malade gabonais est donc conscient de l'efficacité de la médecine moderne ; mais il sait aussi que cette médecine ne s'occupe pas de l'esprit. Par exemple, dans les cas de « fusil nocturne » où, visiblement, la personne semble souffrir d'une infection : il arrive que, en passant le pied au scanner ou à la radio, on ne trouve rien. Mais, si le tradipraticien applique quelques herbes sur la surface enflée, elle s'ouvre au bout de quelques moments, et il arrive à extraire, de la place enflée, des corps étrangers : des plombs, des morceaux métalliques, des fibres d'origine végétale et animale.

Dans cet ordre idée, notons que les Gabonais atteints de jaunisse ou d'hépatite, des maladies bien connues de la médecine moderne, ne se rendent généralement pas à l'hôpital, parce que ces maladies entraînent une certaine réaction d'Evus. Or Evus ne supporte pas les piqûres et, dès qu'il est blessé, c'est la mort qui s'en suit. Donc, les Gabonais considèrent qu'une piqûre ou une perfusion, à l'occasion de ces maladies, entraîne inéluctablement la mort du patient.

Ainsi, les Gabonais ont tout un répertoire de maladies qui ne concernent pas l'hôpital moderne. On trouve, donc, dans l'imaginaire des Gabonais, **la distinction entre les maladies des Blancs et les maladies des Noirs**. Parmi « les maladies des Noirs », nous pouvons citer, à titre d'exemple : la jaunisse, certains cancers, les « fusils nocturnes ». La plupart de ces maladies **touchent à l'immunité de l'organisme**. Souffrir d'une de ces maladies, c'est s'obliger à ne pas se rendre à l'hôpital, mais à recourir directement aux actions d'un tradipraticien. C'est ce que font les malades.

Si la peur caractérise tout un peuple terrorisé par des personnes avides de pouvoir, le sentiment, sinon la volonté permanente de se délivrer deviennent la caractéristique fondamentale de l'homme fañ. Car, il a peur de perdre sa dignité, son travail, son épouse et ses enfants.

Nous constatons à cet effet que la première démarche de guérison de la plupart de nos compatriotes, dès lors qu'ils sont malades, c'est de se rendre chez un prêtre, un pasteur d'une église du réveil pour demander une prière de guérison et même d'exorcisme. Lorsque la chose se complique, l'on s'organise pour rassembler tous les ingrédients possibles permettant de se rendre chez un tradipraticien afin d'aller « **se laver le corps** » et, ainsi, libérer son esprit.

Approche du tradipraticien

Comment se représente-t-on le Praticien de la médecine traditionnelle dans la société africaine ? Quel est son domaine de définition, pour que soit justifié le fait que 85 % d'Africains continuent d'avoir recours à cette médecine ancestrale ? Familier du monde des esprits, le *nganga* est un individu qui, pour protéger, sécuriser la santé de ses patients, fabrique des objets physiques chargés d'un fluide qui, sournoisement, participe de la lutte contre les *sorciers, les méchants,* donc de la maladie.

Ici, la maladie a une origine : elle relève des dégâts de l'invisible sur le Visible ; les victimes sont des gens vulnérables qui ne justifient pas d'une quelconque protection.

Éric de Rosny, avec son ouvrage – *La nuit, les yeux ouverts* – nous éclaire sur le personnage du *nganga,* en le rangeant parmi les ***gardiens de la nuit***. Le Tradipraticien se présente comme un guetteur, un veilleur, dans un contexte d'extension de l'insécurité. La nuit, c'est le temps des esprits, le moment pendant lequel on peut surprendre les bandits à leurs affaires louches.

Il est, par conséquent, consulté pour démêler les choses les plus opaques et les plus inquiétantes. On le qualifie comme le « **spécialiste des réalités cachées de la terre** ». Car, comme le présume De Rosny, il est compétent pour découvrir et agir dans « le monde des intentions décisives et des desseins voilés- ».

Il a une large connaissance de ce monde où se pratiques des « luttes souterraines et décisives- », parce qu'il a « reçu le don de percer cet univers interdit aux yeux ordinaires » et qu'il est « muni d'un pouvoir reconnu qui [lui] permet d'agir sur la santé et l'unité des familles, pour le bonheur ou pour le malheur des gens simples- », le domaine des compétences du *nganga* « recouvre une nuit plus opaque et plus inquiétante ».

Donc, en raison de ses connaissances, on le consulte dès lors que le besoin d'interroger l'arrière-monde en vue d'accéder aux secrets de la nature. Le praticien de la médecine traditionnelle est ainsi considéré par toute sa communauté comme un savant : l'on estime qu'il est capable de délivrer des réponses pertinentes en vue de la résolution des questions existentielles.

La nature de son savoir lui autorise à envisager le développement des capacités spirituelles et matérielles en l'homme. Toutes ses réalisations seraient fonction d'un usage de racines, de feuilles, de parties d'animaux, d'écorces d'arbres en rapport avec l'intervention des esprits. Ainsi, l'efficacité de ses actions dépend de la croyance en l'activité permanente de l'esprit dans la nature.

Parce qu'il atteste par son activité quotidienne qu'il est en rapport avec le monde des esprits, le tradipraticien est perçu comme « **l'homme qui utilise des remèdes chargés de puissance** » et qui traite avec les ancêtres qui lui confèrent la capacité de voir ce qui *« échappe aux yeux ordinaires ».* Cela signifie que la connaissance des plantes n'est pas suffisante pour être un tradipraticien, il est encore nécessaire d'avoir la faculté de *voir dans l'invisible*[78].

---

[78] La médecine traditionnelle se comprend comme une question de *pouvoir lié à la nature* ; dans la plupart des récits de guérison que

La vision serait même un facteur discriminatoire entre les *nganga*. Éric de Rosny dit à cet effet qu'« il existe une certaine hiérarchie dans la société des *nganga*. Mais la frontière entre eux est marquée par leur capacité ou non de "voir" ce qui échappe aux yeux ordinaires… »

Pour E. de Rosny, « vous pouvez connaître l'usage des plantes médicinales (…) et rester aveugle sur l'essentiel, à savoir les agissements secrets de ceux que l'on appelle en français « les sorciers maléfiques » ou encore ignorer le mode d'action des défunts sur les vivants ». Au regard de ce qui précède, la vision constitue un enjeu déterminant pour la saisie des secrets de la nature.

Pour la plupart de ceux qui fréquentent la médecine traditionnelle, le pouvoir de guérison du tradithérapeute repose essentiellement en la croyance au pouvoir qu'il retire de la nature. Ceux-ci sont persuadés que l'on ne peut acquérir de guérison traditionnelle sans avoir recours à la magie et aux esprits. L'utilisation de ce pouvoir permettrait à ceux qui l'exercent d'avoir d'amples lumières sur les choses du « monde du visible » et sur celles du « monde de l'invisible », donc sur ce qui est perçu objectivement dans la nature et sur ce qui n'est que supposé par le rythme de la nature.

Pour le sociologue Essono Atomo, le tradithérapeute se présente comme un guerrier :

Il fait la guerre, la journée, avec les armes ; il en fait une autre, la nuit, peut-être sans armes ou avec des armes invisibles. L'une des caractéristiques de ces guerres nocturnes c'est qu'elles sont silencieuses. Elles ne font entendre aucune détonation de coup de feu, aucun autre bruit que le chant du hibou (akun), ce chant de l'oiseau de malheur qui fait frissonner les innocents dans le village.

---

nous avons, on constate bien que l'acquisition de ce pouvoir a toujours un lien avec la forêt et le Monde de l'au-delà.

-IX-

La nature dans la médecine africaine

Tout système thérapeutique est sous-tendu par une vision de l'homme et organisé en fonction de cette représentation qu'il se fait de son insertion dans son environnement : physique, mental, psychique, visible et invisible. Prenant en compte ces représentations, le système thérapeutique prend en compte toutes les formes de connexion qui permettent à l'homme de se tenir en équilibre dans son univers. Au regard de cette orientation pratique, le système africain de la médecine traditionnelle laisse percevoir la nature comme un tout structuré en deux dimensions : visible et invisible.

Le travail de l'esprit

La guérison traditionnelle décrit le mouvement de l'esprit dans le corps. Cela nécessite que l'on précise le sens de cette notion dans la langue ordinaire ; car il se trouve bien que l'opinion parle mal ou même ne parle pas du tout, puisqu'elle ne raisonne pas. Raisonner, c'est maîtriser une langue et l'on ne peut pas maîtriser une langue si le sens des mots demeure approximatif, imprécis. Il en est ainsi de la notion d'esprit qui, accolée à celle de la nature, confère à la « guérison traditionnelle africaine », toute sa dimension religieuse.

La puissance de guérison s'acquerrait au contact des esprits qui donnent force et puissance à l'activité du guérisseur. Raison pour laquelle la dimension spirituelle en l'homme est privilégiée dans le rapport de l'homme à la nature. On estime que c'est l'esprit qui donne toute consistance aux activités humaines, de sorte que la nature soit perçue comme le lieu de la rencontre avec les esprits.

Pour les tradithérapeutes, la part métaphysique en l'homme (l'esprit) comporte plus de réalité que la part matérielle (le corps). Il en va donc d'une attitude qui caractérise la perception de la réalité chez L. S. Senghor, chez les Négro-africains. Le regard du Noir irait donc au-delà de la matérialité, de sorte que toute chose est pensée « *par-delà le monde rationnel, par-delà le monde visible des apparences, qui n'est rationnel que parce que visible, mesurable. Il est surréel* » (Senghor). Parler de médecine traditionnelle en termes de médecine naturelle, c'est donc prendre conscience que, dans l'esprit de ces Praticiens, la nature est animée par les forces invisibles qui régissent l'univers que le malade doit pouvoir éprouver de manière cosmique.

Il s'agit là d'un aspect important du mode d'existence de l'homme de tradition négro-africaine : la croyance aux réalités d'un univers invisible. Toutes les réalités seraient disposées de manière *harmonieuse* dans tout l'univers et seraient toutes liées par la sympathie universelle les unes aux autres, de l'ordre de celui du visible.

La guérison, selon eux, est le fait de la relation établie entre celui qui soigne la plante et celui sur qui le soin est administré. D'où la nécessité, pour l'homme, de s'engager à vivre dans la familière intimité du monde. Il appartient ainsi à l'homme de développer ses facultés, de telle sorte qu'il soit capable d'interpréter les *signes* et les *symboles* que la nature jette en sa direction.

Ainsi, selon l'anthropologue Pierre Erny, l'Homme serait à l'écoute de la nature puisqu'il s'attend à recevoir d'elles des révélations importantes pour sa « ***vie, y compris ce qu'il faut pour assurer sa santé*** »-. L'entente de ces révélations est toujours fonction du mode d'existence que la civilisation privilégie. Le fait est que l'existence de l'homme est toujours précipitée et encastrée dans des conditions extérieures qui la limitent.

L'homme total

Dans les pratiques de soins de santé de la médecine traditionnelle, la prise en charge de la personne malade se fait à différents niveaux : le corps et l'esprit. Chacun de ces niveaux s'insère dans un type de connexion selon les modalités de l'existence. On note que le physique comprend en lui-même le minéral, le végétal, l'animal et l'humain et que chaque composante de l'homme comporte une dimension matérielle et une dimension spirituelle. L'équilibre (bonne santé) est, par conséquent, fonction de la capacité humaine à se connecter aux différentes dimensions de l'univers qui le constitue. S'agissant de la dimension de l'invisible, l'homme se trouve lié à d'autres plans d'existence qui sont : celui de l'Être suprême, des êtres intermédiaires entre les hommes et la divinité et celui des entités spirituelles.

Bien que ces accès sur les deux plans soient distincts, ils ne sont cependant pas radicalement séparés, ce, d'autant plus qu'il existe trois modes d'accès à la communication avec ces plans fondamentaux de la nature.

Ces modes d'accès sont : **le verbe**, c'est-à-dire la puissance de parole ; **le rythme,** en tant que puissance du mouvement de la vie dans le cosmos ; et **le symbole** ou la puissance de l'image. Comment ces trois niveaux de puissance interviennent-ils dans les pratiques thérapeutiques de la médecine traditionnelle ?

Le verbe semble être l'élément de la nature ; aussi intervient-il en premier dans chaque traitement de la maladie, *comme facteur de libération des blocages et comme première composante du médicament.* **Le rythme consiste dans la volonté de mobiliser toutes les énergies de l'univers** *dans l'intérêt de restaurer la vie dans la personne du malade, le réintégrant ainsi dans le vaste mouvement de l'univers.*

Symboliquement, la danse consiste en la célébration du drame de l'existence – la naissance et la mort –, de sorte que **danser revient à introduire le sujet dans le mouvement de la vie**. Mais au-delà du rythme et de la danse, la thérapie fait appel à un savoir : danse, poésie et magie constituent, de ce fait, un ensemble de modalités par lesquelles s'organise la démarche de guérison traditionnelle.

La combinaison de ces trois modalités du savoir permet de cerner la problématique de cet être – l'homme – perçu dans le champ de la santé comme la synthèse d'un ensemble de plans matériels et spirituels indissociables. On note donc la nécessité de considérer la pluridimensionnalité de l'être humain et ses multiples connexions avec la nature, si l'on veut aborder avec pertinence la question de la Santé.

Car, dans le cas de la médecine traditionnelle, la maladie, cet objet de la médecine, est toujours perçue en référence constante aux représentations des civilisations : sociales, culturelles et religieuses. *C'est donc de manière concrète qu'il importe de s'intéresser à la manière dont une communauté s'insère* dans la nature pour saisir les fondements des démarches thérapeutiques que ce peuple promeut. C'est ainsi que pour le malade africain, en raison du fait qu'il estime que dans la nature rien n'est sans raison, **la question du sens est impérative**.

La nature, estime-t-il, parle, et c'est une raison suffisante pour le malade de réclamer et d'exiger le *sens,* alors que la médecine occidentale ne propose que les *causes.* La médecine occidentale répond aux questions du type : « pourquoi j'ai mal à la tête ? », par une réponse du genre « parce que tu as reçu un coup sur la tête ». Or, contrairement au Médecin, le Tradipraticien répond à la question « pourquoi c'est sur toi que l'arbre est tombé et pas une autre personne » ?

Les deux questions renvoient à deux rapports avec la nature : dans le rapport que l'Occidental a avec la nature, nous sommes dans la perspective de la **cause,** alors que la médecine traditionnelle se situe dans la perspective de la **construction du sens**. Ce serait donc à juste raison que les peuples qui pratiquent la médecine traditionnelle incriminent les *esprits,* les *sorts* ou toute autre composante de la nature, comme étant à l'origine de leurs malaises.

La thèse principale que nous défendrons, dès lors, est que **tout système de santé construit les fondements épistémologiques de ses pratiques en rapport avec ses représentations**. Chaque médecine se développe, ainsi, sur les fondements de la culture et les principes de la civilisation au sein de laquelle elle prend forme. Le non-respect de la culture, dans la pratique médicale, ne peut, alors, que créer des frustrations chez les patients qui, eux, veulent que les pratiques thérapeutiques soient en cohésion avec leurs motivations profondes.

Ainsi, convient-il de noter deux traits fondamentaux qui caractérisent le système thérapeutique africain et qui trouvent leur légitimité, toujours dans le comportement que l'homme développe en rapport avec la nature. Le premier trait fondamental, c'est **la famille**. Les membres de cette dernière sont invités à vivre en connexion les uns avec les autres. Elle est fortement hiérarchisée à l'image de la structuration *des forces vitales* que contient la nature ; de sorte que l'impératif fait aux membres de la famille d'être présents pendant le traitement d'un des leurs, exprime l'intégration de celui-ci dans l'univers.

De même que chacun a conscience d'« appartenir » à une famille, ainsi, tous ont conscience que l'homme fait partie de la nature et que son équilibre dépend de l'influence de la nature sur lui. C'est donc un préalable : **resserrer les liens familiaux quand on est en situation de maladie et resserrer ses liens avec le cosmos ; raviver ses liens avec la nature.** C'est, en réalité, selon une vieille croyance, se connecter à soi : soi, ici, désigne son double. En fait, on estime que chaque être humain a son « reflet », son « double », dans le monde végétal, animal ou minéral, de sorte que le traitement de la maladie soit perçu comme une démarche de renforcement du lien avec ce double. Il est alors primordial que, pour être en bonne santé, le sujet s'intéresse à ses rapports avec sa famille et aux liens de celle-ci avec toute la communauté.

De même, il est impératif de considérer cette dimension spirituelle qui pose le double de l'homme comme le point nodal du monde spirituel. Précisément, il s'agit d'une extension de la famille aux dimensions de l'univers. L'exigence de la communication est renforcée par l'observation des principes de la religion ancestrale, une religion monothéiste. L'enjeu consiste, pour le praticien de la médecine traditionnelle, à permettre à la communauté de communier avec les ancêtres claniques et avec Dieu, afin qu'il participe *à* et *de sa force vitale*.

Le traitement de la maladie procède, donc, par un processus de reconnexion de l'individu aux dimensions et variations de la puissance de l'univers. On peut parler d'une sorte de *réinitialisation de la force vitale en l'homme menacé* *par la maladie*. Cet aspect du traitement de la maladie est essentiellement ontologique ; il consiste en une quête de la *force vitale,* par la connexion de l'individu, devenu malade, aux forces cosmiques que sont les astres et les forces inférieures. Les Tradipraticiens partagent la croyance selon laquelle ces forces sont incarnées dans les minéraux, les plantes et les animaux.

Le deuxième aspect fondamental de la médecine consiste dans **la perception de la réalité par le Négro-africain**. Il faut revenir à Tempels pour se rendre compte d'un fait : ce que Tempels dit sur la philosophie chez les Bantu met en lumière les caractéristiques de la médecine africaine. La médecine serait ainsi pensée sur l'horizon d'une ontologie *de la force vitale,* une métaphysique qui pose **l'homme** (Muntu), l'*Existant,* au sommet et au centre des forces de l'univers. Temples laisse entendre que **le Bantu n'explique son existence que par rapport à cette force**.

Tout se passe comme si l'univers n'avait de sens et d'intérêt que de fournir à l'homme les moyens de sa réalisation en tant que *force*. En fait, par le truchement des techniques thérapeutiques qu'il utilise, le guérisseur travaillerait à permettre à la nature de réaliser cette finalité. C'est dans cette perspective que l'on peut entendre les propos suivants de L. S. Senghor, président-poète : « ***l'homme est le centre de l'univers, qui n'a d'autre but que de renforcer sa force, de le rendre plus vivant et existant, de le réaliser en personne*** ».

Cette ''***réalisation en personne***'' fait de l'homme *le seul être libre de la nature,* de sorte que la problématique de la santé et du traitement de la maladie ne puisse être traitée sans l'évocation de la manière dont l'homme exerce sa liberté dans la nature. Dans cette perspective, Tempels insiste, dans son ouvrage inachevé intitulé : *à la trace d'une philosophie bantoue,* sur le comportement humain. Pour le philosophe belge : « la vie et la mort conditionnent le comportement humain ».

Il met ainsi l'accent sur la manière de vivre de l'homme noir, déclinant ainsi les caractéristiques standard susceptibles de déterminer son comportement et d'anticiper sa réaction. Il s'agit, pour Elungu, de désigner le comportement standardisé du Noir, un comportement sur lequel « peuvent se superposer d'autres comportements d'emprunt, plus raffinés, plus personnels, mais aussi plus fragiles ».

Le comportement standardisé

Au regard du « comportement standardisé » du Bantu face à la problématique de la maladie, la médecine traditionnelle apparaît comme « une solution pratique ». Elle est la réponse à la démarche que privilégient les malades africains dès lors qu'ils estiment que la vie dans leur être est en péril. À titre d'exemple, Tempels met en exergue l'attitude qui caractérise les Bantu dès lors qu'ils se sentent en danger. Il fait remarquer que : « *De même voyons-nous tant de Bantous, évolués, civilisés, voire chrétiens, qui retournent à leur attitude ancienne, chaque fois qu'ils sont sous l'emprise des ennuis, du danger, ou de la souffrance* ».

Cette affirmation n'a pas besoin d'une ample justification, elle s'impose d'elle-même au regard de la manière dont l'homme noir se représente sa relation au monde. Celui-ci se détermine avant tout comme « **un être de la nature** », selon la manière pour l'homme noir d'*habiter* le monde et de recevoir le monde à travers ses différentes déterminations.

En pensant l'environnement, notamment l'univers hospitalier, comme une *nature-habitat*, il importe de concevoir la chambre de soins en relation avec la personne. Le rapport santé/environnement, à partir du concept de « nature habitat », par conséquent, envisageable selon les axes indiqués par Michel Serres : « *Dans, hors et par,* l'intérieur, l'extérieur et le passage à travers un seuil ».

La « nature-habitat » désignerait ce avec quoi nous sommes déjà toujours en relation et avec quoi nous nous efforçons d'être chaque fois en contact. Cette relation manifeste par elle-même une volonté d'appropriation du contenu de l'espace en tant que lieu d'expression de la vie.

L'espace apparaît de *facto* comme le lieu de l'épiphanie, une épiphanie qui se réalise à partir de tout ce qui provoque le sujet et qui, en affectant sa conscience, le remue, l'engageant ainsi dans la même dynamique du mouvement de la nature. C'est dans l'horizon du sens du mouvement de la nature que la nature participe au ressourcement, à la restauration et au renouvellement de la vie en tout vivant.

Dans cette perspective, on retrouve l'idée consistant à penser la Santé en étroite relation avec la nature, de telle manière que la démarche de guérison ne soit toujours envisagée qu'à partir de stratégies respectueuses d'une philosophie et d'une éthique de la nature. On comprend, à cet effet, la nécessité, du point de vue d'une éthique environnementale, de promouvoir les pratiques de soins qui sont respectueuses de la vie. Le respect, voilà une notion qui intéresse directement l'homme en tant que *personne,* c'est-à-dire en tant qu'être doué de liberté. Une liberté qui l'invite à observer volontairement un comportement qui limite sa puissance de destruction, en raison de sa relation à l'autre avec qui celui-ci est en relation dans un milieu qui les détermine.

Cela dit, il faut concevoir, sur la base d'éléments éthiquement acceptables, le cadre à travers lequel se structure la démarche de guérison. Ce cadre, cet *habitacle* qui se réalise à partir de l'exercice des soins, doit absolument tenir compte de la vision de l'homme dans la culture du peuple concerné. Il s'agit d'une vision qui pose l'existence de deux *anti-principes* d'individuation : la pluralité des éléments constitutifs de la personnalité – la fusion de l'individu dans son environnement ou son passé, bref dans son altérité. Le sujet découvre son existence en parcourant psychologiquement et progressivement sa vie. Il se sert des connaissances concrètes du monde pour avoir une expérience des choses et, à travers la connexion d'images, sans utiliser les concepts, il établit des connexions avec les êtres du monde tant, du visible que de l'invisible, à partir de procédés divinatoires.

C'est en humanisant sa relation au Monde, en se positionnant comme élément d'un tout que l'homme valorise, à partir de son milieu, des techniques permettant de parvenir à des connaissances qui soient fort utiles – comme le disait Descartes – à la vie. La philosophie sous-jacente à la médecine traditionnelle n'est donc pas spéculative, mais pratique, en ce sens que, à partir du traitement de sa maladie, le malade expérimente un savoir relatif aux forces de la nature.

Par ses procédés thérapeutiques, la médecine traditionnelle se présente finalement comme une méthode à partir de laquelle l'homme participe à la vie des choses, en entrant dans le mouvement de la vie, afin de découvrir en certaines réalités ce qui le concerne personnellement. Expérimentant au contact avec la nature l'action du Feu, de l'Eau, de l'Air, des Astres, des Cieux, ainsi que des autres corps, il tire des leçons utiles pour la conservation de sa vie. Il a le sentiment d'accéder à la source fondamentale des choses, tant qu'il s'abandonne à la nature et que celle-ci lui parle.

Ainsi parvient-il à une certaine maîtrise de son existence, de manière à se rendre, par une utilisation rationnelle de ses connaissances, non seulement comme « maître et possesseur de la nature » -, mais surtout comme *maître et collaborateur de la nature.*

Que la nature parle

Par son expérience initiatique, celui qui se retire pour subir à l'écart ses soins a le sentiment de s'introduire dans l'intimité du Divin. Il s'engage dans une démarche grâce à laquelle et à partir de laquelle sera-t-il introduit dans le repaire intime des êtres spirituels : les ancêtres, les esprits supérieurs, Dieu. Ce gîte, ou repaire, est naturellement le *continuum* de la nature et se situe à la frontière du monde visible et du monde de l'invisible, afin qu'il puisse vivre l'expérience des deux mondes. Ainsi, la nature ne lui apparaît plus comme une réalité extérieure. Elle est pour lui, à la fois comme quelque chose d'intime et d'éloigné en même temps, mais elle est surtout ce miroir qui lui renvoie sa propre réalité et qui le projette dans l'eschatologie.

Ainsi, l'univers du traitement devient un temple. Il est le lieu où la parole est donnée à toutes les créatures et la capacité à l'homme de comprendre le langage des êtres. Les composantes de la nature devenant son alter ego, au point que le mystique réalise avec conviction, comme le dit Baudelaire, que « ***la***

nature est un temple où de vivants piliers laissent paraître de bonnes odeurs d'encens ». Ces odeurs constituent le langage de la nature, un langage qui guide celui qui, bientôt, adoptera une attitude essentiellement religieuse à l'égard de la mère Nature.

Fort de cette perception de la nature, on n'est plus surpris d'entendre nos informateurs affirmer, au regard de leur expérience initiatique, que la nature est un langage. Pour eux, la vie bonne ou la bonne santé, passe par l'accessibilité de l'homme à ce langage magique à partir duquel l'initié accède à la sagesse secrète. **La médecine traditionnelle est, de ce point de vue, une technique d'exploitation des éléments de l'être profond, éléments qui, une fois maîtrisés, lui donnent la possibilité de déchirer les voiles de l'ignorance et d'accéder aux réalités cachées**.

Il s'agit donc d'un chemin vers la Sagesse, ce, d'autant plus que le récit de la guérison des malades africains renvoie à une certaine connaissance, non pas seulement de la maladie dont on souffrait, mais aussi, et surtout, invite à adopter une attitude existentielle précise, après la guérison. Le temps du traitement de la maladie conduit l'initié à prendre conscience que la *conservation de la santé est fonction de sa relation avec la nature.* Être en bonne santé, cela dépend désormais de l'attitude de l'être humain vis-à-vis de la nature : pense-t-il pour son bien, qu'il doit *exister en s'opposant à la nature,* en restant donc toujours *différent de celle-ci* au point de se rebeller contre elle ?

Ou vaudrait mieux, pour lieu, `de développer des sentiments de proximité avec la réalité et de se sentir comme le *collaborateur de la nature,* condition de son bien-être et de sa survie ? La sagesse qui mobilise les ressources de la médecine traditionnelle, par la nature des soins prodigués, positionne l'Homme comme collaborateur de la nature.

D'une manière générale, cette collaboration avec la nature passe par des rites organisés au sein de la communauté et à partir desquels le sujet humain développe et entretient sa relation avec la nature ?

Le lieu du traitement

Certains de ces rites impliquent des procédures qui sont à l'œuvre dans les thérapies traditionnelles et qui influencent considérablement la guérison. À partir d'une analyse des motivations des utilisateurs des techniques de la médecine traditionnelle, on peut découvrir ce qui influence la guérison. D'où la nécessité de tout prendre en compte pour comprendre ce qui, dans la démarche de guérison, satisfait les besoins du patient. Il importe à cet effet de s'intéresser à l'espace des soins de santé, pour se rendre compte que **le lieu du traitement de la maladie est déterminant pour la guérison**.

Au fond, ce cadre, en médecine traditionnelle, *symbolise* la vie et se pose comme un *complexe de liens* à partir desquels s'élabore une philosophie de la nature et de l'existence. Ce lieu est préparé (aménagé) de sorte qu'il ne soit pas impersonnel. L'ensemble des choses qui couvrent son intériorité sont en connexion avec l'histoire de la maladie et l'être du malade.

Pour justifier la volonté de construire un être nouveau, signalons qu'une liste est donnée au patient avant le temps de sa retraite. Des choses qu'il apporte, aussi bien pour faire sa chambre que pour habiller son propre corps, doivent nécessairement être neuves. Personne avant lui ne devrait les avoir utilisées. Et, en ce qui concerne leur disposition et leur utilisation, tout cela devrait exprimer l'être du patient : on tient compte de sa naissance, de son ethnie, de sa généalogie, etc., et rien n'est disposé au hasard, ce, en commençant par la position du lit. L'organisation de l'espace thérapeutique comporte donc un intérêt majeur pour le traitement de la maladie.

En réalité, dans ce domaine, rien n'est utilisé de façon fortuite. Le choix des éléments constitutifs d'un temple réservé à la prise en charge thérapeutique ne peut reposer essentiellement que sur les seules exigences architecturales.

On observe que **le cadre dans lequel se déroule le traitement est marqué d'éléments qui renvoient à la transcendance de manière à orienter le cheminement spirituel du patient**. Le fait est que l'espace doit être conforme aux exigences des génies des ancêtres qui assistent continuellement le tradipraticien dans son travail. Tout porte à penser que le genre d'esprit qui intervient dans la thérapie traditionnelle est même déterminé par l'organisation du cadre (couleurs, plantes, lits, tabourets, etc.). La façon dont le lieu est aménagé favorise la mise en présence des esprits et des génies, eux qui connaissent mieux les phénomènes humains et « **qui sont capables de tout faire** ».

Cette *présence* conditionne la communication avec le monde de l'invisible, le commerce entre le patient et les esprits. Ainsi, les soins exécutés et soutenus par le symbolisme que nous trouvons autour du malade rapprochent et situent le malade au cœur de la réalité intime des choses. Cette réalité intime, par les caractéristiques qui lui sont propres, à savoir son mode d'expression qui intègre toujours de la contradiction, se donne à travers un faisceau de significations. Ces significations sont à considérer dans leur totalité et non pas seulement sur un seul des nombreux plans de référence de la réalité.

Or, le véritable plan de référence et le seul plan de référence qui soit pertinent chez les Bantu, est celui que le révérend père Tempels a pu identifier : la force en référence à l'être. Dire par conséquent que le traitement de la maladie est une démarche par laquelle le sujet vient pour acquérir plus de force, ce n'est pas qu'une façon de parler. C'est plutôt préciser l'intention de celui qui s'adonne aux pratiques de la médecine traditionnelle : ***acquérir plus de force pour résister à l'hostilité de ses adversaires***. Mais l'acquisition de cette force est toujours fonction du travail de la nature sur le malade revenu à elle.

Ainsi y a-t-il, en réalité, un intérêt anthropologique, philosophique et même politique majeur à interroger l'organisation des symboles dans un espace thérapeutique traditionnel. C'est avec le même intérêt que l'on interrogerait la nécessité du temps de retraite, une pratique récurrente en médecine traditionnelle. Pourquoi le malade doit-il se retirer pour suivre les soins, dans une pièce où il est désormais tout seul, confronté à sa maladie et pour quelle raison profonde seuls les initiés entrent-ils dans sa chambre ? Mieux, pourquoi doit-il se couper de la vie quotidienne, durant le temps de son traitement, même si son état de santé n'augure manifestement d'aucune inquiétude ?

Pour répondre à ces questions, il nous faut rappeler l'importance de la nature pour l'homme de la tradition. Il nous faut, par ailleurs, rappeler un aspect de l'imaginaire de la maladie chez les peuples de civilisation non occidentale. De façon brève, rappelons que les enseignements de l'anthropologie de la maladie nous renseignent, à propos de la maladie, qu'elle peut être considérée comme un appel.

C'est dans la perspective d'un appel à méditer sur les réalités de son existence qu'il conviendrait de comprendre cet isolement du malade. La maladie impose à l'homme un temps à prendre pour lui-même, de sorte que ***l'isolement n'est qu'une manière de se retrouver avec soi-même afin de repartir***. On se retire pour voir clair, dirait-on, car, au regard de l'abondance des images, des signes et des symboles qui couvrent l'espace de l'exercice de la médecine traditionnelle, le sujet entre dans une autre forme de rapport avec la communauté et son environnement.

Le discours devient silencieux, prenant sa source dans l'intimité du malade : la médecine traditionnelle est donc une exigence méthodologique permettant à l'homme de ***« nettoyer » son âme***. On comprend la raison pour laquelle la religiosité constitue-t-elle un facteur fondamental de la démarche de guérison traditionnelle. ***Pour soigner le corps, on médite sur l'âme, on la traite afin de rendre le corps transparent***.

La connaissance

La représentation est la modalité de l'ouverture ; pour cela, nous tentons une réflexion sur le rapport Dasein et ouverture. Peut-être qu'en agissant ainsi, nous dégagerons avec pertinence le véritable point d'ancrage entre la finitude structurale qui caractérise le Dasein et la connaissance à travers l'horizon d'objectalité. A. De Waelhens nous dit que l'homme est dans la vérité parce qu'il est dans l'ouvert. Cette ouverture, ajoute-t-il, il doit l'assumer, en faire un domaine où non seulement les choses apparaissent, mais aussi où, par sa présence propre, celles-ci sont reliées, ordonnées, constituées en monde.

Dans ce cas, si l'on pose la connaissance comme connaissance de quelque chose et si, dans l'histoire ou la science, toute connaissance est connaissance de la vérité, n'est-on pas en droit de soutenir que : - l'homme, caractérisé par la finitude structurale, est dans la connaissance parce qu'il est originellement ouvert à celle-ci ? La réponse est affirmative, si l'on analyse le mode d'être du Dasein en relation avec l'ouverture. On peut se souvenir que, en 1929, dans un cours inédit, Heidegger définissait le **Da der in sich aufgebrocheneraun**, (l'espace ouvert par l'irruption de l'homme). L'homme, en tant que Dasein, n'est donc pas un simple étant, présent dans l'espace comme un caillou. L'homme, le Dasein, est l'étant qui révèle (ouvre) l'espace qui est lui-même spatial. Dans sa finitude structurale, l'homme, par son action dévoilante, s'ouvre à chaque instant une certaine zone où les étants peuvent être et se dévoilent.

En somme, la connaissance du Dasein est l'ouvert. Ainsi, la finitude connaissante du Dasein humain réside dans ce point nodal que nous nommons l'ouvert. Dans cette interprétation, Heidegger nous présente l'homme comme celui qui doit garder la vérité de l'être grâce à la finitude structurale. Il est le garant de la connaissance, parce qu'il est ouvert. Grâce à cette position unique, « le Dasein peut être touché par la présence des étants qu'il dévoile dans la zone dévoilée qui lui a été donnée par l'être »[79]. La finitude est structurale chez Heidegger. Autrement dit, elle caractérise la structure de l'être-homme.

En définitive, la connaissance des étants et, partant, de l'être, passe par une analyse existentiale, parce que le Dasein, dans son ouverture, est contemporain de l'être. Dans ce cas, la compréhension de l'être est finitude. C'est pour cette raison que notre étude de ***l'Endlichkeit*** (finitude) est passée par l'étude de la notion de l'intuition pensante pure. D'où, proposons-nous

---

[79] HEIDEGGER (M.) : Cours inédit de 1929, p. 87. Cité par A. DE WAELHENS, in *phénoménologie et vérité*, PUF., Paris 1953, p. 74.

que la connaissance comme saisie d'une compréhension de l'être soit finie. Elle est finie parce qu'elle demeure inséparable de la déréliction. C'est pourquoi la connaissance est constituée sur la base de la finitude.

L'exigence du sommeil

L'enjeu du traitement est de parvenir à la guérison totale. Or, pour y arriver, il est impératif que l'esprit parvienne à rendre la cause de la maladie clairement à la conscience. Cette clarté doit être inattaquable et pour cela il faut aller fouiller le fond de conscience afin que l'élément perturbateur remonte à la surface. Le sommeil constitue le cadre de cette opération. Il est le moment pendant lequel l'esprit se tourne en lui-même et s'ouvre aux battements des rythmes du monde. Rythmant avec le tout par le mouvement du tout, le sujet s'insère dans la nature, devenant poreux, de manière à ce que la nature investisse son être pour le restaurer.

Le sommeil fait l'objet d'une préoccupation majeure chez les tradipraticiens, d'où est-il si souvent recommandé de ne pas réveiller un tradipraticien quand il dort. Le prétexte est qu'il est en *communion avec les esprits* pendant le sommeil, moment idéal pour les révélations. Le moment du sommeil consacre la rupture avec toute sorte de distraction qui brouillerait le psychique.

Il n'est donc pas surprenant d'entendre les témoignages de ces praticiens de la médecine traditionnelle qui affirment que la majeure partie de leurs recettes et des techniques de guérison leur ont été communiqués en rêve. Le sommeil dans la vie d'un tradipraticien est fondamental pour l'exercice de sa pratique. Le sommeil apparaît comme une instance de la communication, moment pendant lequel la conscience établit une connexion avec l'univers de l'invisible. Les tradipraticiens attestent que plusieurs de leurs recettes relèvent de la révélation onirique : les noms de plantes, la composition, le mode d'administration et autres informations sur les médicaments, leur avaient été révélés en songe.

La révélation onirique devrait ainsi être étudiée en elle-même, de manière à identifier les différentes méthodes d'accès au sens du rêve. Ce, parce qu'une partie importante de l'activité du tradithérapeute consiste en un travail de psychologie, de psychiatrie ou d'ethnopsychiatrie, au regard de l'importance accordée au rêve, donc au sommeil du patient.

Des témoignages, faisant état de la révélation, par des songes, des techniques de traitement radical de nombreuses maladies, nous ont été signalés. Certains médecins allopathes affirment avoir même utilisé les techniques ainsi révélées aux tradipraticiens. Ces soins à base de produits naturels (végétaux ; minéraux, animaux), se révèlent être le fruit de la connaissance minutieuse des riches flores et faunes africaines.

Comme pour la plupart de ce qui lui advient, c'est sous le mode de la participation au dynamisme de la transcendance, qu'un mouvement entraîne tous les êtres dans une sorte d'unité fondamentale et vitale que, sous le mode du rêve, l'homme entre en « communication » avec les différentes dimensions de la nature. Les tradipraticiens disent alors que, parce qu'ils sont en communion avec la nature, il arrive que les plantes les « abordent » pour leur délivrer leurs secrets.

En somme, le sommeil s'avère être d'une importance capitale pour le déroulement du traitement de la maladie, en médecine traditionnelle africaine. Étant la condition du rêve, le sommeil ouvre sur la communication avec l'invisible donnant ainsi libre cours à la révélation onirique. Suivons, en guise d'illustration, le témoignage qui nous a été rapporté par un médecin interniste gabonais, le Dr Gontran Maka, au cours de son intervention au deuxième séminaire de médecine naturelle :

> *C'est dans le cadre des révélations oniriques que je place le cas de Monsieur P. B., qui m'aborde, un jour, au SEDOC en m'interpellant à brûle-pourpoint : « docteur, croyez-vous aux rêves ? » et moi de lui répondre : « pourquoi pas ! ». Alors sur-le-champ, il me raconte le rêve qu'il a fait trois fois de suite, avec un mois d'intervalle entre deux rêves. Des voix le réveillent, la nuit, en plein sommeil, vers quatre heures du matin, en lui disant : « Lève-toi ! Va jusqu'au bord de tel fleuve, à tel endroit ! Tu verras un grand arbre, dont la sève est rouge et dont les racines plongent dans l'eau. Cueille les écorces, que tu feras bouillir dans de l'eau,*

pendant 23 minutes : « tu obtiendras un médicament qui guérit bien des maladies et non des moindres : des maladies très graves ! » Cet homme, qui travaillait comme comptable à une station de Pizo-Shell, et qui n'avait absolument rien à voir avec les nganga, ni de par sa famille, ni de par ses amis, n'a rien fait au premier ni au second rêve ! Mais, à la fin du troisième rêve, le troisième mois, les voix rajoutent : ***« c'est pour la dernière fois que nous venons : si tu veux, tu fais ; sinon, tant pis ! ».*** *Du coup, il réveille sa femme et lui raconte tout. Celle-ci l'encourage à se rendre immédiatement au pied de l'arbre, pour exécuter cet ordre (nous allons dire : cette ordonnance ! » Prudent, notre homme se fait accompagner par son frère.*

De retour chez lui, il prépare la potion avec toute la rigueur de la recette : ce sont ses jumelles qui, par espièglerie, sont les premières à goûter cette nouvelle potion originale, qui, administrée à l'épouse de notre homme, la guérit d'une infection urogénitale dont elle souffrait depuis fort longtemps ! Le surlendemain, c'est un enfant épileptique qui est traité et qui est définitivement, totalement débarrassé de ses crises d'épilepsie !

C'est cette « préparation rouge » que j'ai eu l'idée d'administrer à mes patients souffrant de sida- maladie : j'ai eu, alors, la surprise de constater que cette « préparation rouge », prise par dose d'un verre à boire plein, matin, midi et soir, rétablissait l'état de santé de mes patients, quelle que soit la gravité et la sévérité du cas. Malheureusement, l'expérience s'acheva tôt, faute de moyens logistiques : l'homme devait aller jusqu'aux environs de Fougamou pour trouver l'arbre à la sève rouge dont les racines sont dans l'eau (Mukok mu tsi mamb). Ce qui ne m'a pas permis de tirer une conclusion à cette courte expérimentation clinique, qui n'avait pas été menée avec toute la rigueur de la science « double aveugle ; placebo).

C'est donc, entre autres, sous le mode de la *révélation onirique* qu'il convient d'aborder la question du traitement de la maladie. Les conditions de possibilité de la *révélation onirique* sont préparées par un ensemble de connaissances ayant une valeur secrète et exprimée par des symboles et dont la finalité est de tenter une certaine explication du monde.

Cette connaissance place l'homme au centre de la création et lui donne habilité à développer ses facultés psychiques afin qu'il déchire le voile de l'ignorance. C'est par l'initiation qu'il va ainsi découvrir le sens du « *noumène* ». Cette découverte, qui est essentiellement fonction de la profondeur de l'introduction du sujet dans la nature, s'effectue par le truchement de l'ingestion de certaines plantes. Dès la manducation de ces plantes, le sujet entre dans un coma, un sommeil profond au cours duquel il effectue un *voyage astral.* L'*iboga* est l'une de ces plantes. Consommé en très grande quantité et sans d'autres ingrédients, il conduirait son consommateur, le *bandji,* au pays du *bwiti.*

Ces plantes psychédéliques s'accompagnent de multiples aberrations résultant du travail de la conscience. Le temps d'une hospitalisation dans une chambre d'isolement appelée en langue fang *eligh* – terme qui désigne le fonds (ce qui reste), la lie qu'il faut remuer –, est un temps de grande concentration sur les capacités et les principes de l'intelligence.

En reposant sur lui-même, cumulé par l'action des plantes, des danses et des rythmes, l'esprit humain s'engage dans un processus de recherche, d'exploration de structuration du corps. Il analyse le corps, et visite l'être de la personne tout entier. **Le remède qu'on espère retrouver au cours de son initiation n'est donc que le résultat de la connexion réalisée entre l'âme et la nature**. Notons que l'espace dans lequel est organisé le traitement, durant tout le séjour du patient, est aménagé pour favoriser le sommeil.

Il se trouve par conséquent que l'environnement du traitement de la maladie est aménagé afin que la nature puisse s'exprimer. Le discours de la nature est essentiellement imagé, délivré par les rêves. Il devient donc l'objet d'une attention particulière, ce, en raison du fait que chez les initiés, l'on a conscience que la nature parle sous des formes symboliques.

Ainsi, la chambre de soin, lieu dans lequel se couche le malade est donc conçue pour constituer, par elle-même, l'un des éléments opératoires de base dont l'objet est la libération des mécanismes qui favorisent la guérison, dès lors que la conscience du sujet est connectée à la nature. Dans cet univers de la médecine, chacun partage avec tous la conviction que la nature n'est pas muette, elle est pleine de paroles.

Le village-hôpital, et surtout la pièce dans laquelle le sujet reçoit son traitement, est donc un environnement qui signifie quelque chose pour le patient. C'est un cadre suggestif. On fait comme si l'on introduisait le malade dans un refuge en le ramenant à la nature, de sorte qu'en même temps que l'on écarte la menace, c'est-à-dire la maladie, la chambre constitue l'une des stratégies que les peuples du Gabon utilisent pour rechercher des réponses satisfaisantes au mystère de l'existence.

La chambre symbolise l'entre-deux mondes, instance de la rencontre avec des *intermédiaires entre les deux réalités.* On s'intéresse donc au langage de la réalité, de sorte que sur la base d'éléments symboliques qui recouvrent l'univers du soin, on parvienne à maximiser les facultés de ce malade en condition d'écoute du sens des choses que l'on voit et que l'on ressent à travers le temps et l'espace.

Attentif au langage du monde, le malade développe ses facultés psychiques. Le rêve devient le moyen par lequel la réalité se dit, de sorte que le soignant doit prendre le temps d'écouter et d'analyser le rêve de son patient tous les matins. Le langage symbolique prend ainsi plus de valeur sur les choses qui se donnent à voir de façon objective. Il est question de décrypter le sens de chaque élément, de chaque phénomène qui se présente dans l'univers du traitement.

L'intelligence du traitement repose, de fait, sur la quête du sens, en tant que signification. Tout le temps que le patient restera dans sa chambre, **il devra raconter ses rêves au tradipraticien, car c'est à travers *ce que signifient ses rêves* que l'on obtient de nouvelles indications thérapeutiques**.

Le voyage initiatique serait donc un ***voyage à travers les rêves***. Une grande partie du traitement consisterait, de la sorte, à stimuler les rêves. Cette stimulation passe par la mise en valeur des modalités qui maximisent l'intensité des facteurs relatifs à l'imaginaire et non pas à la rationalité.

Toutes les pratiques de soins interpellent l'imaginaire : chaque geste renvoie à un univers de signification et, il convient de le dire, chaque sens impose des ajustements dans la procédure du traitement de la maladie. Considérant que la culture négro-africaine accorde la primauté à l'esprit plutôt qu'au corps, on notera que le symbolisme transporte le sujet malade dans un univers mythologique : le monde des esprits.

Estimant que ce qui relève de l'*invisible* interpelle plus que ce qui émane du *visible* et que ce que l'invisible renferme comporte les secrets de la nature, l'analyse des symboles consiste dans la volonté de lever les voiles. Il y a dévoilement au fur et à mesure que la conscience s'ouvre aux dimensions de la nature. **En se laissant pénétrer par la lumière en situation d'extase au gré de sa progression vers la *lumière*, le soin devient une activité de *déchiffrement* de codes et d'activation des fonctions psychiques**.

Éclairée, la conscience renoue le contact avec le Principe premier. C'est en raison de cela que les initiés au bwiti osent, pour cela, affirmer que la consommation de l'Iboga sur la natte ouvre l'accès au monde du Divin. En effet, pendant son extase et sous l'effet des plantes, notamment psychédéliques, tous les sens et toutes les facultés du patient s'ouvrent à la dimension de la nature. Il fait corps avec la totalité participant de la vie de la nature et partageant avec le reste du monde l'intimité de la Divinité.

Ainsi s'ouvre-t-il aux secrets que la nature cache aux insensés. Mais le secret, qu'est-ce que c'est ? Il est en fait ce qui est spécifiquement recherché en tant que **force vivifiante que la nature contient**. On a besoin de le découvrir afin de s'en servir au maximum dans des circonstances où l'on en tirerait le plus d'avantages. L'intelligence accède au secret contenu dans la nature en fonction de la disposition de sa conscience, selon qu'il pense, dort, travaille, parle, etc. : les techniques sont multiples, mais celle que la médecine traditionnelle privilégie est celle du ***sommeil paradoxal***.

Comprendre la raison du pourquoi

À quoi renvoient les stratégies de la thérapie traditionnelle sinon de « ***comprendre ce qui m'arrive*** » ? Or, ce qui arrive, arrive sous le mode d'expression ou d'existence d'une nature qui avance voilée et qu'il importe de décrypter. Cette modalité qui consiste pour la nature de se voiler, suppose que celle-ci contient des secrets auxquels ne peut accéder que ceux qui comprennent son langage. On observe ici cette dimension de l'aphorisme d'Héraclite d'Éphèse qui affirmait que : « **la nature aime à se cacher** ». Le contenu des connaissances, des savoirs et des techniques thérapeutiques de la médecine traditionnelle participerait donc au dévoilement de la nature, à partir du moment où la nature est suffisamment honorée dans les formes traditionnelles des mythes et des cérémonies de la religion traditionnelle. **On déchiffre les signes de la transcendance.** La démarche de guérison est manifestement une quête de connaissance consistant à répondre aux préoccupations diverses de celui qui est perturbé.

De fait, **ce que l'on désigne par médecine n'est autre qu'une discipline, qui consiste dans la visée de se saisir de la nature pour une meilleure connaissance de soi**. Face donc à une situation limite, c'est-à-dire à la souffrance physique ou morale, à l'échec, à la mort et, même devant un engagement préoccupant et susceptible d'influencer le cours de sa vie quotidienne, le Négro-Africain s'oriente vers la médecine traditionnelle en vue d'examiner ses rapports avec la nature. On comprend dès lors que **la médecine** soit constituée par **un ensemble de connaissances et de savoirs par lesquels l'homme arrive à faire face à la maladie, qu'elle soit physique ou spirituelle**.

Cela dit, la Santé, en tant qu'équilibre global de l'être, serait fonction de la manière dont l'homme s'insère dans la nature. Tout événement de la nature aurait donc des incidences sur la Santé, car le dévoilement de la nature influence l'homme ainsi que toute la réalité. La perception de cette relation avec la nature peut, par elle-même, être source de malheur dans le cas où, culturellement, une communauté serait amenée à la considérer sous les caractères d'hostilité.

La nature serait la source de ses malheurs, **dès lors qu'elle cacherait ses secrets,** chose qui va heurter la volonté humaine. Tout dépendra, alors, des moyens utilisés par les humains pour imposer leurs droits à la nature. Mais **l'art médical est surtout pensé dans le prolongement de la nature et non pas en termes d'opposition à la nature : l'occultation de la nature n'est donc pas une résistance qu'il convient de vaincre, mais un mystère auquel l'homme doit s'initier afin de mieux habiter son monde**.

Le bien-être, objet de la médecine, résulterait donc des efforts consacrés à l'étude de la nature. **La médecine consisterait donc à décrypter les secrets cachés qui, utilisés à bon escient, amélioreraient la manière dont l'homme habite le monde**. Il en résulte donc l'impossibilité d'envisager une démarche de guérison efficiente qui ne tienne pas compte de la manière dont la nature est ressentie, contemplée et perçue en tant que milieu du déploiement de l'existence humaine.

Il faut noter que l'égalité SANTÉ = HÔPITAL est fausse : en effet, la Santé commence dans la peau de l'individu, au sein de sa famille, dans son quartier, dans son milieu de travail, de culte, d'apprentissage, etc. Et cet individu ne se retrouve à l'hôpital que s'il est malade, et atteint d'une maladie que l'on n'ait pas pu maîtriser à la maison (par des recettes traditionnelles à base de plantes à portée de main), ni au Centre de Soins de Santé Primaires, ni au Dispensaire, ni auprès du *nganga* auquel sa famille est abonnée. L'hôpital représente le *toit du système de Santé* dont la base reste la famille.

-X-

Le principe fondamental de l'éthique

Être soi-même dans le milieu hospitalier, c'est respecter la vie sous toutes ses formes en vivant au rythme de sa nature. Mais, en réalité, les mots « **respect de la vie** » ne trouvent pas une définition conforme à celle qui est la leur dans la tradition africaine et dans la culture germanique. Albert Schweitzer est fidèle à la culture africaine lorsqu'il donne sens à ces mots, « **respect de la vie** », en allemand, car l'expression française ne traduirait pas suffisamment le caractère effroyable de la vie de ces Africains qui ont peur des représailles des génies qui leur lanceraient des sortilèges s'ils détruisaient vainement les ressources naturelles. Si Schweitzer fait du « **respect de la vie** », le fondement de son éthique, c'est parce qu'il s'agit véritablement d'une conception du monde (Weltanschauung), une métaphysique.

Or, si Schweitzer définit la vie « **comme lutte, comme peine et souffrance** », ou, au contraire, « **comme grâce, chance et possibilités de joie** » ; **comme ce que nous subissons, pâtissons, ou, au contraire, comme action et création-** » **(J.P. Sorg).** C'est en allemand qu'il s'exprime. Et, l'expression qu'il utilise est : *« Ehrfurcht vor dem Leben »*. Le premier mot allemand, *Ehrfurcht*, contient les termes « *ehren* » (*vénérer*) et *fürcht* qui signifie (*crainte*). Jean-Paul Sorg n'hésite donc pas à traduire l'expression « **respect de la vie** » par « **crainte et tremblement devant la vie, crainte et vénération ou crainte respectueuse ou respect craintif de (devant) la vie-** ». On est, dès lors, face à un imaginaire religieux dans lequel le pasteur, mystique, musicien, philosophe et théologien alsacien navigue depuis sa tendre enfance. C'est d'un imaginaire biblique, vétérotestamentaire qui ne laisserait pas insensible toute oreille avertie. Rien d'étonnant si c'est sur les bords de l'Ogooué, en Afrique-Équatoriale française, qu'Albert Schweitzer laisse jaillir des profondeurs de son être cette notion fondamentale de l'éthique en observant les hippopotames, comme il le dit dans son ouvrage *Ma vie et ma pensée,* un jour de septembre 1915. C'était, écrira-t-il, sur le fleuve Ogooué, à proximité des trois îles en face du village des Igendja. Il a été inspiré par une invitation à respecter la vie « à la vue d'une bande d'hippopotames ». Dans un contexte économique où le pays respire au rythme du prélèvement de l'agrume et du braconnage, le philosophe de la vie a le sentiment qu'il est nécessaire à l'homme de vivre une vie conforme à la vie sauvage, dans un environnement plus sauvage que la « nature » domestiquée.

Sans rejeter l'idéologie d'une civilisation qui s'est fait la promesse de faire en sorte que l'homme moderne devienne « la mesure de toute chose », conformément à l'ambition qui tient à le rendre comme « maître et possesseur de la nature », Albert Schweitzer utilise les moyens scientifiques et technologiques susceptibles de l'aider à mieux conserver la Santé.

Pour Schweitzer, la bonne santé résulte d'une **recherche du vivre en harmonie avec la nature**, comme le révèle le trait essentiel de la tradition africaine : les peuples sont essentiellement communautaires et considèrent la vie comme un trait d'union entre l'Homme et la nature, entre l'homme et la Divinité. Les anciens stigmatisent donc tout type de comportement qui viendrait nuire à la cohésion et à l'harmonie entre l'Homme, les Êtres et l'environnement. L'attitude fondamentale se rapporte à son hésitation et à la célébration de ses rites, chose qui montre qu'il observe un comportement respectueux à l'égard de la nature. Le vocabulaire qu'il utilise pour désigner certaines essences est imprégné de son admiration au regard des représentations, de ses sentiments, de ses croyances. De sorte que si 6οφια veut dire à la fois, *science* et *sagesse,* l'Homme de la tradition préfère la sagesse à la science, du point de vue de l'utilisation de l'objet à connaître ou à l'égard duquel notre arrachement à nous-mêmes exige une attitude spécifique qui soit pour ou contre la vie. Il va donc de soi qu'à l'homme est exigé un bon usage de la science, car, comme le disait Rabelais : « science sans conscience n'est que ruine de l'âme ».

Cette *crainte de la vie est* une sorte de volonté de perfection, c'est une certaine *déification* qui repose sur l'acquisition et l'assimilation de plus de force. Voilà un comportement qui se détermine comme une attitude fondamentale de l'Homme de la Tradition. La Santé, et toutes les pratiques soignantes utilisées par le Noir, ne peuvent donc s'expliquer en dehors de ***cet attachement fondamental à la vie vécue***, concrète. **Tempels** a bien compris cet attachement viscéral des **Bantous** à la vie ; « cette vie à laquelle ils sont solidement attachés, le **R.P. Tempels** croit qu'ils la conçoivent, mieux, se l'imaginent, comme force : ***la force vitale*** ». Le tradipraticien serait détenteur de connaissances lui permettant d'identifier ces forces dans la nature, pour les mettre au service de la Santé des individus. ***La maladie est donc une diminution de la force tandis que la santé est soit un équilibre, soit un accroissement de cette force vitale*** qui :

> *N'habiterait pas seulement les personnes humaines, mais aussi tous les êtres de l'univers. Cette force vitale serait la réalité fondamentale, la première du Noir traditionnel, la première traduction conceptuelle et imaginaire de son attachement à la vie ; cette force vitale serait aussi la valeur suprême et cela, c'est l'aspiration fondamentale du cœur attaché à vivre et à vivre toujours.*

On comprend donc que si psychologiquement, en Afrique, l'être est force, cette force vitale inscrit l'homme dans le mouvement même du Monde. Un homme, qui est en équilibre avec ses forces, demeure enraciné dans le Sacré. Ici, l'Homme, dès sa naissance, est inscrit et pris totalement dans un univers qui l'entoure et l'enserre de toutes parts.

Dès ses origines, le sujet – même sans en être conscient – instaure ainsi une relation d'intimité avec son environnement. Inconsciemment, dès qu'il s'éveille à la vie, bien que ne se connaissant pas encore, il entretient une communication émotionnelle avec la nature et le Sacré. C'est précisément ce qui va donner sens aux différentes initiations qu'il subira à travers différents rites de passage, en guise de formation de sa conscience et de la consolidation de son être.

Ce qui est remarquable, c'est que tous les êtres créés respectent cette force existant en chaque être créé, comme le démontre l'expérience suivante, vécue par un ami qui croit en la vertu des plantes.

Un jour qu'il était en forêt, en quête de ses plantes médicinales, il avançait, machette à la main, vers un gros arbre, lorsqu'il s'entendit interpellé : « Pssst ! Pssst ! Pssst ! » Il leva la tête et vit un gros serpent qui était entrain de remonter l'arbre : l'être rampant a eu cette délicatesse d'avertir l'être humain de la présence à lui, l'être rampant, nanti d'une force qui pourrait détruire l'être humain, s'ils « entraient en collision ». Fort de cet avertissement, notre ami collecteur de plantes médicinales, prend la précaution de dévier sa trajectoire, en contournant le gros arbre : pas de rencontre, pas de conflit ; chacun garde sa « force », ses « énergies », en quête de son bien-être !

Cette expérience me rappelle l'attitude du gorille se frappant la poitrine en émettant son cri de guerre, comme pour avertir quiconque oserait l'approcher, qu'il possède une « force » capable d'anéantir celui qui oserait l'affronter !

Il en est de même de la poule-mère qui gonfle, bat des ailes et pousse ses cris pour effrayer tout agresseur éventuel voulant du mal à ses poussins qu'elle protège sous ses ailes.

Ces trois faits mettent en lumière l'une des stratégies de base de la nature : la **PREVENTION**. En effet, pour épargner la vie, « **Mieux vaut prévenir que guérir !** »

On note que la quête des lumières divines est une préoccupation permanente des adeptes des sociétés initiatiques qui, à l'instar du *bwiti*, sont supposées ouvrir à l'Homme la voie qui mène au Divin et comprendre ainsi la marche du monde.

La médecine traditionnelle gabonaise est donc, comme l'ensemble des pratiques culturelles gabonaises, versée dans un même mystère traditionnel. C'est ce qui a fait dire à Prince Birinda que : ***ce que le Tibet est en Asie, le Gabon l'est en Afrique, c'est-à-dire qu'il en est le centre spirituel d'initiation religieuse.*** Nos études sur les rites initiatiques vont donc être trop limitatives, à chaque fois qu'elles ne vont s'intéresser qu'au folklore, sans rechercher les relations intimes que l'initié entretient avec son milieu (plantes, minéraux, animaux, astres, etc.) pour retrouver son équilibre au cœur de l'ordonnancement du monde.

L'équilibre psychique d'un être demeure naturellement fonction de l'ordonnancement du monde en rapport avec le dynamisme intérieur de l'être : lorsque tout se passe bien, il y a comme une confusion entre le sujet et le Monde : **Moi-Monde**. L'équilibre du sujet est, dans cette perspective, en fonction de sa progression dans l'appropriation du Monde symbolique à partir duquel il se désigne comme sujet.

C'est une accession progressive, dans la mesure où, traditionnellement, l'homme vit dans un univers de forces « visibles » et « invisibles ». C'est une conception du Monde que l'on dirait aujourd'hui **écologique** et qui postule la fusion de l'homme avec son milieu ; la réaction que l'homme craint le plus ne serait donc pas celle du végétal ou de l'animal dont il aurait pris la force, mais celle de celui qui a mis cette énergie dans l'animal ou le végétal utilisé. Il lui faut donc une autorisation qui le conduit à recourir à Dieu : d'où la tonalité initiatique, en termes d'exigences, que propose le grand champ de connaissances et de savoirs que représente le domaine de la médecine traditionnelle.

En fait, l'ensemble des pratiques de la médecine traditionnelle nous ouvre sur les soins de santé de l'homme, dans ses multiples dimensions, en fonction de son rôle dans le macrocosme. C'est la raison pour laquelle on peut affirmer que **la médecine universitaire soigne l'homme, mais que la médecine traditionnelle sait soigner l'homme parce qu'elle prend soin de lui dans ses multiples dimensions**.

C'est d'ailleurs en ce sens que l'Organisation Mondiale de la Santé a tenté de donner une définition exhaustive à la médecine traditionnelle. Elle est :

> ***L'ensemble de toutes les connaissances et pratiques, explicables ou non, auxquelles on recourt pour diagnostiquer, prévenir, guérir complètement ou éliminer partiellement un déséquilibre physique, mental ou social,***

en s'appuyant exclusivement sur l'expérience vécue et l'observation transmise de génération en génération, oralement ou par écrit.

Et le Praticien de la médecine traditionnelle est perçu comme :

Une personne « reconnue par la collectivité dans laquelle elle vit, comme étant compétente pour dispenser des soins de Santé grâce à l'emploi de substances végétales, animales ou minérales et d'autres méthodes basées aussi bien sur le fondement socioculturel et religieux que sur les connaissances.

Le diagnostic de l'étiologie traditionnelle

Dans cette perspective, la méthode en usage dans la médecine traditionnelle est essentiellement holistique : on fait d'abord appel à un tradipraticien qui interroge le patient en présence de sa famille.

Cet interrogatoire, presque policier, procède à un examen du comportement social du porteur de la maladie en vue de déterminer les causes extérieures de la maladie. Il s'agit d'un interrogatoire complet, comportant essentiellement deux grands niveaux :

- le niveau personnel, avec examen du corps malade ;
- le second niveau, avec un examen complémentaire, reposant sur des supports magiques ou religieux pouvant exiger une initiation.

Cette méthodologie repose sur un fondement : la croyance en l'équilibre des deux mondes : le monde visible et le monde invisible ; et sur le respect de la morale. Rappelons donc que la compréhension de la maladie, en médecine traditionnelle, est fondée sur une analyse du processus de la maladie.

Le fondement de ce processus consiste en une sanction dès l'inscription de la faute, automatiquement gravée dans la conscience de l'individu fautif : la maladie est prise en charge à l'aune d'une action morale ; le traitement de la maladie doit donc identifier la chute, la rupture d'équilibre pour déterminer les causes de disgrâce qui affectent le bien-être individuel et collectif.

Il y a donc une négation de la maladie par la médecine traditionnelle, contrairement à la médecine scientifique, où elle en est l'unique objet d'étude. En fait, l'examen clinique, qui passe par une analyse rigoureuse des symptômes de la maladie, tient compte d'un principe fondamental :

> ***L'être humain, la personnalité humaine, vit intégré dans la société, dans un environnement, dans un univers qui constitue un tout, sur la base d'un ordonnancement spécifique dont dépend son état de santé.***

Les anciens associaient ainsi les problèmes de santé aux problèmes environnementaux. Car, toute perturbation de l'ordonnancement du monde avait, dans leur esprit, valeur de maladie, tant sur un plan personnel que sur un plan plus global liant l'homme au sacré.

Ontologie de la force

Nous l'avons dit plus haut : la philosophie de la médecine négro-africaine puise sa signification dans une conception des univers peuplés d'êtres-forces. Ces êtres sont rigoureusement hiérarchisés et fondent, par un processus symbolique extrêmement sophistiqué, une médecine magique reposant sur une sagesse dans laquelle le concept de « ***force vitale*** » est déterminant.

C'est le **Révérend Père Tempels** qui, le premier, dans son ouvrage, *La philosophie bantoue*, en a fait la pleine démonstration, en montrant que les charmes magiques que les Luba confectionnent à partir de fragments du monde animal, végétal et minéral, sont utilisés pour inviter un esprit à prêter sa puissance transcendante à celui qui les sollicite.

Énergie et sorcellerie

Il n'est donc pas du tout surprenant de constater, à cet effet, que les Tradipraticiens considèrent que le principe de la Sorcellerie soit indispensable à la construction et au fonctionnement de l'univers. Ce principe se situerait au fondement de toute chose qui existe dans l'univers, au cœur de la terre. Ainsi, lorsque le tradipraticien place ses activités sous le patronage des génies, il se place sous la protection de toute compromission avec l'agent destructeur de la force vitale du patient[80].

Psychologiquement, le tradipraticien et son patient partagent la conviction que les forces invisibles de l'univers agissent, non pas seulement en représentantes de l'Être suprême, mais aussi comme agents purificateurs et réparateurs des désordres inscrits dans le corps et dans l'âme du patient.

Mais ils ont aussi les pratiques de destruction, où la force est utilisée pour rendre malade ou pour tuer. En tout cas, il est toujours question de porter atteinte à l'intégrité physique et spirituelle de l'autre. On va des cas simples à ceux qui ont des résultats très virulents : tout dépend du type d'instruments utilisés pour la fabrication de l'arme et de l'endroit visé selon le sadisme du mécréant. Rien ne qualifie la grandeur et la profondeur de la sournoiserie qui environne l'univers des poseurs des pièges de ***fusils nocturnes***, tant il est extrêmement difficile de les amorcer pour empêcher la détonation qui, elle-même, est aussi discrète que l'intelligence du vicieux qui l'a conçu et déposé pour un individu précis. Si l'on faisait une enquête dans les quartiers de Libreville, ce, auprès des Tradipraticiens, on se rendrait compte que 70% des cas de malades qui se rendent chez ces artistes du domaine de la santé sont suspects d'être victimes d'un **fusil nocturne**. Dans tous les cas, ils ont conscience d'être sujets à une violence indicible qui harasse tout leur être. Ces personnes décrivent, généralement, le caractère extraordinaire de l'apparition, chez elles, d'un mal foudroyant qui épingle leurs articulations. En tout cas, ces personnes ont généralement le sentiment d'être victimes d'une violence physique appliquée à leur corps, une violence due à une cause extérieure. Il est souvent question de force visant à

---

[80] Mais, en termes d'avertissement, c'est point le plus délicat : c'est ici que le pouvoir de la sorcellerie s'exerce et le traitement devient un combat pour la défendre de

démontrer la capacité de nuisance de quelques personnes au sein d'un groupe et, le plus surprenant est que les détenteurs de ces connaissances vampiriques sont souvent consultés discrètement pour solliciter leurs services afin de venir à bout d'un rival, d'un conçurent ou d'un adversaire politique. Ce sont des types d'empoisonnement ou d'envoutement, en tout cas qui dépassent le niveau symbolique et qui sont absolument physiques et destinés à transformer le corps, à le modifier, à le détruire. Les spécialistes de cette sorte de violence sont communément désignés par le qualificatif de « ***jeteurs de sorts*** » ou de « ***mangeurs d'âmes*** ».

En parlant de leurs activités néfastes et au regard de la grandeur de leurs méfaits, l'évêque de Maroua, dans le nord du Cameroun, Mgr Philippe Stevens, les aurait identifiés comme « un des principaux maux de notre société (…), une catastrophe au même titre que l'**Arki** (boisson alcoolisée dangereuse des Fang bulu), le Sida ou la famine »[81]. En raison de cette violence implacable qui galvanise la société africaine, l'imaginaire du mal, dans ce contexte de violence occasionné par des actes de sorcellerie, donne l'approche suivante : La maladie :

> *(...) quelle qu'elle soit (...) presque toujours comme « le résultat d'une volonté ou d'une force extérieure à l'individu : volonté d'esprits invisibles (...), volonté d'êtres humains à l'esprit mauvais et aux pouvoirs redoutables, ou la rencontre avec une force dangereuse*[82].

Donc, la nosologie gabonaise présente un tableau très large des cas de maladie que l'on range dans la catégorie des maladies des Noirs. Pour faire comprendre, signalons qu'Albert de Surgy a travaillé sur les fétiches et avait montré qu'il existe des fétiches et des recettes magiques comportant une force dont la finalité est de rendre malade ou de neutraliser une force

---

[81] Cf. LUNEAU (R) : *Comprendre l'Afrique…*, Paris, Karthala, 2002, p.44

[82] TRINCAZ (J.) : « *Mythes, sens et représentations de la maladie chez les Mancagnes du Sénégal », *Psychologie Africaine, vol. IX, n°1, 1973, p.82

malveillante. Ce sont ces fétiches qu'il appelle ***fusil nocturne***. Il dit que :

> *Il existe un **ama** que l'on froisse et que l'on enterre ou dissimule devant le passage de quelqu'un, par exemple au seuil de sa porte ! Dès lors que le sujet visé enjambe cet **ama**, il est frappé d'étourdissement ou de paralysie qui le fait tomber par terre et se blesser. Un devin pourra détecter que l'accident...*

La problématique de la Santé et de la maladie s'explique alors à partir d'un imaginaire qui atteste l'habileté pour l'homme d'influencer et de manipuler, à l'aide des propriétés occultes, des objets.

Dans ce cas, le tradipraticien et le Sorcier sont des individus qui maîtrisent les sources d'émission des influences. C'est la raison pour laquelle il convient de souligner que, depuis les origines, la Société traditionnelle africaine pose la problématique de la santé en rapport avec celle relative à l'environnement, ce que nous verrons bientôt en analysant le mythe de l'évus.

La maladie est perçue naturellement comme une rupture d'équilibre entre un univers humanisé (le village) et un univers sacré (la forêt) abritant toutes les forces invisibles, mais détenteur des connaissances des trois règnes de la nature.

Le pouvoir de guérison se détermine comme l'expression du pouvoir du monde végétal : il s'agit de la force contenue dans les arbres, les arbustes, les plantes et les fruits comestibles. On prend possession de cette force de guérison par l'extraction de certains sucs, de vin et on associe savamment ces substances végétales à des composantes du règne animal avant de projeter sur le tout, son souffle (la parole) qui donne sens et pouvoir d'action au mélange obtenu.

C'est ainsi que les remèdes utilisés dans la médecine négro-africaine sont un ensemble de décoctions, de cataplasmes, de fumigations, etc. Cette pharmacopée est riche et soutenue par une capacité d'observation minutieuse, véritable démarche scientifique. Il suffit d'observer le recours aux inhalations dans le soin de la toux, pour s'en convaincre. On peut très bien être surpris des résultats que l'on obtient dans cette médecine et avec une explication d'apparence irrationnelle.

On découvre, ainsi, que la visée du mythe est scientifique, puisque le discours mythologique renvoie à une pratique rigoureuse de la phytothérapie et de la pharmacopée, fondements rationnels de la médecine traditionnelle. C'est par des solutions scientifiques que nous trouvons des solutions aux différents troubles qui surgissent dans le cours de l'existence individuelle de la personne devenue malade et dans les rapports entre les différentes composantes de la Société traditionnelle.

Des troubles à la quête de l'ordre

La maladie implique un ensemble de troubles qui ne sont plus à l'aune de l'état normal de l'homme et qu'il convient de soigner, c'est-à-dire que le spécialiste doit utiliser ses connaissances et son savoir-faire pour rétablir l'ordre primordial dans l'organisme de l'homme en soi et de l'homme intégré dans l'univers. Toute maladie, voire tout malheur, de même que toute épreuve qui surgit dans sa vie, résulte d'un acte volontaire ou involontaire ayant contribué à mettre l'équilibre primordial en péril. On parle alors de la provocation d'une ou de plusieurs Divinités ; les symptômes qui surgissent sur la personne du malade ne sont donc que les conséquences de ce déséquilibre, lesquelles conséquences sont, le plus souvent, considérées comme la punition de la faute ayant entraîné le déséquilibre.

Cet imaginaire repose sur la croyance au fait que les forces du cosmos, dans leurs diversités, participent globalement de cette recherche permanente de l'ordre. C'est la raison pour laquelle l'Homme, intégré dans ce tout, doit rechercher la Sagesse, en visant l'immortalité contre toute chose mortelle. Le Mvet-, épopée fang, pose cette quête permanente de l'immortalité comme l'objet de la lutte que tout homme doit mener pour vivre dans le respect des principes. Ce monde qui s'étale sous notre regard, tout dominé qu'il est par de multiples éléments conflictuels, repose sur une immortelle nécessité :

l'ordre selon la volonté du grand architecte de l'univers visible et invisible. Cela dit, au regard du lien sacré des choses, la maladie est perçue sans doute comme la conséquence d'un incident de parcours survenu au cœur de cet aménagement naturel du monde.

C'est ce qui explique que la maladie soit, en premier lieu, vue selon la qualité des rapports de l'être avec le tout. La médecine apparaît, en conséquence, comme un tout consubstantiel à l'existence d'un être humain plongé dans la nature sacrée et dans l'Univers organisé et équilibré.

Fondée sur cet ordonnancement de l'Univers, la démarche de guérison, en médecine traditionnelle, développe une méthode d'investigation qui recoupe en de nombreux points la procédure de diagnostic médical en usage en médecine occidentale moderne. Le premier niveau de l'examen consiste en un interrogatoire qui vise à savoir si la conscience du patient est en conformité avec l'équilibre primordial de la nature sacrée. On recherche les circonstances de la parution des symptômes, des troubles, voire les antécédents personnels ou familiaux. Ici, on affirme que le malheur ne vient jamais de loin, il passe toujours par un individu avec lequel nous sommes liés, ce, précisément dans les rapports traditionnels que l'homme africain entretient avec Dieu.

Cette conjoncture éthique et religieuse, fondement de la médecine traditionnelle, pourrait nous amener à commettre des erreurs en pensant qu'il existe un Homme africain représentant un type de croyance valable pour toute l'Afrique, du Nord au Sud et de l'Est à Ouest. Donc, qu'il existerait une seule médecine traditionnelle valable pour toute l'Afrique, qu'il s'agisse des habitants du bassin méditerranéen ou des côtes atlantiques et du Sahara qui voisine avec celui du Sahel ! Non, c'est une erreur : autant de types de caractères, de comportements, autant d'ethnies, autant de formes religieuses traditionnelles. Dans cette perspective, l'étude de la médecine traditionnelle implique que l'on traite rigoureusement des différentes formes de médecines adoptées dans chaque région séparément, en fonction des pratiques religieuses qui y existent.

La médecine traditionnelle comporte des aspects complexes qui intéressent quelquefois l'ésotérisme et bien d'autres sciences connexes qui participent d'ailleurs très valablement de la notion de traitement médical au sens large. Toutes ces connaissances sont utilisées dès lors que l'équilibre est interrompu et qu'il importe de le rétablir dans la vie d'un individu devenu malade.

Pour le docteur Maka, médecin allopathe, initié à la médecine verte qu'il pratique avec la même dextérité, la médecine traditionnelle, au regard de ce que nous venons de dire plus haut, est une médecine causale : elle respecte la méthodologie de nos ancêtres. Poursuivant, il affirmera dans notre entretien du 27 janvier 2012 en présence du professeur Donatien Mavoungou que :

> *C'est une médecine causale : vous ne pouvez traiter personne si vous n'avez pas expressément identifié la cause profonde de la pathologie et cette cause n'est pas seulement biochimique ou bactérienne, etc. Avant d'être chair, vous êtes d'abord esprit : il faut donc aller voir ce qui a provoqué la maladie. Il est nécessaire de creuser pour trouver la chose et, lorsqu'on a trouvé, on s'attaque à la cause et la personne retrouve son équilibre. Cette collaboration est lumineuse et nous avons tout intérêt à nous rapprocher de ces praticiens de la médecine verte pour acquérir un surplus de connaissances utiles pour notre pratique.*

Du point de vue de l'éthique, la médecine traditionnelle constitue une réserve importante pour une morale qui pourrait rétablir l'équilibre social si tant est que les sociétés africaines, aujourd'hui très corrompues, considèrent que la transgression des usages et des coutumes, consacrées par une longue tradition, conduit inéluctablement à des maladies et à des perturbations de la vie sociale.

Une herméneutique

Voici une médecine scientifique, plongeant ses racines dans la culture africaine : ***Elle s'inscrit globalement dans une culture qui définit l'homme comme un être fondamentalement métaphysique*****, en ce sens que la dimension spirituelle et cosmique de sa vie subsiste au-delà de la mort. Au-delà de la matérialité, la tradition africaine propose une médecine**

dont les pratiques permettent de prendre en charge l'homme considéré comme *un tout composé d'éléments distincts, mais étroitement liés et tributaires les uns des autres*. S'il est vrai qu'une telle approche ne se confond pas à celle d'une biomédecine marquée par des sciences positives, expérimentales et matérialistes, il n'en demeure cependant pas moins vrai qu'elle promeut, elle aussi, un type de praticien qui, lui aussi, est un observateur, un examinateur et un scrutateur : un savant.

En effet, comme le Médecin scientifique, le Tradithérapeute observe les signes cliniques et vise naturellement tout ce qui est enfoui dans le tréfonds de la manifestation de la maladie et qui ne se distingue pas immédiatement dans une forme ou une matière spécifique ou dans l'un des quelconques des autres accidents et que le non-initié désigne, par convention : « ***non-être*** ». Le Médecin Traditionnel estime que la totalité, faite de « ***l'être*** » et du « ***non-être*** », se conçoit à travers les symboles qui, en fait, varient, selon les pratiques culturelles.

Son utilisation des symboles ne correspond pas à celle qui est en usage dans la médecine moderne, pour une raison simple : les images *primitives* sont concrètes et présentent une réalité qui les dépasse. Ces images participent même de la nature de ladite réalité ; car le symbole primitif revendique une identité avec la réalité transcendante (un esprit). Devant un patient, c'est un monde dualiste qui s'ouvre en face d'une équipe soignante qui doit se charger de débusquer la chose cachée et qui constitue la cause de la maladie. Cette démarche, qui part des aspects cliniques à la recherche des causes spirituelles, comporte nécessairement une dimension éthique : il s'agit de voir si le malade a contracté la maladie par son fait, ou par accident, ou du fait de la nuisance d'autrui.

Ce qui rend possible cette démarche, ce n'est pas la raison dialectique, mais une herméneutique de l'image symbolique, puisque le tradithérapeute utilise le symbolisme pour rendre visibles et intelligibles les puissances invisibles et incompréhensibles rationnellement. Ce mode de rationalité répond à un impératif consécutif à la vision du monde qui rend nécessaire cette pratique de soins, car il permet au praticien d'évoquer, avec autant de vigueur et d'assurance que d'exactitude, la nature essentielle de certaines maladies qu'il décrit souvent avec beaucoup de précision.

Il y a un adage populaire qui dit, « ***il ne faut pas regarder là où on a chuté, mais il faut bien scruter l'endroit où l'on a buté*** ». Ce propos témoigne de la volonté de rechercher la cause première dont la maladie n'est que la conséquence : la réalité matérielle d'une pathologie n'est, en fait, qu'une manifestation de ce qui se produit dans l'invisible. Il va donc de soi que l'on considère qu'une maladie peut durer dans un organisme tant que la manipulation de la part des malveillants perdure. Il faut donc couper le lien avec les malveillants pour rendre possible le processus de la guérison : c'est ce que l'on appelle, au Gabon, **la *coupure de corde***.

La prédiction médicale

En sa dimension prédictive, la médecine a la capacité de déterminer, à partir d'éléments existants, ce qui pourrait se produire comme troubles dans l'avenir. Dans cette perceptive, la médecine traditionnelle détermine le diagnostic à travers les signes zodiacaux, mais aussi avec les éléments de la nature, à travers leur symbolisme. C'est à partir du positionnement naturel d'un individu, selon ses connexions multiples dans l'ordonnancement général du monde et conformément à l'organisation des symboles (éléments : le Soleil, la Lune, les Vents, l'Eau, le Végétal, le Ciel et la Terre) que l'on détermine les maux et la nature des pathologies.

Les éléments se présentent comme les acteurs privilégiés d'un langage d'une réalité transcendantale : ce sont des signifiants en appel du signifié. Ils tiennent, ainsi, un rôle marqué dans les pratiques de guérison de la médecine traditionnelle, en jouant un rôle central dans le traitement de la maladie. Nous pouvons voir comment s'articulent et font texte tous les éléments de cet Univers thérapeutique traditionnel, où la Terre est perçue comme un Temple sacré.

Parler de la nature comme d'un Univers sacré dans lequel on introduit une personne malade qui y entre en vue de se laisser réparer, on se situe, ici, dans une disposition d'esprit propre à la

Renaissance[83]. De cette époque, et à titre exceptionnel, un auteur retient notre attention : **Pic de la Mirandole** (1463-1494). Celui-ci nous présente la nature comme l'Œuvre sacrée d'un Architecte Bienveillant.

La nature ne serait pas le fait d'un hasard, mais d'une œuvre construite sur des bases rigoureuses. Elle est une disposition divine et **Jean Pic de La Mirandole** la présente sous la forme d'un habitacle. Elle deviendra, sous cette inspiration, ***''le Temple où de vivants piliers laissent paraître de bonnes odeurs d'encens''***. La nature est une construction destinée à abriter l'Homme. **Jean Pic de La Mirandole** disait que :

> *Déjà Dieu, Père et Architecte suprême, avait construit avec les lois d'une sagesse secrète cette demeure du monde que nous voyons, auguste temple de sa divinité : il avait orné d'esprits la région supra-céleste, il avait vivifié d'âmes éternelles les plus éthérés, il avait rempli d'une foule d'êtres de tout genre les parties excrémentielles et boueuses du monde inférieur*[84].

Aller dans la nature, c'est se rapprocher d'un Dieu se présentant comme un constructeur, un architecte. Cette nature est organisée. Et l'homme, dans cet habitacle, exerce sa liberté, de sorte que la liberté, à l'époque de la Renaissance, est une valeur noble. Il faut sans aucun doute remarquer que la vision de la nature, pendant la Renaissance, sera tout aussi marquée d'alchimie, de magie, de mysticisme et de peur des sorciers. Si les penseurs libèrent l'image de la nature de celle que lui confère la théologie, il est pertinent de constater que la Renaissance offre aussi une image de la nature empreinte de forces mystérieuses. Les grands penseurs sont souvent menacés de superstition, de croyance en la magie : ce qui explique que la magie et l'astrologie furent souvent convoquées par des savants qui analysaient ou interprétaient la nature. Alors, le mécanisme fournira une explication du monde au siècle qui va suivre.

---

[83] Effet de comparaison et même si « comparaison n'est pas raison »

[84] PIC de La MIRANDOLE (J) : *De la dignité de l'homme*, trad. D'Y. Hersant, Combas, Ed. de l'Eclat, 1993, p. 5.

Certains alchimistes ne trouvent aucune loi dans la nature. C'est le cas de Paracelse. Pour Paracelse, la nature ne peut être conçue tel un corps régi par des lois. Médecin qu'il est, il préfère concevoir la nature comme une force vitale et magique.

Cette force est productrice, créatrice, transformatrice des êtres qui sont ses enfants. Cela dit, la nature a une double réalité : elle est un macrocosme et un microcosme qui font que tout est finalement double dans la nature. Rupert Sheldrake a lui aussi remarqué cette vision magique de l'image de la nature, à la Renaissance.

Une des caractéristiques les plus surprenantes de la révolution scientifique est le fait qu'elle se produisit dans un climat intellectuel imprégné d'alchimie, de magie, de mysticisme et de peur généralisée des sorciers [85].

Dans ce climat fétichiste, la nature a une image visible et palpable d'un côté, et une image invisible et intangible, de l'autre. On a tendance à estimer que l'univers astral commande le monde visible. En clair, les conditions d'intelligibilité de la nature sont l'Astrologie, la Magie et l'Alchimie. Cette image n'est pas le propre de l'Occident, d'autant plus que, même dans l'Afrique actuelle, on la retrouve dans les us et les mœurs. On parle de la grandeur de la nature parce qu'on a foi en ses vertus et l'on pense qu'elle agit sur tous les êtres. Cela explique que l'on s'y introduise, dans les cas les plus désespérés, pour solliciter son aide. Les pratiques thérapeutiques africaines, appuyées par une représentation qui caractérise le dynamisme de la nature par la perception de l'énergie comme ''force'', justifient la nécessité de leur réalisation au cœur de la forêt, loin de la civilisation. La nature est donc un véritable Temple, aussi bien pour le poète européen que pour les tradipraticiens négro-africains. Elle est le privilège des dieux, leur habitacle :

La nature est un temple où de vivants piliers
Laissent parfois sortir de confuses paroles ;

---

[85] SHELDRAKE Rupert, *L'âme de la nature*, Paris, Albin Michel, 2001, p. 51.

L'homme y passe à travers des forêts de symboles
Qui l'observent avec des regards familiers.
Comme de longs échos qui de loin se confondent
Dans une ténébreuse et profonde unité,
Vaste comme la nuit et comme la clarté,
Les parfums, les couleurs et les sons se répondent.
Il est des parfums frais comme des chairs d'enfants,
Doux comme les hautbois, verts comme les prairies
Et d'autres, corrompus, riches et triomphants
Ayant l'expression des choses infinies,
Comme l'arbre, le musc, le benjoin et l'encens,
Qui chante les transports de l'esprit et des sens.

Charles Baudelaire

La nature est un temple, parce qu'elle préserve, au sein de ses forêts, la familiarité originelle qui produit des analogies entre différentes choses. Et c'est dans ce Temple que se pratiquent les soins, ce, parce que les éléments se correspondent par une analogie symbolique où chaque chose est davantage liée aux autres « par un lien de parenté[86] ». Mais, pourquoi ? Parce que toute activité, en contexte négro-africain, notamment dans la détermination du diagnostic ainsi que pour ce qui est de la recherche des remèdes, se situe dans le prolongement de la perception. La découverte du remède ou de la solution au problème posé relève de l'observation de ce monde visible et sensible qui, semble-t-il, présente quelques analogies avec l'Univers invisible.

La médecine traditionnelle étant une science d'observation, on comprend sans difficulté que l'attention de ses acteurs porte essentiellement sur des réalités cosmiques qui rythment notre existence. Dans ce cas, comment leur apparaissent les éléments pour qu'ils en tiennent compte dans la construction de leurs

---

86 HARRISSON (R.) : *Forêts, Essai sur l'imaginaire occidental*, Paris, Champs Flammarion, 1992, p. 259.

diagnostics, du traitement de la maladie et dans les voyages extracorporels, véritables intrusions obligatoires dans l'invisible ?

Une médecine du Sacré

Au regard de ce qui vient d'être dit sur le symbolisme des éléments entrant en ligne de compte dans la thérapeutique traditionnelle, nous avons une explication pour l'orientation d'une médecine du sacré. Ce monde sacré et ordonné apparaît comme un tout ordonné, à travers lequel la vie se donne simultanément en provenance de ces diverses origines. L'individu reçoit les multiples influences de ces différents éléments, depuis sa conception dans le ventre de sa mère et tout au long de la trajectoire qui le mène de la naissance à la mort.

La lecture rigoureuse de cette trajectoire conduit le Tradipraticien expérimenté à démasquer le moment de l'installation des troubles qui émanent de la conjonction mal coordonnée des forces cosmiques. Cette absence de coordination et de digestion des énergies entraîne généralement des perturbations qui provoquent des défaillances dans le fonctionnement de l'organisme. La démarche initiatique apparaît comme l'ultime démarche au cours de laquelle l'individu perturbé va à la quête de sa propre existence : **il cherche essentiellement à réorganiser ses facultés vitales.**

C'est la raison pour laquelle, lors de la consultation, on expliquera à la personne, sur la base des indices rassemblés, les causes de ses troubles et on lui indiquera la procédure à suivre pour se soigner : l'initiation comme moyen de clarification de l'origine des troubles.

Illustration de la consultation

Madame, *s'agit-il d'un examen systématique de la personne en partant, d'une part, de ce qu'elle a de plus intime, c'est-à-dire de son sang, son nom, son prénom et sa naissance ? Pourquoi dit-on que la naissance occupe une place déterminante dans la détermination des pathologies, dans les rites initiatiques thérapeutiques et traditionnels gabonais ?*

***Monsieur**, c'est la naissance. Tout part de la base, de la conception de la personne ; le diagnostic commence par une analyse des données de la naissance et tient compte des origines. On a donc besoin de connaître le nom, le prénom, le lieu et la date de naissance, le pays où l'on a vu le jour ; tout cela est en rapport avec la naissance. Le nom que les parents nous ont donné à la naissance est celui d'un parent cher que l'on voudrait revoir vivre à travers nous. Ce nom peut transporter un karma que quelqu'un de la septième génération peut finalement payer. Le fait est que, et la génétique le prouve maintenant, nous portons en nous l'histoire des maladies, l'histoire des disgrâces, l'histoire des aventures, l'histoire des bonnes œuvres réalisées par nos ancêtres et nous assumons à notre insu cette histoire vivante et qui conditionne le cours de notre existence. Telle est l'importance de la généalogie : elle nous permet de dire qui nous sommes et comment nous sommes devenus ce que nous sommes, grâce et à partir de qui nous pouvons, donc, payer le karma de nos ancêtres lointains et souffrir de pathologies que l'on ne peut soigner que si nous en connaissons l'origine : ce n'est donc que par un examen systématique de notre histoire spirituelle par les voies d'une quête spirituelle que nous pouvons détecter ces causes et délivrer le patient par des moyens appropriés.*

***Monsieur** : Nous sommes ici en phase avec une science généalogique, notamment la psychogénéalogie qui nous interpelle sur la vie de nos aïeux. C'est du moins la thèse affirmée par Anne Ancelin SCHÜTSENBERGER. Il apparaît que les conflits familiaux trouveraient leur origine dans l'histoire de notre vie familiale. Car, elle atteste dans ses thèses que nos aïeux vivent en nous et que nous pouvons être perturbés par leurs problèmes, pendant toute notre vie. Est-ce exactement ce que votre pratique atteste ? Par ailleurs, comment vous situez l'homme dans cette histoire ?*

***Madame :** C'est exact, monsieur. L'homme en lui-même est un être qui vient au monde pour être situé dans un environnement d'abord humain, pour qu'il se construise et se réalise en se reproduisant. Pour parvenir à cette* *réalisation, il doit avoir une compagne et, en fonction des différentes données qui se connectent au niveau astral, ce projet de vie arrive à son terme. L'homme est donc d'abord fait pour la réalisation d'un projet social commun, selon la communauté dans laquelle il évolue. Il doit alors apporter sa contribution dans l'évolution de la société, en réalisant ses projets personnels et qui sont en rapport avec la demande sociale. Pour y parvenir, il faut une compagne qui lui soit compatible ; si elle n'est pas compatible, la construction est impossible.*

-XI-

La nature comme instance du remède

« Dis-moi ce que tu penses de la nature et je te dirai qui tu es » : c'est la manière dont on vit avec la nature qui détermine nos aspirations, notre vie intérieure. Il existe, certes, une affirmation d'une identité de nature pour tous les peuples de la terre ; il subsiste cependant des différences, en fonction de leurs représentations du monde.

Dans leurs différentes représentations, les peuples usent du symbolisme en utilisant des éléments cosmiques. À partir de la signification qu'ils donnent au Ciel, à la Terre, à l'Eau, au Feu, au Vent, les peuples de tous les continents ont d'abord entretenu avec la nature des rapports totalement différents de ceux que préconisent la science et la mentalité technologique de la modernité.

Bien qu'arbitraire, parce qu'elle implique une évolution du phénomène religieux, on peut trouver différentes considérations par la classification des hiérophantes chez tous les peuples. Cette hiérarchisation, qui va du plus simple au plus complexe, nous amène à comprendre l'universalité du symbolisme et de l'idée d'animation dans la nature.

Avec M. Eliade, on peut localiser et faire l'exposition des **hiérophantes** les plus élémentaires (mana, l'insolite, etc.) pour passer ensuite au totémisme, au fétichisme, au culte de la nature ou des esprits, puis aux dieux et aux démons, et aboutir finalement à la notion monothéiste de Dieu. L'homme qui use du symbolisme n'est pas face au monde, à l'analyser, à le disséquer, à le dompter. Il cherche à épouser l'essence et le mouvement de toute chose, à s'identifier au monde. Il ne s'identifie pas, mais il ne peut envisager son existence en dehors de son environnement naturel, en conformité avec les forces qui soutiennent son équilibre. Ces forces-là, il les consomme à travers la plante, les rochers, les cours d'eau qu'il considère comme sacrés ou non.

Du visible à l'invisible

Pour les *nganga* du Gabon, le visible lui-même naît de l'invisible, comme le jour provient de la nuit. Devenir adepte de la médecine traditionnelle africaine n'est pas une simple pétition de principe, mais un véritable engagement tant dans la connaissance des principes du monde, des forces physiques, que dans l'organisation du cosmos à travers des croyances. D'ailleurs, aux fins de poser un diagnostic pertinent lors d'une consultation en médecine traditionnelle, la divination fait explicitement référence aux croyances et aux pratiques religieuses qui posent le monde des actions invisibles comme lieu du surgissement de tout événement visible.

Dès lors, l'invisible renvoie à l'intelligible, c'est-à-dire à l'intelligence, à l'âme et, par conséquent, à ce qui est de nature spirituelle. En toute médecine traditionnelle, la présence de l'invisible est prégnante et l'évocation des génies ou d'autres entités spirituelles montre que ***la médecine traditionnelle est une médecine qui rapproche l'homme du Divin.***

Environnement et pauvreté

Dans tous les cas, la lutte pour la sauvegarde de l'environnement implique un changement du mode de gestion des ressources, et cela suppose un engagement pour la lutte contre la pauvreté. Car, la disparition de la nature consacre celle d'une humanité particulière : les pauvres, cette catégorie qui couvre 98 % de la population sur 2 % de riches concentrant entre leurs mains la presque totalité des biens de la nation. En ce sens, on peut dire du Gabon ce que Taladidia Thiombiano a dit de Ouagadougou :

> *Les pauvres dépendent presque à 100 % de la base des ressources naturelles pour satisfaire leurs besoins fondamentaux et, sur le continent, ces ressources*

*disparaissent rapidement. De ce fait, les pauvres sont de plus en plus en danger.*87

La loi de la rationalité commande donc aux hommes de se faire rigueur en s'amputant d'une dimension existentielle tout aussi importante que celle de l'imaginaire. La compréhension des phénomènes de la nature par la rationalité répond à une nécessité, celle de proposer des explications rationnelles qui dénoncent le mythe. Le propre du mythe est de provoquer la sensibilité en prétendant rendre compte des origines par l'intervention des forces divines. Ce qui, en grec, est le propre de la mythologie et de la théologie, alors que la philosophie, se maintenant comme principe d'hostilité aux fables, a le devoir de critiquer les chimères d'Homère. Pourtant cette hostilité, que la philosophie engage contre le mythe et la sensibilité, doit être entendue comme une lutte contre la vie, dans la mesure où la sensibilité est l'expression de la vie dans la nature. Dans ce cas, faire confiance aux sens, c'est s'en tenir à la vie, à ce que l'on éprouve, mais c'est aussi se laisser plonger dans une sorte de méconnaissance des choses et de soi-même.

Toutefois, il faut rappeler que chez Aristote, la physique étudie effectivement la substance naturelle et la nature est en quelque sorte l'âme et le principe de vie propre au monde. Il n'est pas question d'un rejet de la nature, car c'est véritablement elle qui est en cause. C'est pour cette raison qui Aristote commence, au début de la *physique,* par la prise en compte de ce qui fait que la substance naturelle est pensée comme naturelle. Celle-ci, selon lui, renferme, en elle-même, une nature qui est principe et cause de son mouvement ou de son repos. Et, ce qui est renfermé et qui est aussi le principe et la cause de ce mouvement et de ce repos, c'est la vie de l'être considérée comme étant la choséité de la chose. En d'autres termes, la destruction de ce principe entraîne la perturbation de la nature du mouvement et du repos. Et si Aristote insiste fortement sur la différence entre « les êtres qui sont par nature,

---

87THIOMBIANO (T.) : *Économie de l'environnement et des ressources naturelles,* Paris, 2004, p. 27.

les animaux, les plantes et les corps simples… », d'une part, et celles qui « n'existent pas par nature », d'autre part, c'est justement pour indiquer que : « **chaque être naturel, en effet, a en soi même un principe de mouvement et de fixité, les uns quant au lieu, les autres quant à l'accroissement et au décroissement, d'autres quant à l'altération**…. »[88]. Ainsi, en s'attaquant au principe de la chose naturelle, on agit sur sa nature et cela ne peut ne pas avoir de conséquences positives ou négatives sur l'ensemble des choses naturelles dans la mesure où la nature est considérée par Aristote comme un *cosmos,* un tout organisé.

Or la science nouvelle, à la fin du XVIe siècle, va bouleverser la physionomie du monde en s'attaquant justement au principe de toutes choses, afin de dominer la nature et la modifier à volonté. L'intervention des mathématiques dans l'univers de la conception des choses n'a pas d'autres sens que celui de conférer à l'homme une maîtrise sur le monde. Désormais, le réel n'est plus ce que l'homme voit autour de lui, mais ce qu'il pense rationnellement et qu'il exprime par le langage abstrait des mathématiques. Mais il croit certainement que ce qu'il pense est véritablement la nature, ce qui peut s'avérer faux : c'est d'ailleurs pour cette raison qu'il met ses jugements théoriques à l'épreuve.

D'où la floraison de l'idée d'un « discours de la méthode » au XVIe siècle et le virement de la *technè*, l'art, en *technique.* Autrement dit, si le but originaire de la technique était essentiellement pratique, celle-ci est désormais intégrée à la construction du savoir scientifique, faisant ainsi que certains arts à l'instar de l'art médical et de l'architecture, se considèrent comme des sciences. Désormais, **la destruction de la nature va au rythme du développement de la science, lequel développement est étroitement associé à celui de la technique et qui risque de supplanter la science.**

---

[88] ARISTOTE: *Physique,* II, 1, 192 *b* 8 ; trad. De H. Carteron, Paris, Belles Lettres, 1961.

Cette idée avait pour enjeu spécifique d'aider l'homme à se méfier des constructions abstraites et d'améliorer la pertinence des instruments et des concepts qu'il fallait soumettre au contrôle de la raison. L'histoire ne nous conduit-elle pas à reconnaître que l'homme est, d'une certaine manière, façonné par la vision générale du monde de son groupe ?

Pour Alexandre Koyré (1882 – 1964), l'étude de la pensée philosophique et scientifique du XVIe siècle et du XVIIe siècle laisse apparaître que « **l'esprit humain ou, tout au moins, l'esprit européen, a subi – ou accompli – une révolution spirituelle très profonde, révolution qui modifia les fondements et les cadres mêmes de notre pensée, et dont la science moderne est à la fois la racine et le fruit** »[89].

Le monde entier se rend bien compte que ce tournant idéologique pose absolument des problèmes, notamment en ce qui concerne les catastrophes naturelles. Aucun pays du monde n'est à l'abri d'événements désastreux, aux conséquences lourdes aussi bien sur la structure et le fonctionnement des écosystèmes affectés. Il y a même une dégradation parfois irréversible des ressources naturelles biologiques.

En effet, les instruments des sciences et des techniques ont produit deux catégories de sinistres que nous connaissons aujourd'hui : certaines naissent du fait des raz–de-marée - le cas de l'Asie du Sud-Est ; d'autres proviennent des changements climatiques. En s'interrogeant sur les causes, on distingue : celles qui sont purement naturelles, à savoir les éruptions volcaniques et les raz-de-marée ; et des causes dites anthropiques, celles-ci viennent augmenter l'importance des causes naturelles.

En fait, depuis 50 ans, la température sur la surface de la Terre est en augmentation et cela engendre de grands bouleversements. La première manifestation de ces bouleversements se manifeste à travers les changements climatiques, bien que la hausse de la température terrestre n'ait

---

89 KOYRE (A), *Du monde clos à l'univers infini,* Paris, Gallimard, 1973, p.9.

été que de 0,6° en moyenne, dans la deuxième moitié du XXe siècle. Ces catastrophes engendrent des pertes :

Selon les premières estimations, les grandes catastrophes vont coûter en 2004, sans compter le tsunami, 42 milliards de dollars, soit 31,3 milliards d'euros aux assureurs. À titre de comparaison, les assureurs ont payé en 2003 18,5 milliards de dollars. En 2001, qui a connu l'attentat du Wall Street Center, ils ont payé 37 milliards de dollars ; en 1999, où il y a eu de grosses tempêtes, 36 milliards de dollars.

Au total, 300 catastrophes naturelles et technologiques ont été enregistrées en 2004 à travers le monde, entraînant un préjudice d'environ 105 milliards de dollars (78,34 milliards d'euros) ; 21 000 personnes sont décédées. Ce sont les États-Unis et le Japon qui ont eu les sinistres les plus coûteux du fait des ouragans[90].

De toutes les façons, c'est avec Galilée et Descartes que l'idéologie de la conquête et productrice de la barbarie trouve sa source et aboutit à ce basculement du monde. Ce basculement est lui-même le basculement de la vie dont la valeur à travers les choses n'est pas suffisamment prise en compte au regard de l'intérêt utilitariste.

C'est ce que Michel Henry appelle « idéologie de la barbarie ». Il s'agit de toutes les pensées qui « se vivent et s'éprouvent comme savoir de l'être "réel" et "vrai" dans le temps même où, se préoccupant de façon exclusive de l'être objectif, c'est-à-dire de ce qui peut et doit être apporté devant elles par le biais de leurs procédures, elles font abstraction de la vie absolue, le seul être et vrai de l'individu transcendantal que nous sommes [91]».

Or la vie absolue de l'homme ne peut véritablement être respectée que si l'on tient compte de l'environnement que le dispositif instrumental de l'action scientifique et technique

---

[90] LEPAGE (C) : *Santé et Environnement. L'Abécédaire,* Paris, Jacques-Marie Laffont, 2005, pp. 99-100.
[91] HENRY (M.) : *La barbarie,* Paris, 1987, p. 131.

détruit considérablement depuis un demi-siècle. Ce qui se passe, c'est que l'action de l'homme n'obéit plus totalement aux prescriptions de la vie et l'on peut de nouveau condamner Galilée à cause du fait qu'il est le véritable père de la physique moderne, une physique qui induit une technique qui n'est plus l'expression de la vie, une mise en œuvre des pouvoirs du corps subjectif et ainsi que des formes premières de la vie.

Cette physique a une date de naissance : elle est née à Florence en 1662 avec la publication de Galilée : *Dialogue sur les deux grands systèmes du monde.* Dans cet ouvrage magistral, Galilée expose une conception nouvelle du mouvement et du repos. Sa théorie est incompatible avec les thèses défendues par l'ancienne mécanique. Le texte interroge la différence entre le mouvement et le repos (thèse aristotélicienne).

En fait, chez Aristote, il y a un privilège ontologique accordé au repos : un corps est dit au repos si celui-ci est effectivement installé en son lieu naturel, en sachant bien que ce lieu lui-même participe de l'identité du corps auquel il a affaire. Cette identité correspond à un ordre général de la nature. Il s'ensuit que le mouvement n'est que provisoire et, donc, que mouvement et repos, selon Galilée, sont de même nature.

En bon disciple d'Archimède et de Platon, Galilée croit fondamentalement que la nature est véritablement un livre écrit en caractères géométriques ; il ne reste à l'homme qu'une seule chose : enregistrer et lire ces caractères. De fait, la géométrie devient la véritable ontologie de la nature. L'espace devient donc, pour la physique moderne, le problème fondamental du développement. La pensée d'Auguste Comte a permis, justement de comprendre qu'**il n'est pas possible de comprendre l'homme en dehors de son milieu et que l'équilibre d'un être vivant dépend de l'harmonie entre le sujet et le milieu. L'harmonie entre le sujet et son milieu est une caractéristique fondamentale pour l'épanouissement de l'être**.

Or, les motivations de la science moderne ne permettent pas d'intégrer le milieu dans les préoccupations du technicien, c'est le propre de la science galiléenne. Dans son ouvrage, *l'Essayeur*

(1623)[92], Galilée affirme qu'il lui est possible de faire abstraction, par la pensée, de la couleur, de la consistance, du goût d'un objet, mais pas de sa forme : l'imaginer sans forme c'est le réduire à néant. En un mot, Galilée supprime, par le jeu de la pensée, la vie au cœur des choses.

Du principe de l'ontologie galiléenne, on tire un corollaire d'une extrême importance : du fait que les objets physiques sont essentiellement des formes en mouvement, il est possible de connaître et d'expliquer leurs aventures indépendamment de se préoccuper de connaître la substance des choses ; elle se contentait d'en déterminer les relations précises. Il s'ensuit donc le fait que depuis le XVIIe siècle, le monde n'a pas tenu compte de la relation entre les divers écosystèmes pour déterminer le degré de dégradation entre un écosystème détruit et le reste de la planète.

Ainsi, à l'horizon, l'on voit nécessairement fleurir l'idée selon laquelle la nature n'est pas une déesse, une puissance imaginaire, mais la matière, ce dont on se sert parce qu'on la considère avec toutes les qualités qu'on lui attribue. Il va donc de soi que cette conception de la nature en tant que *Matière* va induire une certaine orientation de la technique en tant qu'ensemble de dispositifs – *instrumentum* – dont l'homme peut se servir dans un espace donné.

---

92 De son coté, en 1633, soit dix ans après l'apparition de *l'Essayeur* de Galilée, Descartes nous offre le *Traité du monde ou de la lumière*. Il y affirme, à son tour l'existence du mouvement du monde. Mais, au regard de la vigueur avec laquelle cette thèse avait été condamnée par le Saint-Office – la proposition étant jugée répréhensible même en tant qu'hypothèse – Descartes renonce à la publication de son texte.

Relancer la culture et la médecine interculturelle

Tous les pays du monde entier que l'on qualifie d'émergents – Chine, Japon, Corée, Inde, etc., – n'ont pu émerger que parce qu'ils ont maîtrisé tous les éléments de leur patrimoine culturel. Ce qui leur a permis de promouvoir leurs médecines traditionnelles, au point que chacun peut choisir, à sa convenance, la qualité de soins qui lui convienne – médecine traditionnelle ou médecine moderne. D'ailleurs, au Japon et en Chine, on préfère actuellement administrer aux enfants des produits à base de plantes plutôt que des médicaments chimiques. En Afrique, le développement de la Santé, par l'utilisation de la médecine traditionnelle, est un problème politique : le gouvernement de la République, qui vient de reconnaître officiellement la médecine traditionnelle, doit, avec l'Assemblée Nationale, prendre toutes les dispositions pour que cette reconnaissance officielle ne soit pas uniquement théorique. Dans cette optique, un budget doit être attribué pour l'organisation administrative de ce département de la Santé publique où l'on devra investir les intelligences pour la promotion des pratiques thérapeutiques qui viendraient renforcer la prise en charge des malades.

Si le Gabon veut émerger dans le domaine médical, il revient aux responsables du pays, conscients de l'enjeu, de sortir la médecine traditionnelle de la clandestinité en lui traçant un cadre juridique et de lui donner les mêmes chances de développement (les mêmes moyens) que ceux que l'on accorde à la médecine moderne, en incitant les médecins modernes à la collaboration franche, sincère et fructueuse avec les tradipraticiens : mettre leur scientificité au service de la réhabilitation de la médecine traditionnelle.

Concrètement, il s'agit de mettre au point un modus vivendi qui permette aux tradipraticiens et aux médecins modernes de coexister en collaborant de façon fructueuse : **le gros effort sera demandé aux médecins modernes qui, s'ils veulent maîtriser la partie *médicale* de leur culture traditionnelle,**

devront s'initier à la médecine traditionnelle pour maîtriser ce volet médical de notre patrimoine culturel qu'est la médecine traditionnelle.

Car, c'est à partir de cette enculturation initiale, qu'ils pourront, en toute objectivité, contribuer, au coude-à-coude fraternel avec les Tradipraticiens, à la véritable formation d'une médecine traditionnelle Gabonaise qui pourra, ainsi, émerger en une médecine *gabonaise interculturelle.* Si ces conditions préalables sont remplies, il se produira, immanquablement, une accélération dans le processus de ré-équilibration entre les deux médecines, comme ce qui s'est passé au Rwanda, et, plus près du Gabon, à Fatick au Sénégal[93] et au Mali[94].

---

93 ERICK GBODOSSOU
94 Pr KOUMARE

-XII-

Stratégie originale de la collaboration

L'enjeu consiste dans une utilisation combinée de la rationalité, avec une ferme utilisation des sciences modernes, et des valeurs de la médecine négro-africaine, en vue d'améliorer la Santé des populations et de minimiser les décès liés aux différentes affections dont les deux médecines ne parviennent pas encore à éliminer individuellement, chacune par ses propres techniques.

La médecine interculturelle est, avant tout, un cadre d'émulation scientifique qui jette les bases des fondements rigoureux d'une politique de collaboration franche entre les deux médecines, traditionnelle et moderne, pour le développement de la Santé dans les pays subsahariens. Cette médecine, qui naît de la conjonction des valeurs de l'imaginaire et de la connaissance scientifique, luttera contre la persistance des maladies transmissibles infectieuses et parasitaires, mais aussi des maladies non transmissibles et des maladies émergentes et ré-émergentes, à partir d'une utilisation rationnelle de l'environnement et des résultats de la recherche biomédicale.

Sur ce plan, notons que le profil environnemental gabonais est marqué par une richesse de la faune et de la flore, avec environ 300 espèces de mammifères et entre 10 000 et 11 000 espèces de végétaux, ce qui représente 30 à 40 % de la flore du bassin du Congo.

On notera que les Tradipraticiens seraient d'une grande utilité pour la médecine scientifique quant à l'utilisation de cet environnement ; ils sont généralement connus pour être compétents à dispenser des soins de santé grâce à une juste utilisation de substances végétales, animales et minérales, à partir des méthodes basées sur les fondements socioculturels et religieux. Ils sont reconnus dans leurs communautés en raison de leurs connaissances, de leurs compétences et de leurs croyances liées au bien-être physique, mental et social, ainsi qu'à l'étiologie des maladies.

La mise en place d'un cadre d'échanges entre les chercheurs en biologie végétale, en pharmacologie et dans tant d'autres domaines ayant la santé pour objet, s'avère nécessaire pour constituer les fondements de la médecine interculturelle. Il importera d'intéresser la multitude des Tradipraticiens disséminés sur le territoire national, certaines personnes qui, tout en n'étant pas tradipraticiens, connaissent parfaitement l'usage de l'une ou l'autre plante pour soigner des maladies. Il faudrait aussi identifier les accoucheuses traditionnelles, dont les prestations jouent encore un rôle bénéfique dans la protection maternelle et infantile, notamment dans les régions les plus reculées et non desservies par les services de santé de type occidental. Il serait même prudent de concevoir des formations complémentaires qu'il conviendrait de donner à toutes ces accoucheuses traditionnelles, à qui il faudrait par ailleurs donner un équipement de base qu'elles pourraient utiliser pour améliorer leurs performances.

Ainsi, par des séminaires, ateliers de formation, des conférences et des causeries éducatives animées à la demande des autorités administratives par les spécialistes des médecines (moderne et traditionnelle), l'on ira progressivement vers un changement de mentalité qui favorise la synthèse des cultures.

C'est une entreprise de longue haleine, qui prendra du temps et de la persévérance, mais elle se justifie à l'aune des incertitudes des évolutions des cultures qui culminent vers cette mondialisation tant attendue. L'Afrique n'a pas d'autre choix que d'accélérer la mise en valeur de ses ressources en développant ses projets prioritaires, notamment celui de la Santé. La Santé n'est-elle pas la grande problématique relative au développement de l'Afrique et surtout la condition de la construction d'une société démocratique ?

En tenant compte de la double culture africaine, tradition et modernité, le problème de la médecine interculturelle n'est-il pas de savoir comment : écouter, examiner, soigner et conseiller les malades suivant leurs origines, leurs mœurs, leurs situations familiales, leur appartenance ethnique, leur non-appartenance à une famille politique, à une ethnie, à une religion ou à une nation déterminée ?

Nous savons très bien qu'en contexte de précarité, la problématique de l'accessibilité aux soins de santé est une exigence qui nous oblige à avoir recours aussi bien aux savoirs et savoir-faire traditionnels qu'aux valeurs des civilisations modernes. Soutenir le destin commun des hommes, revient à inviter l'Afrique à faire accéder sa médecine traditionnelle à la conscience de soi rationnelle par la recherche des causes rationnelles, l'établissement de démonstrations vérifiables, l'établissement d'un ensemble de connaissances partageables, mais, aussi, grâce à une exploitation de ses valeurs de civilisation, pour mieux édifier cette médecine interculturelle.

Cette recherche des causes rationnelles va développer une médecine interculturelle aux compétences multiples et complexes. En fait, l'intégration de la médecine traditionnelle dans le système de santé rationnelle va permettre une plus grande gestion des Soins de Santé Primaires. Les Tradipraticiens, en collaborant avec les médecins, vont immédiatement entrer en contact avec les malades, ce qui les amènera à mieux coordonner les soins appropriés et efficaces avec leurs homologues Médecins. En effet, du point de vue clinique, les praticiens de la santé devraient améliorer la démarche médicale sur la personne malade dans toutes ses dimensions : individuelle, familiale et communautaire.

Désormais, il sera possible aux médecins et personnels soignants de prendre en compte les représentations des populations malades, ce, dans le cadre de la consultation. Cela aura pour conséquence de développer des relations harmonieuses basées sur une communication appropriée aussi bien entre le soignant et le patient qu'entre la médecine elle-même et la société dans laquelle elle est pratiquée. C'est ainsi que, grâce à une formation qui allie tradition et modernité, les agents de la médecine interculturelle se feront fort de développer une approche globale des problèmes de Santé des populations.

La méthode holistique, qui correspond très bien à la médecine interculturelle, trouvera ainsi son efficacité dans sa capacité d'appréhender les problèmes de Santé dans ses trois dimensions, sans en délaisser aucune. Ces trois dimensions intègrent aussi bien la rationalité que la spiritualité et se déclinent de la manière suivante : une dimension physique et biologique ; une dimension psychologique et existentielle ; une dimension sociale et culturelle, selon le modèle holistique et biopsychosocial.

Entre maladie et environnement

Quand on regarde l'être humain, la personne humaine vit intégrée dans la société, dans un environnement. Nous pensons fortement que la société, l'univers, constitue un tout qui repose sur un ordonnancement et toute perturbation de cet ordonnancement a valeur de maladie. Ce que nous appelons, dans la médecine moderne, la maladie, ce sont des troubles qui ne sont plus du tout à l'aune de l'état normal de l'homme et qu'il convient de soigner, c'est-à-dire que l'on tente de rétablir l'ordre primordial de l'homme en soi et de l'homme intégré dans la société, c'est-à-dire finalement dans l'univers.

Les forces du cosmos, dans leur globalité, participent de cette recherche permanente de l'ordre avec soi-même, avec la société, avec la nature elle-même. Pour nous, la médecine est un tout consubstantiel à l'existence de l'être humain plongé dans l'univers et la nature. C'est en cela que, lorsqu'on aborde des questions de cette nature, nous nous trouvons forcément au rendez-vous avec la philosophie. Nous retrouvons même les aspects qui interpellent quelquefois l'ésotérisme et bien d'autres sciences connexes et qui participent d'ailleurs très valablement à la notion de traitement médical au sens large, dès lors que cet équilibre a été interrompu et qu'il convient de le rétablir.

Le gros mot, ici, c'est l'ésotérisme, parce que la médecine est le lieu où l'on parle de maîtres et de disciples. Comment la transmission des valeurs se fait-elle au niveau de la médecine traditionnelle ?

C'est toute une procédure, c'est toute une science, c'est toute une pratique qu'il ne conviendrait pas totalement d'évacuer sous le prétexte fallacieux que tout cela procède du traditionnel et que d'aucuns assimilent à quelque chose de primaire et de primitif au sens de la relégation sur l'échelle des valeurs. Les initiations sont un des apports, peut-être que l'on essaie aujourd'hui de mieux comprendre à l'heure du croisement, entre les sciences, la philosophie et les sciences de l'homme.

Naguère, à l'époque coloniale, lorsqu'on parlait d'initiation, parce que les colonisateurs apportaient dans leur gibecière leurs propres croyances, leurs religions, il y n'avait de vraies que les leurs. Ils ne prenaient même pas la peine d'étudier sérieusement le milieu appelé à être colonisé et évangélisé.

Le fait de la méconnaissance de l'homme dans sa globalité a été souvent la raison de pas mal d'échecs dans le cheminement de la maîtrise de certaines pratiques. Je suis initié à plusieurs rites, je suis membre de pas mal d'autres choses sur le plan ésotérique. Je parle du cas du Gabon et sur je ne sais quelle échelle de valeurs : le Gabon est une citadelle des lumières. Le Gabon n'a pas attendu l'arrivée de je ne sais quel missionnaire de l'Église catholique ou protestante, d'islam, membre des religions d'importation.

Nos cultures, nos propres peuples avaient des religions. Quand on regarde la théologie pratiquée et diffusée par ces religions anciennes, nous n'avons pas grand-chose à découvrir de substantiel dans ce qui nous a été apporté par des religions dites révélées. Par des pratiques qui sont les nôtres, le Bien et le Mal étaient très bien connus. La notion d'une entité supra humaine, Dieu, ne nous a jamais surpris en réalité, malgré la Bible et le Coran. Au regard du télescopage des cultures, qui a interrompu le développement de nos sociétés traditionnelles, nous avons à nous interroger sur la connaissance de cette entité et des valeurs inhérentes à celle-ci. Peut-être que nos sociétés étaient-elles en avance sur la connaissance de Dieu pour ne faire que le lien avec notre sujet principal, **à savoir la dimension métaphysique de la médecine et son rapport avec l'ésotérisme**.

Le souffle divin a été de haute lutte et de haute tenue dans nos civilisations et cultures où nous n'aurions jamais eu besoin des supports modernes pour notre élévation spirituelle. Avec mon souffle, il est possible de faire ce qu'on peut appeler des miracles…, de réaliser des événements qui dépassent un tout petit peu la dimension de l'être humain. C'est la dimension du souffle divin. Car, nous étions les premiers à comprendre que l'homme est à l'image de son créateur, mais nous l'avons placé, ce Dieu, si loin qu'il fût impensable de traiter directement avec lui. On traitait avec lui en transitant par l'intermédiaire des entités qui sont nos ancêtres, nos intermédiaires. Cela a donné une architecture spirituelle qui prévaut actuellement. À ce jour, par le culte des ancêtres et l'ensemble des pratiques de ce culte des ancêtres, nous parvenons à entrer en contact direct avec le monde invisible.

En clair, la clairvoyance et l'expérience supra sensorielle sont des pratiques courantes dans nos cultures, nos civilisations et nos pratiques médicinales. Ce n'est pas du tout un leurre, il y a des vérités qui sont encore visibles de nos jours. Entendu que les pathologies ne sont pas toutes ici bien connues. Encore que l'interprétation de certaines pathologies soit laborieuse et leurs signes difficiles à identifier, même au scanner des temps modernes, alors que leur visibilité par d'autres instruments traditionnels est tout à fait d'une évidence très claire en médecine traditionnelle.

Par ces mots le professeur souligne d'une façon très claire que la médecine traditionnelle a encore, malgré la relégation qui a été faite par des voies de l'incompréhension, des projets ; et, autre assertion, toute sa place lorsqu'il s'agira de traiter des perturbations qui sont occasionnées à l'être humain dans ses multiples dimensions, soit à titre individuel, soit à titre collectif. D'ailleurs, en tant qu'initiateur de la recherche scientifique gabonaise, le professeur Owono Nguéma est parfaitement et plus que convaincu de cette exigence d'une complémentarité entre la médecine traditionnelle et la médecine moderne.

Lorsqu'il était ministre de la Recherche scientifique, l'un des instituts sur lesquels il avait fondé beaucoup d'espoirs, c'était l'Institut de pharmacopée et de médecine traditionnelle

(IPHAMETRA), créé en 1976. Son objet était de travailler scientifiquement à la conciliation entre la médecine moderne et la médecine traditionnelle.

Pour Owono Nguéma, aux confins de la philosophie et des sciences, aujourd'hui, nombreux sont les savants de haute élévation d'esprit qui comprennent particulièrement cette exigence. À telle enseigne que beaucoup de choses étaient déjà fort bien connues des pratiquants de la médecine traditionnelle, il y a de cela des millénaires ; à l'aune des progrès de la science et de la technologie, nous les examinons. Nous sommes ahuris de voir certains de ces principes enfin sortir du magma foisonnant de la science moderne.

L'Afrique pourra énormément apporter à la science moderne pour qu'elle fasse un peu plus de progrès. Cet espoir est relatif aux résultats souvent obtenus par la médecine traditionnelle dans la lutte contre certaines maladies chroniques. Il affirmera que :

> *S'agissant par exemple de la médecine, que l'on me pardonne de le dire, parce que je témoigne, preuves à l'appui, de ce qu'il est arrivé au niveau de certains sanctuaires, de voir le sida comme vaincu. Certains étaient porteurs de ce virus ; mais, combinant les deux médecines, la trithérapie et la médecine traditionnelle, ils ont retrouvé leur état normal de santé. Cela signifie que nous aurons encore beaucoup à apprendre de la médecine traditionnelle. On sait quel est le débat qui a été instauré à ce sujet, mais c'est davantage les faits qui parlent. Quelqu'un qui est porteur du VIH-Sida, cela se sait et on le vérifie aisément à l'hôpital, dans les laboratoires. Si on retourne au laboratoire après un traitement chez un Tradipraticien et que l'on constate que son état de santé s'est amélioré et stabilisé, c'est que la jonction des deux médecines est une solution importante pour le développement de la santé.*

Nous partageons avec lui la conviction que nous sommes aujourd'hui des orphelins d'une grande découverte que le monde entier attend. Ce n'est pas sans nous rappeler qu'il y a quelques siècles et dans certains pays, l'on a vécu l'apparition de la lèpre, une maladie dont on ne retrouve que quelques poches endémiques dans le monde aujourd'hui. Cette pathologie était pourtant considérée comme une maladie mystique relative à la faute.

Aujourd'hui, le développement de nos connaissances scientifiques, en conciliant certaines dispositions mentales de l'époque, a permis de la vaincre. La médecine traditionnelle n'a pas encore dit tout ce qu'elle doit livrer, pourvu qu'on la pratique selon les formes requises de l'art médical, sans y mettre d'autres choses qui sont des déviances et qu'on ne saurait admettre.

Vous avez évoqué l'importance du souffle. Or, la médecine traditionnelle, généralement présentée comme étant la médecine des simples, une médecine très empirique, pose le souffle comme un élément fondamental de la thérapeutique et du rituel. Qu'en pensez-vous en tant que physicien : est-ce que c'est le souffle qui donne consistance à la matière dans cette médecine ? Quel est son apport dans la thérapie ?

Dans la thérapie, le souffle a plusieurs dimensions, plusieurs fonctions. D'abord, la mythologie et la théologie révèlent qu'au commencement était le Verbe créateur et, finalement, ce verbe était Dieu. Je ne sais pas si vous arrivez à mesurer la graduation pour une religion que je pratique très bien, la religion catholique. Lorsque saint Jean affirme qu'au commencement était la parole et que la parole était en Dieu et que finalement cette parole est Dieu.

En le disant, ce mouvement de la parole, en trois temps, dispose d'abord de toute la valeur, toute l'importance et la place en toute chose de ce verbe, c'est-à-dire la parole. La parole nous sert justement de liens totaux entre Dieu et celui qu'il a créé à son image. Car, quand nous formulons des paroles incantatoires, nous cessons d'être nous-mêmes : nous ne sommes que le relais de Dieu qui se manifeste par le souffle par rapport à la sollicitation qui est la nôtre. Nous ne sommes alors que les instruments de Dieu dans l'exercice qui convoque son intervention au niveau du sujet que nous avons à traiter.

Par lui-même, ce souffle a valeur thérapeutique dès lors lorsqu'il est très bien exploité. Et lorsqu'on le manipule avec dextérité, on obtient les résultats attendus. Car il y a toute une science du souffle dans la tradition africaine. Avec le souffle, on bénit et on évacue tout ce qui est mauvais. Avec le même souffle, bien sûr, il est possible d'appeler la malédiction et de provoquer des troubles dans l'existence d'un individu. Donc, ce souffle a une très grande valeur qui n'est pas seulement parce que c'est l'homme qui le dit et qu'il le professe, mais parce que l'homme est le représentant direct de Dieu et il demeure en lien direct avec son Créateur. Le souffle nous lie au mystère du commencement.

Donc, si le souffle a cette importance dans la médecine traditionnelle, convient-il de l'identifier à Dieu ?

C'est tout à fait cela. Nous sommes parfaitement en phase avec une croyance qui atteste que Dieu anime tout ce qui existe aussi bien dans le monde visible que dans le monde invisible et cette affirmation n'est nullement en contradiction avec notre foi catholique. N'affirmons-nous pas dans le *Crédo :* « Créateur du ciel et de la terre, de l'univers visible et invisible ? » Pour agir en tant que médecin traditionaliste, il y a tout un code de conduite qu'il convient de respecter afin d'accueillir Dieu pour qu'il intervienne directement dans les affaires humaines. Quand je parle de la dimension holistique, je pense en réalité que Dieu est la référence intangible à tout ce que nous pouvons entreprendre sur terre.

Nous avons deux modes de connaissance : l'imaginaire et la rationalité. Quelle est la valeur du symbolisme dans la tradition africaine ?

La jonction entre le rationnel et l'imaginaire, c'est dans le symbole qu'elle se déroule. Tout est symbolisme. Et tout symbole a plusieurs interprétations. Lorsque nous parlons d'interprétation des symboles, nous voulons surtout souligner l'importance des fonctions que tout symbole est capable de réaliser selon la manière de l'utiliser et de l'exploiter. Donc, la médecine traditionnelle repose justement sur les symboliques qui concilient matière et esprit et qui, verticalement, établissent des liens entre l'homme et le divin, ce, aux croisements de ces axes fondamentaux où il convient de souligner les apports et les effets de la médecine traditionnelle.

Un symbole est une réalité qui renvoie à une autre réalité, elle-même, cachée..., nous en convenons. Vous voyez, quand nous parlons de symbole – vous l'avez très bien défini –, nous interpellons surtout le caractère itératif de tout symbole ; cette itération peut aller jusqu'à l'infini selon le degré d'initiation où l'on se situe et que l'on est par rapport à la connaissance. Et c'est cette connaissance qui est la quête permanente des traditionalistes de toute société ; car l'on doit faire appel à cette connaissance, qui est aussi connaissance, parce que nous sommes nous-mêmes constitués par cette valeur. Le symbole est un raccourci pour désigner un champ vaste d'apparence, simple, alors qu'il s'agit d'un champ hyper complexe. Au Sage de savoir en retirer le mieux possible les avantages que recèle chaque symbole. Car ce sont les symboles qui dictent aussi notre vie : notre vie est elle-même constituée de symboles. Ce sont les symboles qui délivrent la ligne de conduite à suivre et qui constituent les balises d'une voie, d'un acheminement dans cette approche tout à fait originale que propose la médecine traditionnelle.

Cette dimension symbolique nous pose des questions et nous interpelle au niveau de notre double culture. Il y a des chercheurs occidentaux, à l'exemple de Monod, qui ont fait une comparaison entre les rites occidentaux, comme la franc-maçonnerie, et les rites traditionnels africains, comme le Bwiti. Est-ce que cette comparaison prospère..., le symbolisme aurait-il les mêmes valeurs dans les deux rites ?

Cette comparaison est parfaitement faisable et vous parlez là à un initié double : je suis initié au Bwiti et à la Franc-maçonnerie. Je ne spécule pas là-dessus. D'abord une initiation a un caractère universel, absolument universel : nous passons d'un état d'ignorance à un autre état de découverte de nouvelles connaissances. La Franc-maçonnerie est une connaissance progressive, alors que le Bwiti propose une démarche particulière, qu'il n'importe pas de révéler à un profane tant elle est particulière. Mais, somme toute, le fait de passer de l'état de non-savant de quelque chose à une nouvelle étape de connaissant de quelque chose, c'est une démarche qui est commune aux deux démarches initiatiques.

Car l'initiation est presque consubstantielle à l'existence même de l'être humain. Déjà, nous subissons une grande mutation quand nous sommes dans le ventre de notre mère et il va falloir découvrir le monde hors du placenta. C'est une grande initiation qui s'est faite. Mais nous n'avons pas le savoir de cela qui s'est déroulé dans le ventre de notre mère. Tous, le jour de notre mort, nous cessons d'appartenir au monde matériel d'aujourd'hui, mais nous qui sommes initiés nous savons que nous poursuivons une autre forme de vie dans l'au-delà. Personne ne meurt et tout initié sait que nous sommes toujours vivants.

Le placenta, nous en parlons dans ce travail. Et, dans nos recherches actuelles, nous constatons que spirituellement le placenta est une réalité toujours vivante et qu'il ne convient pas de rejeter à la naissance d'un enfant. Il constitue le caractère et la personnalité de tout homme, de telle sorte que chacun d'entre nous obéit aux règles de vie, celle de son placenta à travers sa vie diurne inconsciente. Le placenta serait alors le logiciel qui contient toute la force vitale de l'individu. Je voudrais que nous évaluions cette connaissance dans la thérapeutique traditionnelle d'une part, et dans l'initiation traditionnelle d'autre part.

Vous l'avez dit et vous avez été à de très bonnes sources pour le dire de la sorte. Il n'y a pas une rupture catégorielle entre les deux vies, celle du placenta et celle de l'enfant. L'homme est placé à la conjonction de ces modes d'existence : quand il reposait dans le placenta, lorsqu'il était physiquement dans le ventre de sa mère, il est lié à elle physiquement par le cordon ombilical. La séparation, c'est-à-dire, la rupture avec le placenta n'est qu'une apparence physique. Mais, en réalité, ce n'est qu'une apparence. Lorsqu'un être vient au monde, l'on coupe le placenta pour séparer l'enfant, cet amas de muscles, le libérant ainsi pour qu'il découvre le nouvel univers. Nous le répétons, ce n'est qu'une rupture physique.

Observez la relation affective, psychologique, sociologique qui, depuis la naissance, jusqu'à toujours, reliera toujours la mère et l'enfant. Donc, il y a un corps de dons spirituels, affectifs, qui font que l'on ne pourra pas interrompre le lien profond entre la mère et son enfant. Et certaines thérapeutiques traditionnelles sont basées sur ce constat. Dans certaines affections, surtout de dimension psychologique, la maman pleure à chaudes larmes au lieu de soigner le bébé. Parce que les liens, malgré la rupture physique du cordon ombilical, sont si forts que les affections physiques de la mère se reflètent automatiquement sur l'enfant. Vous voyez donc la qualité de la vie.

La vie n'est pas simplement que cet assemblage d'atomes et de molécules qui constituent les tissus et les mêmes tissus constituent l'être humain physiologique, physique : il y a surtout la dimension spirituelle qui a, pour faciès, la psychologie de l'être, qui s'enracine en réalité dans cette dimension spirituelle. Bon nombre de thérapies faites dans le monde traditionnel reposent sur ce principe et se déroulent avec succès. Ce n'est pas une spéculation.

Nous parlons justement dans cette thèse du placenta cosmique qui nous relie à l'origine du Monde, c'est à dire à Eyo. … Dans votre propos, vous avez montré que la maladie est liée aux différents désordres qui surgissent dans l'univers. Ces désordres peuvent surgir dans les différents circuits du mouvement de l'univers, chose qui nous permet de comprendre, au regard de l'exemple que vous venez d'énoncer tout à l'heure qu'entre l'enfant et la mère, il y a une relation particulière entre le microcosme que nous sommes et le macrocosme qu'est l'univers. (…) je ne sais pas si toutes les autres initiations qui exploitent la dimension diurne, vous avez l'exemple du Bwiti où l'on consomme des plantes psychédéliques, justifie cette relation ombilicale de l'homme à l'Univers.

Vous me donnez là l'occasion de parler un tout petit peu de la cosmologie, qui est une science qui essaie de faire comprendre un peu comment fonctionne l'ensemble des lois qui régissent l'univers et ses constituants. Et vous aurez remarqué que je suis heureux que vous maîtrisiez un peu ce que nous appelons la cosmologie fang. Je vous ai cité tout à l'heure le parachutage des civilisations ou encore le télescopage des civilisations. Lorsque nos peuples, sous domination coloniale, étaient en même temps assujettis à accepter, plus ou moins de gré ou de force, l'autre pendant de la colonisation qu'ils ont appelé civilisation ou religion. C'est là que vous voudrez bien saisir les limites faisant état de la cosmologie chrétienne où l'on s'arrête : Nzame, vocable par lequel on désigne ce Dieu digne de toute adoration, le Créateur de l'univers visible et invisible.

Mais les initiés fang, à qui l'Évangile a été imposé et non pas toujours proposé, savent que ce Dieu du christianisme et des religions dites révélées et qui s'identifie à Nzame, n'est que le fils de Mebeghe-me-Ngbwè, un descendant lointain d'Eyo. Eyo est le principe. Eyo n'a pas de dimension. Eyo est omnipotent. Eyo appartient au passé, au présent, au futur. Eyo était au tout début, si début il y a.

Appréciez cette profondeur philosophique des primitifs, qui relègue le fameux Dieu des civilisés au stade dessous la descendance du principe fondamental. À ce niveau apparaît toute la finesse, dans la manière d'appréhender, au moins de répondre à la question de savoir : qu'est-ce que l'univers ? De quoi est-il constitué ? Ce n'est que par un raccourci de langage que les anciens vous parlent d'abord d'Eyo qui est absolument invisible, omniprésent et omnipotent en toute chose pour nous rappeler l'état primordial de l'or, du cuivre c'est-à-dire de ce métal sacré que, par un abus de langage, nous appelons cuivre. En réalité, il n'était ni or ni cuivre. Ailleurs, il porte un vrai nom très secret.

Le fameux œuf, voilà la preuve que le symbole est constitutif de l'existence. Qui, jamais, a vu un œuf d'or qui s'autoféconde et qui éclate par la suite pour engendrer indéfiniment l'univers et lequel univers est en perpétuelle extension ? Et nous rejoignons les astronomes du 20e siècle qui savent très bien aujourd'hui que nous avons un univers en expansion permanente. On vient à peine de le découvrir, alors que les anciens le savaient depuis des millénaires. Soulignez encore, une fois de plus, l'extraordinaire connaissance qui se trouve au plus profond de nos civilisations avec des méthodes de recherche qui nous permettent d'entrevoir l'Univers tout entier avec ses différentes dimensions en rapport avec sa réalité d'aujourd'hui.

Il faut bien comprendre que lorsque la médecine traditionnelle propose cette conception du monde, c'est en réalité une figure d'un immense diamant polyfacettes dont nous ne connaissons pas encore tous les apports. La médecine traditionnelle n'est qu'une petite facette de cette science cosmologique qui nous vient de nos lointains ancêtres. Nous découvrons les multiples plans de cette connaissance lors des initiations, cheminements, en particulier, dans l'Alan : j'en sais quelque chose. L'Iboga du Bwiti, je me suis réjoui de la comparaison lorsque j'ai subi les initiations ; mais, finalement, on se retrouve sur le même terreau, le même territoire, ce sont les appellations qui peuvent changer.

Donc, je le dis, parce que nous avons beaucoup à apporter dans la manière d'appréhender l'homme en tant qu'objet, l'homme en tant que sujet, s'agissant particulièrement de la maladie et les voies et moyens permettant de l'éradiquer. Je suis fermement convaincu que la conjonction entre les sciences modernes, mais avec l'éclairage et les apports des médecines traditionnelles, l'imaginaire participe des grands avancements pour le développement de la santé et des savoirs. Nous sommes simplement au Gabon. Regardez ce qu'en fait la Chine, le Japon, l'Orient et l'Extrême-Orient, pour ce qui est de l'énergie pour soigner les pathologies.

Moi-même, je suis un parfait fervent du Réiki et quand je parle du Réiki, je me retrouve dans les mêmes problématiques que dans l'Alan, car qu'est-ce qui est finalement au cœur, sinon la notion d'une énergie vitale. Quand on parle de cette énergie que l'on ne voit pas, mais dont nous réalisons les effets et les différentes manifestations, nous convoquons une réalité qui est aux confins de la science et de la philosophie…

L'Orient proclame l'existence d'une énergie universelle qui circule à travers l'Univers et qui sert à rétablir les équilibres là où elles ont été interrompues par la volonté de l'homme qui la maîtrise dans certains aspects. Nous avons déjà là des approches qui nous montrent très bien que l'énergie est au fondement des pratiques thérapeutiques. Il y a des maîtres qui soignent très bien beaucoup de maladies par la manipulation de l'énergie. Je le fais très bien, mais il y a des maîtres qui le font parfaitement et mieux que moi.

L'énergie, nous en parlons entre physiciens : elle est dans l'immatériel. On sent l'énergie, on la quantifie, mais comment y accéder ? N'est-ce pas le rôle de la médecine de tenter d'y accéder afin de réaliser les équilibres qui définissent l'état de Santé ?

Vous verrez que ***les pratiques de santé du quatrième millénaire reposeront sur les principes énergétiques***. Aujourd'hui, nous avons besoin de comprimés, nous avons besoin de traiter la matière, mais le quatrième millénaire ne reposera plus sur ces ingrédients physiques. **C'est sur des théories fondamentalement énergétiques et la capacité de l'homme à les maîtriser aux fins d'éradiquer les pathologies qui apparaissent aussi bien chez l'homme que dans la société, que se construira la médecine du quatrième millénaire**. Donc, ce qui est en perspective, s'agissant de la médecine, c'est la maîtrise des énergies qui sont multiples, depuis les infrarouges aux ultraviolets. Toute la médecine est basée sur les énergies : la radiologie, ce sont les énergies et non point des particules. Les rayons X, ce sont bel et bien les protons d'énergie, c'est-à-dire des petits corpuscules d'énergie qui ont des propriétés thérapeutiques. **Le quatrième millénaire rentrera de plein fouet dans la thérapeutique énergétique**.

Est-ce que l'énergie n'est pas finalement la caractéristique du fonctionnement du Négro-Africain, notamment lorsqu'on parle de la sorcellerie ou alors de ce que nous désignons souvent par Evou, c'est-à-dire cette capacité de manipuler le souffle vital ?

Vous tombez, là, sur un sujet important que nous récusons, souvent, par effet de mode, parce que les pays industrialisés estiment que l'irrationnel est absolument un imaginaire inacceptable. Mais vous savez qu'au 15e siècle, ce que nous considérons de banal aujourd'hui était relégué au rang de l'irrationnel dans ces pays. Il a fallu la démarche et l'intelligence de quelques hommes pour aboutir à des règles de rationalisation. Prenons un peu l'histoire de la gravitation : qu'est-ce qui fait que la pomme tombe ? Pourquoi un objet tombe ? On a dit, c'est de la magie. C'était reléguer au rang de la magie une réalité puissamment scientifique.

Isaac Newton vous donne la preuve qu'aucune découverte remarquable, dans l'histoire de l'humanité, n'a jamais été l'histoire d'une déduction rationnelle. **Les découvertes sont souvent le fait d'une forte intuition qui donne à réfléchir.** On parvient à trouver une loi scientifique qui explique la gravitation universelle, par exemple. Newton nous a ainsi permis de mettre de l'ordre dans ce qui n'était considéré que comme le monde irrationnel de l'astrologie et non pas de l'astronomie par rapport à tout ce qui concernait le mouvement des planètes en rapport avec l'homme. Mais, grâce à cette loi de la gravitation universelle, on est arrivé à passer de l'astrologie à l'astronomie.

Ne parlons pas des autres grandes découvertes : Einstein, Schrödinger pour ne citer que des exemples qui sont en rapport avec la physique nucléaire qui est ma discipline : ***ce sont toujours de fortes intuitions qui sont à l'origine de grandes découvertes***. C'est dire que le monde que nous désignons comme monde primitif, habité par des forces qui sont même pulsées à partir des initiations qui fondent cette adjonction entre le monde rationnel et le monde irrationnel pour découvrir finalement que telle plante a des propriétés.

Pour répondre vraiment à cette question, par rapport à notre monde, dans le contexte de l'avancement des progrès que doit connaître l'humanité, j'ai le sentiment, si ce n'est la conviction, que nous détenons encore beaucoup de choses inexploitées et que, ***si nous croisons nos regards, nous réaliserons de véritables exploits dans la connaissance.***

Peut-être que lorsque nous serons de plus en plus habitués à nous accepter et à donner un regard convergent avec l'autre, l'autre se définissant comme un autre homme, l'autre société, l'autre vision du monde tel que cela se présente aujourd'hui, nous serons à la veille de grands exploits pour avancer. Et c'est dans cet exploit que l'Afrique, et le Gabon en particulier, aura sûrement de grandes choses à apporter au rendez-vous du donner et du recevoir.

Finalement, au fondement de toute grande science, se trouve une intuition fondamentale qui, elle-même, n'est pas scientifique. Donc l'imaginaire est au fondement de toute science, nous en convenons. En ce moment-là, est-ce que par certains procédés et sur la base de certains supports, on peut envisager une scientificité de la médecine traditionnelle aujourd'hui et comment ?

J'en suis convaincu. Je vous ai donné un exemple tout à l'heure et, qu'on y croit ou que l'on n'y croit pas, mais nous avons des certifications venant de la médecine traditionnelle où tel sujet était porteur du VIH-Sida. Mais la médecine moderne qui, malgré ses multiples exploits dans la lutte contre la maladie, n'arrive pas encore à guérir le Sida, arrive, avec l'appui de la médecine traditionnelle, elle arrive à obtenir des résultats probants. Le cas que nous connaissons est frappant. Ayant été à l'hôpital, sans résultats, il s'est rendu auprès des tradipraticiens qui ont fait ce qu'il fallait. Nous avons le résultat et ces personnes vivent désormais normalement sans la moindre rémanence. On aurait pu croire que cela a été fait à un moment donné et l'on n'a pas oublié de détecter le virus, mais jusqu'aujourd'hui, il n'y a pas de rémanence.

Vous m'interpelez-là sur un sujet où ma conviction est totale. L'intuition, dans la médecine traditionnelle, est quelque chose de fabuleux, car, regardez comment cela se pratique quelquefois. Vous êtes tout simplement assis. Le tradipraticien véritable, sans que vous n'ayez dit mot, vous donne les résultats des diagnostics. Vous croyez que c'est parce qu'il vous voit ou qu'il a entendu parler de votre histoire. Mais, c'est par d'autres mécanismes ultra-sensoriels qu'il est capable de vous dire : *vous avez ceci et cela*. Et de vous dire qu'il ne se contente pas tout simplement de dire qu'il est capable de vous aider de telle ou telle autre manière. Je suis convaincu que, quand on aura définitivement abattu les murs, soi-disant qui séparent la médecine moderne dite rationnelle et la médecine traditionnelle dite irrationnelle, empirique, avec tout ce que ces vocables d'empirisme, d'irrationnel comportent et signifient, en réalité la vraie science intégrera demain cette dimension aujourd'hui rejetée. La médecine traditionnelle elle-même est porteuse de grandes intuitions qui ne sont pas que de simples intuitions, mais de grandes élévations intuitives.

Tout le problème : il est indispensable que les uns et les autres se remplissent d'une véritable humilité scientifique. Car, lorsqu'on est un véritable scientifique, on ne s'encombre pas de comportements qui empêchent d'évoluer en se présentant comme celui qui croit tout savoir, alors que, sur un corpus de 100, il n'en connaît peut-être que 10. Qu'il reconnaisse que dans les 90 qui restent, il n'a aucune connaissance et qu'il se fasse l'obligation de se mettre à l'école de l'autre pour apprendre. Vous constaterez qu'ils sont très nombreux, les grands scientifiques, dans l'histoire de l'humanité, qui n'ont jamais été si loin de la philosophie et finalement de l'Homme. C'est une réalité qui m'a énormément frappé de voir que ce que l'on relègue au rang de l'abstraction formelle est, en définitive, plus proche de l'homme. C'est dire que la connaissance est totale, elle est globale, elle est de tout le monde, malgré nos diversités en apparence de texture, soit morale, soit spirituelle : **l'être humain est à l'image de Dieu**.

Le pouvoir

Dans l'entendement de l'homme de la tradition fang, parler de sorcellerie revient à évoquer tout un domaine d'activité humaine où se déploie de multiples enjeux du pouvoir autour des personnes très puissantes ayant le pouvoir de décision sur les moins forts. C'est l'univers de la magie, lieu de rencontre et de décisions irréversibles où l'on élabore un ensemble de techniques pour l'utilisation de la force (**ki**) contenue dans tout élément de la création. Or, l'homme a la capacité (**ngul**) de se servir de la force de l'autre en fonction des connaissances que l'on aura reçues dans sa famille ou en association auprès des praticiens éprouvés.

Pour les Fang, la force, « **ki** », est extérieure à l'individu et même indépendante de lui, ce qui explique la possibilité pour quelqu'un d'autre de l'utiliser au détriment de son propriétaire-. On comprend le caractère douloureux de cette atteinte à la *personne-personnalité* que caractérise effectivement cette force qui assure la cohésion de la personnalité de toute personne.

Doit-on signifier, ici, que **le support d'éléments de la personnalité consiste dans la dimension immatérielle du corps**, c'est-à-dire l'esprit dont l'ombre est la projection ? Ce qui est important de savoir, c'est que ***toute la vie spirituelle et physique consiste dans le contenu du cœur et des poumons, siège de l'intelligence et des sentiments.***

Porter atteinte à cette dimension de l'homme, c'est le neutraliser totalement et cela peut aboutir à la folie, conséquence du déséquilibre dont la cause consiste en la pratique du cannibalisme métaphysique. Théodule Monod, en préfaçant l'ouvrage de Raponda-Walker et Roger Sillans, *Rites et croyances des peuples du Gabon,* signale l'étrange coutume de l'autopsie rituelle pratiquée dans une vaste étendue de la région de l'Afrique et que H. Baumann, écrit-il, n'a pas manqué de signaler dans toute la « province nord-congolaise ».

Il avait même souhaité la promotion de la recherche en vue de découvrir dans quelle mesure une telle pratique a pu s'accompagner de connaissances anatomiques proprement dites. C'était d'ailleurs ce que souhaitaient les auteurs de cet ouvrage : « **rassembler, avant qu'il ne soit trop tard, tout ce que nous savons du folklore gabonais** » **et montrer qu'**« **il ne faut attacher qu'une importance limitée au côté purement folklorique des rites et rechercher, par contre, les relations entre l'initié et le milieu (animaux, plantes, minéraux, astres, etc.)** ».

Mais pourquoi réalisait-on les autopsies rituelles dans cette région de l'Afrique et pourquoi la sorcellerie serait-elle le fondement de la maladie dans l'imaginaire négro-africain ? La raison est toute trouvée à partir de la disposition psychologique des populations bantoues pour qui « **tous les êtres de l'univers possèdent leur force vitale propre : humaine, animale, végétale ou inanimé** ».

« ***Chaque être a été doté par Dieu d'une force susceptible de renforcer l'énergie vitale de l'être le plus fort de la création : l'homme*** » (Tempels). Or, l'être qui a la capacité d'aspirer du fait de la sorcellerie est tapi, comme nous l'avons souligné, au cœur des viscères. Raponda Walker montre suffisamment que la pratique de ***l'Evou*, ou *Evur* ou *Evus***, ne renvoie pas seulement à une dimension symbolique : il s'agit d'une croyance tenace qui justifie en soi la pratique de l'autopsie rituelle chez les peuples du Gabon.

Trouver la force vitale

Pour les peuples du Gabon (nous l'avons montré plus loin), ***l'Evou*** est un monstre spirituel qui, habitant le corps d'une personne, peut en sortir la nuit pour agir à sa place et donner à son possesseur un pouvoir de domination au détriment de ses semblables. Cet être est logé dans les viscères, sous la forme d'un animalcule ***(araignée, crabe, tortue)*** et c'est lui qui inspire irrésistiblement son propriétaire à commettre des maléfices, à donner les maladies à ses semblables. Il entreprend de vider la force vitale de la victime, de telle sorte que celle-ci manquera désormais de volonté et perdra toute capacité d'action.

La victime peut se soigner et recharger son Evou en consommant des médicaments qui reconstituent sa force vitale.

D'où la notion de sacrifice, qui tourne autour de la notion de magie de l'Evou, en sachant que, pour la plupart des peuples d'Afrique centrale, les pratiques magiques spirituelles constituent le fondement de la maladie. Il est donc important de savoir si l'individu, qui a vécu avec nous et qui vient de mourir, était un sorcier malveillant ; c'est la raison pour laquelle il fallait presque systématiquement soumettre les morts à la pratique de l'autopsie.

Lors de l'opération, si l'on constatait que le corps était normal, on lavait le défunt de tout soupçon et l'on pouvait désormais le considérer comme un ancêtre ; car il fait figure de saint. Cependant, si ses viscères présentaient quelques anomalies, il était reconnu comme un sorcier ayant la capacité de transmettre le pouvoir de la sorcellerie.

Le sang

Il est coutume, dans nos villages africains, qu'un homme ou une femme se réveille le matin et commence à exiger un sacrifice parce que sa vie est en danger. Il avoue avoir déployé ses puissances d'Evou au cours d'une lutte âpre qui l'opposait aux puissances de la nuit. Il fait appel aux tradipraticiens pour qu'ils organisent un rite de substitution par lequel il mourra symboliquement à travers la mort de l'animal sacrifié. Le rituel consiste en une appropriation, par lui, de la force vitale de l'animal sacrifié. Comment cela s'explique-t-il ?

C'est une question fondamentale qui renvoie toujours à Evou qui, en réalité, a pour seule nourriture : le sang. Mais qu'est-ce donc que le sang ? Il a plusieurs propriétés que la médecine moderne décrit à sa manière, mais il faut retenir qu'il transporte de l'énergie vitale. Sans compter que la phase liquidienne du sang, ou sérum, contient la mémoire des 80 milliards de cellules de notre corps – physique et non physique – d'où l'exploration du sérum (ou sérologie) pour la détection des anticorps fabriqués contre les intrus : microbes, parasites, virus agresseurs de l'organisme.

D'où, aussi, l'étude de « **l'imagerie de l'âme** » en tant que marques, sous forme d'artefacts rencontrés sur les frottis de sang colorés au GIEMSA : la maîtrise de l'interprétation de cette iconographie – symbolique – permet de saisir, dans le détail, la situation complexe de l'âme du sujet, de son état spirituel. **Cette iconographie permet de visualiser les grandes batailles que les entités spirituelles, positives ou négatives, se livrent aux dépens du sujet qu'ils habitent, dans le monde invisible**.

La couleur rouge, dit la science moderne, est le fait des globules rouges. Ces globules rendent possible l'action de l'oxygène qui irrigue l'organisme, c'est-à-dire l'énergie vitale. On retrouve à nouveau le concept de l'énergie.

L'aliment d'Evou, c'est le sang

Sortir en vampire qu'est-ce que cela veut dire ? On peut trouver plusieurs explications à cela, car il y a plusieurs combats dans le monde invisible. Et c'est cette dimension qui est interpellée. Non pas le monde physique, visible, naturel qui est le nôtre ; mais c'est le monde invisible, qui est le théâtre de grands combats oniriques ; qui est ainsi interpellé lorsqu'on parle d'Evou.

Forcément, il y a dépense d'énergie. Cette dépense peut entraîner la mort si le combattant n'est pas pris en charge rapidement par les spécialistes. S'il a combattu et que son vampire a été blessé, il faut le soigner, à condition qu'il parle de ce qui a occasionné sa perturbation. Ce n'est pas une question d'âge

Cela peut arriver à n'importe qui : un jeune, un vieux, un homme, une femme qui a accès à ce monde et qui est grièvement blessé dans ce combat de nuit. Il n'y a pas dix mille traitements pour sa survie en dehors du sang. Mais il ne s'agit pas de n'importe quel sang. Car ce n'est pas le fait du sang seulement, il y a en réalité le souffle. Le souffle dans la thérapie.

C'est le souffle qui commande : il faut que la confession se fasse pour indiquer le niveau et les raisons de l'atteinte. Il faut ''***sortir le souffle***'' ; tant qu'il n'a pas dit qu'il est atteint, on ne peut pas le soigner. Il peut même mourir parce que le souffle n'est pas sorti de là où il réside pour proclamer la perturbation importante qu'il vient de subir. C'est d'abord le souffle, il ne faut pas prendre des raccourcis, alors qu'à ce niveau de la chose, les affaires sont sérieuses. C'est le souffle qui est premier, et la décision de le soigner s'en vient après. Il y a toute une médication qu'on prépare.

Ce n'est pas seulement le sang. Il y a de l'eau, il y a l'arbre, il y a l'herbe et tous les autres ingrédients qu'on est obligé de donner en lieu et place de celui-là qui devait partir. Dans les temps anciens, c'était même un homme qu'il fallait sacrifier ; mais on a évacué le sacrifice humain pour le remplacer, selon la gravité, par un animal. Il peut s'agir d'un mouton à un petit niveau ou d'un chien lorsqu'on atteint les pathologies les plus graves. Le sang le plus nourrissant et qui contient les plus grandes vertus thérapeutiques, c'est le sang du chien, cet ami le plus proche de l'homme. Une fois consommé avec tous les ingrédients, le sang de la victime est régénéré et ***Evou*** se remet à la place qui est la sienne quelque part dans le ventre. On appelle cela le ventre, mais en réalité, on parle un tout petit peu de sorcellerie.

Mais la sorcellerie, c'est exactement ce qui vous confère la capacité d'accomplir des grandes réalisations telles que cet ordinateur que vous utilisez pour écrire ou cette caméra qui vous sert à enregistrer des images vivantes.

La pathologie trouve désormais une autre explication qui n'a rien à voir avec ce que l'on enseigne et pratique à l'hôpital général de Libreville. Le sang dont on parle est un agent pathogène, mais également un véhicule, le support du souffle, que le patient doit recevoir pour qu'il redevienne normal.

> ***Evou*** *serait-il la conscience humaine, au sens global ? Il serait la manifestation de l'ensemble des capacités humaines, de telle sorte qu'il donnerait le pouvoir à un individu de développer sa dimension suprasensible, grâce à l'utilisation de ses possibilités et grâce à sa capacité de se réapproprier des forces. Il pourra ainsi, grâce à l'intégration de l'homme dans l'univers, donner habilité à comprendre, au sens d'être sensible à la nature et d'arriver à la maîtriser, à la dominer.*

Nous répondrons par l'affirmatif, tout en regrettant cette façon de compartimenter la connaissance en opposant la connaissance occidentale à la connaissance dite africaine : ce n'est qu'une manière de parler. Freud, qui a fondé la psychanalyse, n'était pas une personne quelconque. C'est seulement que, à nous les Africains, il ne nous est pas arrivé à l'idée de faire de ce que nous vivons spontanément au quotidien un objet d'étude spéciale. Nous n'avons pas accepté de mettre par écrit la catégorisation des niveaux de la connaissance : c'est ce qu'apporte Freud avec la théorie de l'inconscient. Car, ce n'est qu'une théorie, donc une tentative d'explication d'une réalité vécue.

C'est vrai, il y a des niveaux de conscience : le conscient, l'inconscient, le subconscient et il y a même le supra conscient ou un hyper conscient. Peut-être s'approche-t-on de l'hyper conscient lorsqu'on évoque ***Evou***. Parce qu'en réalité, c'est une autre nature d'être qui n'a plus rien à voir avec la méditation d'un être humain lambda. C'est peut-être pour cette raison que nous utiliserons le superlatif de *super conscience* pour intégrer d'autres dimensions et laisser une grande ouverture qui est pratiquement planétaire.

Comment comprendre un tel phénomène : je suis à Libreville et je vois les choses se dérouler à Pékin, tout en étant à Libreville et, dans l'instant qui suit, me retrouver à New York, alors que l'on me voit couché dans mon salon à Libreville ? Comment pouvez-vous comprendre ce phénomène qui, pour les personnes initiées, est tout à fait naturel et permet de résoudre les problèmes sociaux, politiques de très grande envergure ?

En effet, les manifestations *d'**Evou*** sont multiples : on parle de la télédéportation, du don d'ubiquité, on parle d'un saint, comme Padre Pio, qui pouvait se retrouver en plusieurs lieux de sa paroisse alors qu'on l'y voyait. S'agit-il là aussi des œuvres d'***Evou*** ?

Il ne s'agit effectivement que de cela ; tout cela est rigoureusement démonstratif d'une même réalité : ce que nous appelons **Evou**, chez les Fang, n'est pas une réalité exclusivement africaine. Les méthodes de lévitation et d'autres grandes théories qui s'annoncent dans la matérialisation et la dématérialisation sont des œuvres qui témoignent du pouvoir *d'**Evou*** lorsqu'il est consciemment maîtrisé. En physique, nous le faisons aujourd'hui : matière, antimatière, et nous commençons à avoir un peu les prémisses de la *psychomatière*.

La science moderne vient graduellement, mais difficilement, rejoindre ce niveau de connaissance de l'hyperconscience… Seulement, il n'est pas toujours nécessaire de tout proclamer sur les toits ; et c'est peut-être chez nous le grand interdit de ne pas divulguer les secrets *d'**Evou***.

-XIII-

Entre utilité et nuisance : la sorcellerie

La connaissance populaire évoque la sorcellerie, en Afrique, pour parler uniquement d'une dimension magico-religieuse d'un ensemble de pratiques antisociales posées par de personnes malveillantes et qui déstabilisent la société. Être sorcier, serait significatif d'une appartenance à une association de malfaiteurs, des gens qui, en réalité, seraient des *Dracula* ou *Anaconda*. Ce serait des personnes douées d'une intelligence spéciale, capables qu'ils soient d'exploiter et de puiser les énergies aussi bien des autres ou dans la nature. Cette description est, quand on mesure les enjeux de la société africaine avant les indépendances, caricaturale. Car le domaine de l'***Evu*** reste très complexe et permet de poser des problèmes relevant de champs divers et variés : la Politique, la Sociologie, la Santé, la Sécurité et la Protection des personnes et des biens.

Ce domaine fait référence à une déviation idéologique de la civilisation, ce serait le champ de l'immoralité, donc des œuvres du mal. On a la conviction que le mal s'est accaparé de ce domaine exclusif des pratiques obscures et occultes. Ceux qui prennent part à ces activités ne seraient donc que des monstres et que, à cause de leurs agissements, la société les prend en horreur.

À une époque des progrès scientifiques et techniques, l'on en parle comme d'une puissance de détournement du réel et il serait même mal venu à un universitaire, un chercheur, de se pencher sur d'aussi vils matériaux. Serait-ce une perte de temps que de se pencher sur cette question, alors même que la politique générale de la recherche scientifique et technologique devrait viser la réduction de la fracture numérique ?

Pourtant, il est important de s'intéresser à cette question, si tant est que les populations recourent à la médecine traditionnelle, une médecine dont les spécialistes sont perçus comme des sorciers. Eux-mêmes disent parfois ouvertement qu'ils le sont. L'imaginaire de la médecine traditionnelle justifie cette orientation de notre recherche scientifique. En fait, cette médecine ancienne repose sur des techniques et des rituels extrêmement complexes qui témoignent d'une méthodologie et d'une rigueur scientifique avérées. Globalement, il convient de distinguer plusieurs catégories de pratiques médicales traditionnelles aux fins d'isoler celles ayant pour base une pharmacopée plus ou moins érudite, de propriétés des drogues et faisant appel ou non à la sorcellerie.

Parler de sorcellerie, n'est-ce pas avoir affaire à une science très complexe, si tant est que l'on fasse appel aux sorciers dans des circonstances précises de la vie de la Société ? Il suffit de rappeler que la sorcellerie occupe une place centrale dans la conquête humaine. Tsira Ndong Ndoutoumou affirme même que le thème principal du mvett est « **la lutte continuelle de l'homme contre toutes les forces visibles ou invisibles, proches ou lointaines de la nature, pour la domestication de la vie, l'accès à la survie et l'acquisition de l'immortalité** ». Évoquant la fragilité de l'homme, l'auteur de cette citation pose l'intelligence, que l'on assimile aussi à la sorcellerie lorsqu'un individu est doué, excellent dans un domaine précis, comme une arme redoutable. Tu es sorcier si tu surpasses les autres… et le mot pour dire à quelqu'un qu'il est un génie n'existe pas en fang sinon dans l'expression : « tu es vraiment un sorcier ! », ***one évou***, en langue fang.

D'ailleurs, le monde des immortels exerce une fascination extraordinaire sur les mortels, en raison des capacités étonnantes que détiennent ses membres. La quête de l'immortalité, fondement de toutes les guerres entre les peuples d'Okü (les mortels) et le peuple d'Engong (les immortels) a pour enjeu : la sorcellerie, c'est-à-dire l'usage de la magie. Alors que nous parlons aujourd'hui de fracture numérique entre les pays du nord et les pays du sud, dans le mvett, il est plutôt question de fracture magique entre Okü et Engong. Le peuple d'Okü est naturellement inférieur en magie par rapport au peuple d'Engong. Ce qui importe, ici, c'est de montrer que le peuple d'Okü manifeste une volonté de puissance qui pose la sorcellerie comme fait essentiel pour la fortification de leurs héros. Ils subissent une puissante préparation magique pour se rendre invincibles.

La connaissance a donc toujours été un facteur discriminatoire dans la société africaine : le respect que l'on voue à un diseur de mvett n'est jamais fonction de sa taille ou de sa beauté physique. Il est plutôt relatif à la manifestation de son intelligence :

> *Sa performance, son endurance, sa capacité à improviser les récits, à les organiser de manière à éveiller constamment son auditoire (...). Plus encore, sa connaissance aboutie de la magie, des différents sortilèges qu'il décrit, en fait un être respecté et craint, d'autant qu'il est reconnu pour avoir atteint un degré initiatique très avancé.*

Conseil des anciens

D'ailleurs, il convient de souligner que des personnes qui prennent part à la décision dans la société traditionnelle sont celles-là qui manifestent véritablement de l'intelligence : des sorciers. Ils font partie de cet organe suprême qui prend toutes les décisions irrévocables pour le devenir de la cité : **le Conseil des Anciens ou la Palabre.**

Ce conseil se réunissait en fonction des circonstances et sur convocation soit des chefs de famille, de village, de la tribu, lorsque les circonstances l'exigeaient. Mais, avant cette grande rencontre, il fallait consulter les mânes des ancêtres par l'entremise des reliquaires sacrés. Donc, c'est lorsque des troubles devenaient pathologiques et que la société était menacée, que l'on faisait venir les « savants » pour qu'ils posent le diagnostic, trouvent le remède et soignent le patient.

De même, ces mêmes savants intervenaient toujours dans le cas de grandes épidémies, de famine, de sécheresse, d'infécondité. Ils se réunissaient :

> *Dans des circonstances plus graves, lorsque la maladie prend des formes dramatiques ou épidémiques, lorsque la santé, la richesse et toutes les formes de réussite sociale sont mises en cause, on passe à un autre niveau des interventions*

où la thérapie doit solliciter d'autres puissances » (Monteillet).

Ce n'est qu'à un niveau très élevé de la pratique thérapeutique traditionnelle qu'interviennent les sorciers ainsi considérés comme de grands spécialistes détenteurs de secrets utilisables pour le rétablissement de l'équilibre perdu. Ils mobiliseraient des connaissances extraordinaires, avec des techniques dont l'exécution est si délicate qu'ils exigeraient l'exécution de rites secrets au cours de laquelle la dépense d'énergie vitale est obligatoire pour le rétablissement de la santé.

L'imaginaire comme complément de la science

N'est-il donc pas urgent d'investir les intelligences dans la compréhension des différents domaines de l'aventure humaine où la sorcellerie pourrait aider à la production de techniques nouvelles ? Comment les procédés thérapeutiques en usage chez les Tradipraticiens permettraient-ils de trouver un lien complémentaire entre la Biomédecine et la Médecine Traditionnelle ?

Il semble que ce soit un défi dans un contexte où la nouvelle génération de penseurs et d'intellectuels s'interroge sur les conditions nouvelles d'élaboration d'un discours savant sur l'Afrique. La Santé étant une priorité pour le développement de toute société humaine qui veut se développer et la médecine traditionnelle comportant des enjeux épistémologiques, économiques et éthiques, la sorcellerie comme composante de l'imaginaire négro-africain, constitue une problématique majeure de la recherche scientifique.

Étudier scientifiquement la sorcellerie, c'est s'engager à examiner les fondements de la production de la connaissance dans tous les domaines de la vie en Afrique. Pourquoi, dans le monde occidental, les objets ayant pour nom : autel, symbole, idole, instrument rituel, relique, amulette, potion magique, seraient plus dignes d'une recherche scientifique que les objets produits en Afrique et que chacun peut reproduire en suivant des règles précises ? Ce qui importe, en effet, c'est effectivement la connaissance des procédés permettant de réaliser ces objets en vue de les reproduire, puis, éventuellement de les améliorer par un enrichissement scientifique et technologique.

Donc, il y a un intérêt scientifique majeur à étudier la médecine traditionnelle au regard de son mode d'utilisation de la nature. Les remèdes que nous désignons habituellement par abus de langage « ***fétiches*** » doivent interpeller notre curiosité de scientifiques. Il est curieux de constater que ces objets utilisés pour soigner provoquent souvent des phénomènes qui ne peuvent pas se produire spontanément et encore moins sortir de l'ordinaire.

Dans un tel contexte, il existe même une proximité extraordinaire entre imaginaire et rationalité, notamment si la conception scientifique du monde admet l'existence d'un ordre naturel où « rien ne se crée, ne se perd, mais où tout se transforme ». Mais ce tout n'est-il que très justement le développement de ce qui existait virtuellement dans l'imaginaire et que la science expérimentale a sorti de l'empirisme dans lequel les « sorciers » l'utilisaient ?

Le véritable problème, nous semble-t-il, est dans le développement des intuitions qui permettraient d'introduire dans le processus naturel des choses ce, de l'extérieur, des déterminations directrices desquelles émergeraient d'un certain arrière-fond métaphysique, de nouvelles têtes de séries d'enchaînement déterministes de causes et d'effets. Ainsi, les procédés magiques que l'on attribue aux sorciers pourront délivrer leurs secrets, se prêtant subséquemment à la codification, à la systématisation et à la conceptualisation d'une science médicale basée sur l'utilisation de l'énergie. La science moderne pourrait enfin s'enrichir, par la collaboration avec les Tradipraticiens, de nouvelles techniques de captation et de redistribution des influences.

Cela dit, il convient d'aller au-delà des stéréotypes et des clichés, en vue de pénétrer le vaste champ des connaissances et des réalités africaines, à partir d'études plus avancées sur les rites et pratiques thérapeutiques des peuples du Gabon et d'ailleurs. La nouvelle génération de chercheurs devrait ainsi s'engager vers la réalisation de nouvelles stratégies de description- et d'interprétation permettant de mieux percevoir les réalités de l'imaginaire africain. On inscrirait ainsi la sorcellerie, c'est-à-dire le monde de la médecine traditionnelle, dans l'optique de nouvelles catégories de discours où s'expriment les potentialités de l'esprit humain.

Dans cette perspective, on peut s'interroger sur ce qu'objectivement les sorciers africains peuvent apporter en vue de relever les grands défis du millénaire, notamment en matière de lutte contre la maladie. Le défi est réalisable, à condition de prendre les Tradipraticiens comme des alliés, des collaborateurs et non pas comme des pygmées à exploiter.

Il nous paraît donc nécessaire de promouvoir des études dans cette direction, sur les diverses représentations de la maladie et des soins dans la société africaine. La sorcellerie renvoie à l'utilisation de plantes auxquelles on associe une puissance de guérison extraordinaire. Parmi celles que l'on crédite d'une puissance, nous avons, à titre d'exemple, l'arbre *oveng,* l'*abomedjan (Piper umbellatum), le gombo (Pterygota macrocarpa)* ou le citron. Il existe de multiples végétaux utilisés dans la thérapeutique et qui sont, de manière variable, associés à la puissance de la sorcellerie.

Parce que la phytothérapie et la pharmacopée traditionnelles comportent un enjeu déterminant dans le processus de la recherche-développement en santé, il y a un intérêt scientifique de première importance à inviter les chercheurs à s'intéresser à la sorcellerie. Cet intérêt prend racine dans le fait que, dans la culture négro-africaine, **aucune thérapie n'ignore le religieux** : ***l'homme est tellement en connexion avec le sacré que, travailler à la préservation de la vie implique naturellement l'invocation de Dieu***.

Cette évocation se justifie à deux niveaux : le premier concerne l'homme dans son apparence sensible en rapport avec un environnement composé de corps et des forces de la nature.

Mais, c'est surtout, comme le souligne Meinrad Hebga – ce philosophe psychothérapeute camerounais qui abordait des sujets aussi embarrassants que la lévitation ou la connaissance paranormale – la manifestation des êtres suprasensibles qui intéresse la thérapie traditionnelle. Ce sujet, c'est l'homme au plan suprasensible : l'âme, dieu, la vérité, les relations, etc.

Meinrad Hebga-, qui était en même temps prêtre-exorciste jésuite, a bien exploité ses dimensions de l'être lors de ces séances de prières du Renouveau charismatique catholique qu'il animait. Hebga était conscient que notre saisie du monde sensible n'est pas originaire et naïve : elle est élaborée par notre appareil sensori-récepteur. Nous comprenons dès lors que la médecine traditionnelle est un domaine où sévissent des entités qui sont toujours impliquées, par action ou par omission, dans les processus de production des phénomènes paranormaux.

En fait, tous les sorciers seraient capables de contribuer à la guérison des maladies, cela d'autant plus que les connaissances dont ils disposent en phytothérapie et en pharmacopée leur permettent de réaliser des matériaux ayant le statut de remèdes (les fétiches). Or, les tradipraticiens qui utilisent des matériaux identiques prennent ainsi en charge des personnes perturbées au plan physique, psychique ou moral.

D'ailleurs, ceux qui, parmi les sorciers, se distinguent pour une vocation thérapeutique singulière, sont reconnus officiellement dans leurs communautés respectives comme des médecins traditionnels, experts dans une spécialité médicale spécifique. Cela dit, les connaissances particulièrement complexes dont disposent les Tradipraticiens leur permettent d'analyser la qualité de l'énergie vitale, une énergie à l'occasion curative. Ils disposent de techniques permettant de prélever de cette énergie les particules énergétiques maladives dont les patients ont besoin d'être débarrassés pour vaquer pleinement et librement à leurs occupations.

Stabilité de la société

On oublie aussi d'indiquer avec plus de fermeté et avec plus de précision que la sorcellerie est d'abord ***un mode de gestion de la Société et comporte une dimension scientifique et thérapeutique (curative et, surtout, préventive)***. Les sorciers bienveillants fournissent souvent à la communauté à laquelle ils appartiennent, des moyens de s'élever au-dessus des tensions et des différentes formes d'agitation susceptibles de mettre la société en péril. Quand il y a un différend entre les membres d'une famille et que l'on recherche la vérité, ne va-t-on pas recourir à leur savoir pour déterminer objectivement la vérité par des ordalies qu'ils pratiquent ?

Pour ce qui concerne la médecine, la connaissance, dans ce domaine, est particulièrement efficace en matière d'élimination des causes secrètes des malheurs diagnostiqués. La solution proposée consiste essentiellement en la fortification spirituelle en vue de permettre aux malades pris en charge de ne plus souffrir des conséquences somatiques invalidantes. C'est la raison pour laquelle le traitement repose, pour une partie importante de la démarche de guérison, sur des prières et, pour une autre partie, sur des plantes. Le tout participe de la purification par des lavages avec décoctions sacrées et d'autres formes de méditation plus complexes.

Rappelons à cet effet qu'en Afrique, la connaissance est reléguée au monde ésotérique et ne s'acquiert que dans des conditions particulières ; le sujet connaissant doit donc disposer de qualités morales bien confirmées pour agir en Société. Il faut être un initié pour pratiquer de la sorcellerie : elle n'est pas le fait d'un vulgaire individu et encore moins d'un Dracula qui terrorise la communauté uniquement en posant des actes diaboliques. S'illustrer comme un buveur de sang d'innocents est passible de représailles dans la communauté villageoise.

Les experts

Tout sorcier n'est donc pas un asocial, mais ce savant dont on a besoin pour prévenir les dangers et se choisir un présent stable et surtout un avenir meilleur.

C'est dire que la connaissance pour une gestion rationnelle de la Société est au fondement de la politique, dans l'Afrique traditionnelle : aucune orientation sociale ne se faisait sans que l'on ne consulte les *experts,* donc les sorciers. À la naissance d'un enfant, on faisait venir les initiés (les sorciers) qui accueillaient ce nouveau-né pour le rendre consistant, apte à lutter contre tous les dangers distributeurs de morts qu'il aura à rencontrer au cours de son existence terrestre. Nous avons, ici, une illustration parfaite avec Oveng Ndoumou-Obame qui, dans l'attente de la naissance de son petit-fils, adresse une convocation aux initiés, au moment même où sa bru est en travail. S'adressant à son fils, il dit :

> *Cette nuit, poursuivit le vieillard, tu sonneras le tam-tam magique afin de réunir tous les initiés de la tribu des Flammes. Nous procéderons à un grand rite qui déterminera le genre d'homme que ta femme mettra au monde. Je veux qu'il soit très puissant, gardien de la paix, protecteur des faibles, réputé pour sa bonté et sa richesse, connu de toutes les couches sociales, depuis le malheureux qui grille son bout de manioc au feu, jusqu'aux forces les plus mystérieuses de la nature.*

Cette rencontre mystérieuse et secrète à laquelle aucun initié étranger à la tribu des Flammes ne participait, c'était un moment intime pendant lequel chaque magicien (sorcier) devait déployer son savoir en vue de permettre aux êtres invisibles de doter de forces prodigieuses ce nouveau-né de la tribu.

La sorcellerie apparaît ainsi comme un laboratoire de recherche scientifique et technologique, où les savants élaborent des armes les plus redoutables à partir de la foudre du ciel, à partir du cuivre, pour conquérir la société. C'est un lieu secret où se tiennent des réunions au cours desquelles les savants utilisent les énergies permettant de blesser, d'écraser, de brûler, d'asphyxier et d'anéantir les ennemis. Tout se passe comme si la puissance implique une certaine utilisation de la sorcellerie.

De par le passé, la maîtrise de la sorcellerie était indispensable à la stabilité et au maintien de l'équilibre sociologique : seules quelques personnes pouvaient en détenir le secret. Il s'agit, en réalité, de la faculté de connaître, de comprendre et de réaliser les dessins humains : on peut l'assimiler à l'intelligence, c'est-à-dire à la manifestation de la présence de Dieu dans un corps humain. Dans le domaine de la médecine, c'est, entre autres, la problématique de la causalité, notamment l'action à distance, en tant qu'elle est la manifestation de la volonté humaine, qui constitue le problème fondamental de la thérapie traditionnelle. La maladie, non naturelle, serait provoquée par la volonté de quelqu'un qui manipule, à distance, des objets (projectiles divers visibles ou non, serpents, carnassiers, arbres, foudre, véhicule, etc.).

Des savants à l'exemple du professeur Yangui-Angaté, membre associé de l'académie de chirurgie de Paris, un ivoirien et Meinrad Hebga, philosophe et jésuite camerounais, ne renient pas les phénomènes d'action à distance. Ils affirment que « *les morts par électrocution (foudroiement) ou par hydrocution (noyade) ne sont pas toujours de simples phénomènes accidentels ; elles seraient parfois provoquées par la volonté d'un homme malveillant-* ». Il est évident que l'on pourrait tirer avantage positivement de telles études, de telle sorte que nous puissions manipuler à distance les énergies en vue de soulager, et de guérir les individus souffrant de maladies et ne pouvant pas se déplacer.

La philosophie du mvet atteste que la matérialisation de l'intelligence par la fabrication d'objets-fétiches ouvre un accès à la survie et à l'acquisition de l'immortalité grâce à la capacité que l'homme a de s'approprier les forces de l'univers et son aptitude à développer les vertus. L'intelligence apparaît, dans ce sens, comme une arme redoutable et par conséquent, le fondement de ce que nous appelons, en raison des limites de nos connaissances, la magie ou la sorcellerie.

Les sorciers seraient donc de véritables scientifiques qui partagent entre eux des savoirs inaccessibles au commun des mortels et c'est en cela que certaines ethnies étaient plus puissantes que d'autres. **Nous parlerons alors des sorciers comme des experts qui dominent un domaine de connaissance spécifique.** Dans le cas de la médecine, ce sont **les Tradipraticiens** qui maîtrisent la nature pour produire des œuvres extraordinaires pour la guérison de la maladie. Ceux qui, dans le mvet, déploient des astuces en se déplaçant dans les airs grâce à une sphère invisible et qui arrivent à faire jaillir de la terre des objets en tous genres en cognant le sol de leur gros orteil pour se sauver du péril sont aussi des sorciers.

Hommes extraordinaires, sans pourtant être des êtres doués d'une nature « divine » ou surhumaine, les hommes *d'Engong* représentent cette société traditionnelle qui avait ses savants. Ils manifestaient un savoir acquis à la suite de plusieurs initiations.

Et les actes extraordinaires qu'ils posent ne sont en réalité que la maîtrise aboutie d'une science permettant de dompter les énergies, les forces de la nature. Le plus intéressant, en tout cas, c'est que la sorcellerie (la science) est la manifestation, la preuve plausible de ce que l'homme est en réalité : un être surnaturel doué d'intelligence.

Elle évoque la puissance d'un homme qui se connaît lui-même et qui est conscient qu'il est l'élément moteur de la vie. **La dimension matérielle importe peu, lorsque l'homme sait que, sans lui, la vie sur terre ne serait qu'une œuvre imparfaite réalisée par un Dieu parfait**. L'élévation spirituelle demeure la condition de son épanouissement, d'où la nécessité d'une bonne utilisation de la composante surnaturelle qui lui confère la puissance de transformer le réel et d'étendre son action dans la société. ***L'imaginaire négro-africain considère le monde matériel comme un lieu de passage, de divertissement où l'homme vit en étranger.***

À cet effet, la magie est la preuve consciente que l'homme « **appartient à un autre monde, le monde des immortels, du Dieu invisible et suprême, d'où il vient par le truchement de la naissance et où il retourne par celui de la mort** ».

La sorcellerie serait, à cet effet, un ensemble de connaissances permettant à l'homme de se maintenir dans son monde originel (monde invisible). Il est en lien permanent avec ce monde par les mânes des ancêtres et les esprits qui vont et viennent de ce monde-là au nôtre.

Ces esprits, de même que les mânes des ancêtres, ont le pouvoir de s'adresser directement à Dieu et d'être entendus par Lui. ***La sorcellerie ou la magie ne seraient donc, en réalité, qu'un ensemble de pratiques permettant à l'homme de manifester la puissance de l'Être suprême***.

La nature est dangereuse

Le mythe de ***l'Evou*** montre par ailleurs l'évolution de la trajectoire psychique, sinon l'oscillation permanente entre imaginaire et rationalité, à travers une trajectoire qui part de la dimension métaphysique à la construction d'une véritable rationalité scientifique par l'utilisation de la nature pour les soins de santé de l'homme. Ce mythe nous amène à découvrir que, pour le Tradipraticien, la forêt est un vecteur de maladies en même temps qu'elle comporte toutes les richesses qu'il suffit d'utiliser pour résoudre les problèmes de santé. C'est la raison pour laquelle le mode opératoire de la médecine traditionnelle, notamment chez les Fang, consiste à établir un diagnostic étiologique dont le cadre laboratoire est généralement la forêt, puis à identifier les plantes et autres ingrédients qui, dans la nature, entrent dans la composition des remèdes. Puis, viennent les étapes du traitement avant de repartir au village pour le suivi des soins. Tout se passe comme si le véritable lieu de la maladie, c'est la forêt et il importe de laisser les vecteurs de la maladie dans leur lieu originaire : la forêt.

Cette démarche respecte, en effet, la croyance aux liens séculaires qui maintiennent l'homme en équilibre dans son rapport à son environnement.

Par ailleurs, on aurait tort de penser, en fonction de l'importance de l'esprit dans le traitement de la maladie en médecine négro-africaine, que l'imaginaire pointe uniquement vers la métaphysique. Au contraire, **le mythe de l'Evou** constitue le socle épistémologique pour les sciences du vivant et les technologies, fondement du développement social et économique de tout pays. Les Africains ne sont, par conséquent, pas des spiritualistes, mais des ***physicalistes***, pour la simple raison qu'ils ont une vision matérialiste de la sorcellerie.

Ce ***physicalisme*** consiste dans le fait que la sorcellerie serait impossible sans un organe physique que « les magiciens », les savants du monde traditionnel, identifient comme un polype objectivement repérable, en médecine moderne, dans les viscères. Ce n'est d'ailleurs qu'une question de symbolisme, la vérité est dans les faits, car nous pouvons bien admettre que l'examen de ce polype se fait généralement à l'hôpital et dans les cas d'une autopsie, dès lors que l'individu est mort. N'y a-t-il pas une sorte de dématérialisation de cet organe dès que le souffle de vie se retire et que l'on meurt ? Tout ne serait-il qu'une question de représentations ?

Non, et nous l'avons déjà mentionné plus haut en parlant de l'autopsie rituelle que pratiquaient les anciens pour déterminer les causes du décès. L'élément qui les renseignait sur les causes certaines de la mort, suivant les critères complexes des sciences initiatiques traditionnelles, c'était précisément cet organe qui, pour les « savants », constitue **la glande - mère**.

C'est de cette glande que transite le souffle de vie, avant qu'il ne se répande dans le restant de l'organisme par le truchement du système nerveux central, l'appareil circulatoire et l'appareil respiratoire. C'est d'elle que dépendraient les caractères, le tempérament, les vertus qui caractérisent la personnalité de chaque homme. Elle dégage une force vitale qui lie l'homme dans sa dimension supra-sensorielle au surnaturel et, partant, au sacré.

En fait, il existe des techniques très anciennes permettant d'extraire, alors qu'il est encore vivant, ce que, effectivement, les anciens identifient comme étant l'organe de la sorcellerie : **Evou**. L'opération se déroulait exclusivement en forêt, dès lors que les soins se révélaient inefficaces. L'on conduisait le malade en forêt, pour réaliser une opération hautement technique et qui exigeait une connaissance anatomique digne des plus grands savants.

Chirurgie d'Evu

Ne pouvaient prendre part à cette cérémonie que des personnes bienveillantes, des proches du patient, qui avaient effectivement des connaissances en la matière. Arrivés au cœur de la forêt, sous l'arbre tutélaire *oveng*, ils aménageaient secrètement une place. On couchait le malade. Les magiciens préparaient un grand met avec des plantes dont ils étaient les seuls à connaître le secret.

Le gardien des reliquaires de la famille sortait les mânes des ancêtres pour les disposer délicatement. Puis, l'officiant prononçait des incantations après avoir décliné sa généalogie et rappelé, avec la plus grande circonspection, les circonstances qui les amènent à solliciter l'aide des mânes des ancêtres et le savoir des magiciens. Certains de recevoir une récompense, les participants pouvaient maintenant rivaliser de connaissances dans l'unique objectif d'obtenir un résultat probant : remédier aux déséquilibres multiformes, dont l'un des membres de la famille est victime. Chacun utilisera sa science pour déterminer les causes de la maladie et, de façon consensuelle, proposer le traitement avec aménité, pour sauver le malade. Conciliant, chacun devra œuvrer pour le succès de l'équipe dans cette opération délicate où certains peuvent occasionner la mort des autres.

Lorsque toutes les précautions sont prises et que la sécurité de chacun est assurée, les magiciens commencent le travail. Chacun dispose jalousement son vampire pendant que l'officiant, avec une maîtrise parfaite de la technique, dispose le repas magique en face du patient qui garde sa bouche ouverte. Avec une baguette, un maître magicien lui assène un coup entre les épaules, tandis qu'un autre, avec les mains, le saisit par les bras tournés vers le dos.

Et, dans un silence religieux, on observe la sortie mystérieuse et majestueuse par voie buccale d'un animalcule appâté par les aliments. Il vient se nourrir en dehors de l'organisme. Pendant que cette opération délicate s'exécute, le patient est dans un état semi-conscient : mi-éveillé/mi-endormi. Et, avec une technique bien maîtrisée, l'animalcule est saisi par les initiés, puis examiné minutieusement par ces spécialistes. La maladie est toujours identifiée et ses causes déterminées. Les anciens déploient alors des connaissances en matière de pharmacopée et de phytothérapie en utilisant de savants mélanges pour soigner directement l'animalcule.

L'opération consiste à rechercher des lésions responsables de la pathologie ; toute blessure est fatale pour la vie de celui en qui il loge. À la fin de cette opération, l'animalcule retournait logiquement et astucieusement siéger dans les lieux secrets du corps humain où il va réanimer le corps affaibli de son détenteur.

Physiquement, il a la forme d'un crabe dépourvu de carapace, mais disposant d'une membrane lui permettant de se mouler dans ce corps humain qui, pour lui, est un univers. Chez certains, il a la forme d'une chauve-souris, lorsqu'il dispose son propriétaire aux œuvres les plus complexes et subtiles de l'esprit. C'est un être démiurgique qui constitue le point nodal entre l'homme et les différents rythmes des plans divins selon l'ordre de ses capacités telles qu'elles ont été déterminées, pour son équilibre, par le grand architecte de l'univers. La connaissance de soi, cette exigence philosophique que Socrate découvre inscrite sur le fronton du temple de Delphes, trouve ici toute sa signification initiatique : chacun doit connaître les capacités de cet être intérieur qui se tapit en lui pour améliorer son existence, sans pourtant nuire à celle des autres.

En effet, tous les Tradipraticiens des différents peuples d'Afrique que nous avons rencontrés témoignent de la même réalité : la sorcellerie a pour support physique un élément autonome logé en tout être vivant et qui est conforme aux aptitudes naturelles de celui-ci. Toutes les sociétés africaines traditionnelles expérimentent cette réalité. Toutes les ethnies africaines désignent cette entité par un nom et la logent en un lieu spécifique du corps : le ventre. À l'Est, en République du Cameroun, le peuple Maka le désigne par « djambé _ » ; en République Centreafricaine (RCA), les Gbaya l'appellent « doua » ; dans le Fouta, en Guinée Conakry, c'est le Nhuurö

Environnement et Santé

Le mythe de l'**Evou** fonde l'éthique en posant la distinction : Bien et Mal. La genèse du mal est ainsi relative à la transgression d'un interdit. **Evou** pose toutes les formes de malaise comme conséquences relatives aux nombreuses perturbations entre l'homme et son environnement. Au fondement de ce mythe se dégage une intuition fondamentale : **la connaissance des liens entre santé et environnement**. En fait, l'aventure humaine dans l'univers sacré entraîne de graves conséquences pour la vie humaine. Ce mythe, dont nous donnons ici la signification, montre, en effet, que l'activité humaine peut étrangement perturber les forces naturelles et entraîner de graves conséquences qui produiraient la mort pure et simple.

Lorsqu'un non averti s'aventure en forêt, il doit prendre conscience que l'environnement est à l'origine de plusieurs cas de maladie pouvant mettre la vie des hommes en péril. Les

Gabonais sont particulièrement au courant des dégâts causés par le virus Ebola, un virus que l'homme contracte par son contact avec les grands singes tels que le gorille. D'ailleurs, sans aller plus loin, le paludisme est essentiellement une maladie liée à l'environnement : celui qui vit dans un environnement marécageux, avec des points d'eau insalubre, sait effectivement que l'anophèle femelle, ce moustique qui constitue l'agent vecteur du paludisme en Afrique, pourrait l'infecter. Avant d'entrer en profondeur dans l'analyse stricte du mythe, celui-ci invite l'Africain à prendre conscience de l'importance de l'environnement pour la santé. Il suffit même de prendre en compte les infections nosocomiales qui sont, en effet, contractées dans des établissements de soins, pour se rendre compte de l'étroitesse du lien entre santé et environnement.

L'interdit

Revenant au mythe de *l'évou.* l'enseignement direct énonce que la maladie est liée à l'interdit, c'est-à-dire à ce à quoi les contractuels se sont entendus. La médecine traditionnelle identifie un certain nombre de cas de maladie généralement appelés *meka'a,* qui sont le fait du non-dit d'un contrat mystérieux faisant intervenir la sorcellerie de l'*Evou.* Les tradipraticiens soignent certains cas de folie, de stérilité, etc. qui se révèlent être la conséquence du non-respect des contrats mystiques *(aka'a)* dont la victime aurait pourtant accepté – consciemment ou inconsciemment – les termes d'échange.

Le mythe de l'Evou nous ramène à un état primordial où l'homme vivait heureux au village, à une époque où l'on ne connaissait pas encore la maladie et la mort. Or, alors qu'il allait en voyage, l'homme ordonna à sa femme de ne pas se rendre en forêt. Le non-respect de cet interdit a entraîné les multiples déséquilibres dont la maladie et la mort sont des conséquences plausibles. Ce n'est pas parce qu'il manquait quelque chose que la femme décida de transgresser l'interdit, mais pour se faire plaisir et pour satisfaire sa curiosité.

Cela dit, ne dit-on pas souvent que la curiosité est consubstantiellement liée à l'intelligence et qu'une curiosité malsaine est un péché ? Si oui, il faut donc admettre que la curiosité est une motivation qui peut constituer le fondement du péché lorsqu'elle conduit au mal, c'es-à-dire à la transgression. Parce que la femme a voulu satisfaire sa curiosité, elle a péché. Par conséquent, le péché originel ne peut être l'acte sexuel, comme certains ont tendance à penser, mais la suspicion : en suspectant Dieu, la femme a voulu satisfaire sa curiosité, et cela a eu pour conséquence l'inclination au péché, par la connaissance du Bien et du Mal.

Le péché est, par conséquent, une problématique à la fois éthique et épistémologique en tant qu'objet de l'intelligence.

Comme le dit Wunenburger à la suite de Saint Augustin, « la malfaisance n'obéit pas forcément à des intérêts égoïstes (...) ; elle ne procure peut-être jamais davantage de jouissance que lorsqu'elle est accomplie sans but, qu'elle devient une sorte de défi gratuit (Gide et l'acte gratuit) ». En fait, alors qu'il s'en allait du village pour un long voyage, l'homme lui avait demandé de ne pas fouler les pieds dans la forêt interdite ; la femme, animée d'une forte curiosité et consciente de sa liberté, s'est fait le plaisir de transgresser cet interdit. La mort est donc le prix de la transgression, le fruit de sa liberté.

La transgression

Or, la transgression conduit le sujet dans un processus initiatique où il fait l'expérience, sans assistance de parrains avertis, du sacré qui peut être déroutant si le sujet n'est pas suffisamment préparé à l'accueillir. Ainsi, ce qui aurait dû être une bonne chose, constitue son malheur, à cause du manque de précaution dont elle a fait montre. Tel est l'itinéraire de transgression de l'interdit : il mène le sujet vers le lieu où il devra affronter le mal et s'engager solitairement dans une quête inversée. Jean-Jacques Wunenburger dit dans ce cas-là « qu'on assiste là à une sorte de mystique inversée, dans laquelle la transgression des règles joue le rôle d'une via negativa vers *l'Infini*, dont la voie positive se révèle impossible ». N'est-ce pas précisément à cette mystique inversée que nous assistons au cours de la trajectoire de la femme désobéissante ?

La rencontre mystérieuse est déroutante et les conséquences incalculables entre la femme et le monstre **Evou** : pour avoir la vie sauve, la femme devra accepter d'abriter cet animalcule hideux dans son vagin. Le monstre – ce maître de la forêt à qui l'homme rendait visite de temps à autre dans le strict respect de quelques principes secrets – décide de se rendre au village pour y vivre dans l'intimité la femme. Dans cette perspective, les limites entre le sacré et le profane sont violées et cela ne peut être sans conséquence.

a) La première consiste dans le surgissement de toutes les maladies gynécologiques dont la femme sera désormais victime. En se logeant dans le vagin, **Evou** commettra des dégâts, en instaurant un cycle menstruel au cours duquel il se manifeste par des douleurs spécifiques, notamment au moment de l'ovulation et surtout lors de la conception. Il serait aussi la cause des différentes menaces constituant la somme des tentatives qu'**Evou** entreprend pour mettre la vie de l'enfant en péril. La stérilité féminine serait même perçue comme l'expression des œuvres d'Evou, car il se nourrit exclusivement de sang et de la semence de vie dont la femme est productrice.

Au-delà de ce niveau individuel, le village enregistrera des troubles incommensurables. D'abord, le rythme des naissances s'effiloche considérablement, mettant ainsi la prospérité du village en péril.

b) En second lieu, le monstre s'attaque à l'économie villageoise, en mangeant, avec la complicité de la femme, tous les oiseaux de la basse-cour, les bêtes.

c) En troisième lieu, vu qu'il n'avait plus rien à manger, il instaura un cannibalisme métaphysique et la communauté enregistra les premiers décès.

Pendant ce temps, l'homme était en voyage et ne pouvait instituer les limites qui s'imposaient pour que la perturbation n'aille pas à son comble.

Dès son retour, ayant constaté les pertes, l'on convoqua la femme au Conseil. Le monstre fut démasqué et jugé. Et on lui demanda de réparer les dégâts qu'il avait causés.

De l'imaginaire à la science

La volonté de maîtriser le développement de notre Société n'oblige pas l'Afrique à emprunter la même trajectoire qu'une société occidentale qui, depuis le 18e siècle, a écarté du champ de la science toutes les formes de savoir d'ordre religieux pour l'avènement du rationalisme. La maîtrise du réel ne revendique pas l'exclusivité d'une seule « espèce de rationalité » frappée du sceau de la crédibilité.

En définissant la Santé comme *un état de complet bien-être physique, moral, économique, social et politique,* cette représentation prend en considération toute la complexité de l'être humain.

Nous ne pouvons atteindre cet objectif qu'à la condition d'identifier les limites et les potentialités de chaque rationalité, en vue de construire les bases d'une collaboration bien menée entre la médecine scientifique et la médecine traditionnelle. L'un des points d'achoppement de cette collaboration, c'est la suspicion qui entoure les pratiques de la médecine négro-africaine en raison de ses aspects mystico-religieux.

Derrière ces aspects se cache pourtant une rationalité qu'il importe de découvrir grâce à une recherche-action qui implique un investissement des intelligences des deux médecines. C'est un travail qui ne peut se réaliser que par des personnes bien formées aussi bien en médecine traditionnelle qu'en médecine moderne. C'est la raison pour laquelle il importe de relever le niveau de formation et d'éducation des Tradipraticiens, en vue d'une meilleure vulgarisation de leur savoir. L'intérêt de cette vulgarisation des savoirs consiste dans la nécessité d'un plus grand partage entre les Modernes et les Anciens, pour le plus grand bien des populations. Cette vulgarisation sera d'autant mieux maîtrisée que les médecins se seront initiés à la médecine traditionnelle.

Valorisation du patrimoine

Il appartient au Gouvernement de la République de prendre en charge cette double formation, en suscitant la curiosité des élèves, des étudiants et des professionnels de la santé, pour les pratiques de la médecine traditionnelle. L'État inviterait certains tradipraticiens à dispenser un enseignement dans les établissements primaires, secondaires et universitaires de la République pour la vulgarisation de leurs pratiques de guérison. Il est évident que cela passe par une reconnaissance qui s'exprime par une rémunération conforme aux normes de la Fonction publique gabonaise.

On partirait même d'un taux forfaitaire pour stimuler les tenants de ces savoirs endogènes. L'objectif d'une telle démarche consiste à mettre tous les citoyens au même niveau de connaissance sur la médecine traditionnelle. Car, une connaissance plus large sur les possibilités de la médecine traditionnelle participera à sa vulgarisation et à sa crédibilisation. Il ne s'agit donc pas seulement d'une exposition des recettes traditionnelles, comme si ces connaissances étaient accessibles à tout le monde. Ce n'est même pas le cas de la biomédecine, qui ne s'enseigne qu'à ceux qui s'inscrivent à la faculté de médecine. Pour accéder à l'apprentissage de la médecine, il faut remplir les conditions académiques nécessaires ; il faut aussi des aptitudes pour la médecine traditionnelle, ainsi qu'une longue initiation.

Lorsqu'on disposera d'un personnel qualifié, un programme de formation et d'éducation en soins de santé traditionnelle et sur les pratiques de la médecine négro-africaine sera organisé dans les centres de soins modernes, en termes de formation permanente. La même formation sera donnée aux élèves infirmiers, aux sages-femmes et aux étudiants en médecine dans les facultés, en formation initiale. Cette exigence de la formation a pour intérêt de clarifier les fondamentaux philosophiques de la médecine traditionnelle et d'examiner les apports de la médecine traditionnelle, mais aussi d'exposer ses limites. Dès lors, les médecins connaissant les méthodes et pratiques des tradipraticiens, et ceux-ci s'étant, vice-versa, ouverts à la compréhension des méthodes et techniques des médecins modernes, les deux médecines s'impliqueront dans une recherche-action pluridisciplinaire.

Il ne s'agit donc pas de tenter de justifier les croyances des tradithérapeutes en leur donnant une base scientifique certaine, mais d'indiquer les possibilités que ces pratiques offrent dans la maîtrise du traitement de certaines maladies. La recherche de la meilleure stratégie de lutte contre la maladie situe notre réflexion à la frontière entre la rationalité de la médecine occidentale et l'imaginaire de la médecine négro-africaine. Le problème, aujourd'hui, n'est-il pas de chercher les moyens permettant à nos populations de profiter pleinement des ressources de la nature, notamment en matière de santé ?

Il est évident que la recherche scientifique, en matière de pharmacopée et de médecine traditionnelle, doit compter avec les tradipraticiens et leurs connaissances dites irrationnelles. Il suffit de se rendre compte que le Gabon a, à date, répertorié entre 10 000 et 11 000 espèces de végétaux, qui constituent un ensemble de données en matière de recherche en biologie médicale.

Or, la méthode de collecte pratiquée par les chercheurs dans le domaine concerné, consiste généralement à s'appuyer sur les tradipraticiens qui, grâce à leur savoir-faire ancestral, permettent aux chercheurs gabonais et à leurs collaborateurs étrangers de mener des recherches de haut niveau en pharmacologie, en biologie médicale et autres sciences pharmaceutiques. Il faut, dans ces circonstances, de la part des tradipraticiens, des retombées de leurs recettes pour le respect de l'éthique de la propriété intellectuelle.

Chez les Peuhl, traditionnellement, c'est la maman qui est la pédiatre et la gynéco-obstétricienne de sa progéniture. Cela explique la transmission de connaissances de ce domaine, de mère à fille : chacune maîtrise toutes les plantes médicinales qui se trouvent dans le « SUNTURE », le petit jardin aliment médical de l'arrière-cour « bhawo ».

En fait, la volonté de mesurer la pertinence des connaissances dites irrationnelles ne consiste pas à anoblir la sorcellerie pour n'y trouver que des valeurs positives, mais de chercher dans le mal, possibilité de construire le bien. Certain que le succès actuel des thérapies traditionnelles est une interpellation, une invite à déterminer les limites des rationalités et que ce succès repose sur la maîtrise d'une certaine dimension de l'être, nous nous invitons à une interrogation qui porte sur l'évolution de la médecine négro-africaine.

Comment cette médecine évolue-t-elle, tant avant sa rencontre avec la médecine occidentale moderne et, surtout, depuis l'introduction de nouvelles sciences et techniques dans la société africaine ? Objectivement, il est extrêmement difficile d'évaluer l'évolution de la médecine traditionnelle, en raison d'une absence de données statistiques dans le domaine concerné. Son mode d'organisation et les conditions de transmission des savoirs ne permettent pas de déterminer le nombre et la qualité de ses ressources humaines. Cette inorganisation apparente de la médecine traditionnelle constitue un enjeu pour son introduction dans le système de soins de santé publique.

Ce défi, qui concerne plusieurs points, interpelle les chercheurs en sciences humaines et sociales, qui doivent promouvoir une recherche scientifique de haut niveau dont les objectifs consistent dans la consolidation des rapports entre les deux médecines. Au nombre des difficultés, on note l'importance des approches méthodologiques différentes, la problématique des concepts et des pratiques, qui n'ont pas toujours la même signification dans les deux paradigmes.

Conscient de la nécessité de faire cohabiter les deux médecines et considérant l'importance des exigences métaphysiques de la médecine traditionnelle et, au regard d'un taux d'alphabétisation estimé à 86 % de la population gabonaise, nous pouvons nous interroger sur la religiosité de la médecine traditionnelle. Cette religiosité empêche-t-elle fondamentalement l'évolution scientifique de la médecine négro-africaine ?

Une fois de plus, c'est le mythe de l'**Evou** qui nous renseigne, en nous permettant de découvrir que la religiosité de la médecine négro-africaine comporte en elle-même une évolution en direction d'une utilisation scientifique, donc maîtrisée, de la nature. La religiosité, de la manière dont elle se manifeste à travers les rites de guérison, est un support méthodologique qui met en éveil la dimension *supra-sensorielle* de l'homme pour qu'il soit au même diapason avec les forces de la nature. Mais, ce n'est qu'une étape, puisqu'il faut par la suite utiliser son intelligence afin de préparer de savants mélanges et mettre au point des techniques qui reposent sur des principes rationnels et dont on connaît les résultats d'avance. La religiosité serait donc une étape qui permet de recueillir les données permettant d'aboutir, avec une forte probabilité, aux résultats connus d'avance. Une telle démarche ne peut être que scientifique, puisqu'elle enrichit le domaine des connaissances validées.

Formation permanente

Constatant alors que, après avoir multiplié des dégâts qui ont provoqué des maladies gynécologiques chez la femme et la mort infantile au village, **Evou** ne propose pas à la communauté humaine de faire des sacrifices ; tout au contraire : il leur délivre des connaissances du monde sylvestre, pour qu'ils puissent soigner les malades avec les plantes. Cette connaissance participe à la maîtrise des différentes utilisations des feuilles, des arbres, de l'eau, du feu et du souffle, pour traiter, dans un premier temps, les maladies gynécologiques et pédiatriques.

Nous pouvons faire un constat simple : en Afrique centrale, notamment, la femme maîtrise mieux les maladies gynécologiques et infantiles ; elle a une connaissance avérée de la faune, de la flore, en un mot, une maîtrise des compositions des simples, que personne ne saurait lui contester. Les nouveaux rapports qu'elle inaugure avec Evou permettent à la femme de cultiver les plantes utiles aussi bien pour la santé, lorsqu'elle est face à un cas de maladie, que pour l'alimentation. La découverte du pouvoir des essences permettait de découvrir le caractère complémentaire entre l'homme et l'environnement : nous sommes ce que nous consommons. Il est donc étonnant de constater que la femme arrive à faire la différence entre les plantes qui, apparemment, se ressemblent, mais l'une est impropre à la consommation et, cependant, utilisable dans le soin de certaines maladies et l'autre consommable.

Nous avons un exemple pour ce qui est de la culture du manioc et de sa consommation dans nos villages gabonais. Les

Fang sont une population d'agriculteurs et la culture du manioc, avec celle de la banane, occupe une place déterminante dans la vie champêtre. On distingue deux espèces de manioc : une espèce comportant des tiges vertes et une autre des tiges rouges. Les tubercules de manioc à la tige verte sont consommables directement, même crus, et surtout cuits ; elles sont particulièrement douces au palais. Or, les tubercules de manioc à la tige rouge, par contre, sont amers. Une forte consommation des tubercules de manioc à la tige rouge provoque le goitre, qui est une pathologie consistant en une augmentation diffuse ou nodulaire du volume de la glande thyroïde, par manque d'iode.

Pourtant, les femmes, dans nos villages, préparent ce manioc à tige rouge en utilisant une méthode d'extraction d'éléments indésirables. Une fois retirées de terre, les tubercules de manioc trempés dans l'eau, à l'intérieur d'un cours d'eau courante, pendant plusieurs jours. Lorsque le manioc est tendre, on l'essore, pour retirer toute l'eau et, après l'avoir sérieusement pilé, on le met au feu, pour qu'il soit enfin mangé. Dans d'autres cas, on étale ce manioc au soleil pour que toute l'eau s'évapore et pour qu'il soit enfin propre à la consommation, sous la forme d'une poudre : le couscous de manioc.

Par contre, pour les soins de santé, l'on utilise directement les feuilles du manioc à tige rouge. Après les avoir lavées, on les pile pour en extraire le jus qui est directement consommé sans que cela ne porte à des conséquences négatives. Au contraire, cette décoction est efficace et ne comporte aucun danger pour la santé : au contraire, elle corrige l'anémie et a une activité antibiotique remarquable.

À partir de ces exemples, nous pouvons envisager une évolution de la phytothérapie africaine par l'introduction de l'utilisation des sciences chimiques et biologiques. La sauvegarde de la médecine traditionnelle passerait alors par la volonté de nos gouvernants de se préoccuper un peu plus de la recherche en matière de phytothérapie.

-XIV-

Petite philosophie d'une médecine humaniste

Les enjeux d'une médecine interculturelle

La médecine interculturelle se présente comme une médecine qui devra contribuer à la recomposition des peuples et à la restructuration des mentalités qui ne parviennent pas encore à se maintenir dans une conception moderniste du monde. Il est sans doute question de s'allier à la philosophie de l'Organisation mondiale de la santé (OMS), une philosophie qui ouvre sur une vision globale de la santé et de l'être humain. Une telle vision ne peut, en effet, pas s'accommoder d'un refus de collaboration entre deux médecines qui, prenant en charge les malades de la même communauté, ne travaillent pourtant pas ensemble pour mener la même lutte contre la maladie et la mort.

Lorsque le médecin scientifique tend la main à un tradipraticien de la santé pour réfléchir sur les problèmes multiples de la santé, c'est ensemble que les deux médecines s'engagent à résoudre des problèmes juridiques, techniques et culturels qui concernent la gestion de la santé dans un pays. Parce que la sorcellerie apparaît comme une forme de technique de lutte de l'homme pour la vie, grâce à une activité mystifiante qui se développe à partir de l'expérience concrète du mal et du bien, la médecine traditionnelle peut s'associer à la médecine scientifique pour renforcer les capacités du système de santé moderne.

La problématique des maladies neurologiques, contrairement aux maladies infectieuses (paludisme, sida, méningite, tuberculose, fièvre typhoïde…), se présente comme une invite à envisager la complémentarité entre la médecine moderne et la médecine traditionnelle. Le concept de maladie, pour ce qui est des deux médecines, n'est souvent compréhensible qu'en référence à une cause, puisqu'aucun traitement n'est réellement possible si l'on n'a aucune connaissance de la cause. Le concept de cause pose, par lui-même, problème, dès lors que nous convoquons les deux médecines dans l'esprit d'un patient : de quelle cause s'agit-il ? Et à quel niveau de cause la maladie est-elle fondée ?

Il y a des cas où la cause indiquée n'est que la conséquence d'autres causes qui objectivement sont à l'origine de la maladie. La démonstration d'une lésion tissulaire d'un syndrome clinique a eu, pendant longtemps, valeur de cause alors que ce type de lésions ne sont que la conséquence d'autres causes ou non. La perte de neurones dopaminergiques n'a-t-elle pas été considérée comme la cause principale de la maladie de Parkinson? Aujourd'hui la recherche génétique a permis d'identifier différents gènes, dont ceux de la parkine et de l'alpha synucléine comme gènes pouvant être identifiés comme responsables d'une « authentique » maladie de Parkinson. Bref, on note aujourd'hui que pour une seule maladie l'on peut identifier plusieurs causes profondes, tel est l'exemple de la maladie de Parkinson.

La difficulté consiste, cependant, à indiquer et à préciser les limites d'intervention de chaque médecine dans des systèmes publics de santé. Il est certain que l'intégration de la médecine traditionnelle dans le système de santé public ne consiste pas en un retour de l'irrationnel dans la médecine académique. Au contraire, l'intérêt de la démarche consiste à montrer le caractère complexe de l'être humain. Il s'agit alors d'enrichir le champ des connaissances des chercheurs et des praticiens de la biomédecine.

Cette orientation est pertinente, notamment dans le contexte des maladies neurologiques telles que l'épilepsie, par exemple. Il est certain que l'épilepsie, selon les spécialistes, est une des maladies neurologiques les plus répandues dans le monde. Les praticiens de la biomédecine attestent même qu'elle serait la seconde cause des consultations dans les services de neurologie, après les céphalées. Or, les tradithérapeutes affirment prendre en charge certains cas d'épilepsie, ce qui pourrait fonder la base d'une collaboration entre la médecine traditionnelle et la médecine moderne.

Indiscutablement, la perception de l'épilepsie s'est améliorée avec l'accélération des connaissances scientifiques, ces dernières années ; cependant on ne pourrait pas continuer à faire fi de l'action de la médecine traditionnelle grâce au suivi des patients. Les connaissances scientifiques en matière de médecine, notamment des maladies neurologiques, connaissent un certain succès dans la prise en charge des malades, mais elles ne sont pas suffisantes pour empêcher que la plupart des patients optent pour la médecine traditionnelle. D'autres cas de maladie nous interpellent pour envisager la collaboration entre la biomédecine et la médecine traditionnelle, si l'on intègre à la fois le caractère humaniste des pratiques de soins de santé et le facteur temps pour la résolution des difficultés.

La collaboration entre les chercheurs et praticiens en biomédecine s'avère donc nécessaire pour envisager une médecine multiculturelle par l'utilisation de différentes rationalités dans la résolution des problèmes de Santé. Mieux, la recherche-développement, dans ce contexte, consistera à vérifier la pertinence des soins du tradithérapeute (en comparant l'état biomédical du patient avant et après les soins traditionnels), tout en incitant les thérapeutes modernes à s'efforcer d'accéder à la compréhension des processus de guérison des soins traditionnels.

Nous apprendrons alors que la médecine est précisément le lieu où l'homme se sert de ses deux modes de connaissance qui sont la raison et le symbolisme pour résoudre ses problèmes de Santé. Ici, nous apprendrons que même les domaines les plus mécaniques, comme la traumatologie, requièrent du symbolisme et que la technique peut recourir au symbolisme. Est-ce que toute collaboration est possible et entre quelles spécialités médicales et quelles pratiques de la médecine traditionnelle ?

Considérons, à titre d'exemple, la traumatologie où, plus précisément, nous pouvons vérifier le niveau de compétence des deux médecines pour ce qui est de la remise en place des fractures. Il existe encore de nos jours des savoirs endogènes qui, au niveau de cette spécialité, devraient intéresser les chercheurs et les spécialistes de la médecine technoscientifique, les chirurgiens traumatologues. On note l'existence de pratiques de remise en place des fractures par des techniques thérapeutiques qui échappent à la rationalité scientifique chez les tradithérapeutes du Gabon et du sud Cameroun.

Suite à une double fracture du fémur qui pouvait occasionner l'amputation de sa jambe, un accidenté de la route a été conduit chez un tradithérapeute spécialiste des os et qui habite le quartier ''Derrière la prison'', à Libreville. Celui-ci est un ressortissant de la province septentrionale du Gabon et affirme avoir reçu gratuitement son savoir des mains d'un pygmée, grand maître en phytothérapie traditionnelle. Après avoir immobilisé la jambe douloureuse de l'accidenté, il a procédé à une technique étonnante, en brisant sans vergogne la patte d'une poule. Le traitement de la jambe passait par les soins qu'il portait à la poule devenue malade et immobilisée des suites de cette technique originale de guérison. Ayant immobilisé les deux patients, notre spécialiste, un tant soit peu original, se rendit en forêt et, à un endroit où se trouvait une termitière, il s'arrêta. En s'arrêtant, il commença à détruire l'édifice construit par le génie de ces termites paisibles. Il y jette ensuite quelques feuilles à la place où se trouvait la termitière. Il y versa un peu de vin de palme et prononça quelques paroles incantatoires en terminant par la prière suivante :

De même que tu as été accidentellement brisé par mes actes,

Un homme s'est retrouvé avec une jambe brisée au village,

Je t'ai soigné avec de l'herbe :

Je veux que tu guérisses vite.

En même temps que se reconstruit cette termitière,

La jambe de mon patient doit se réparer !

Puis, après avoir parlé, le guérisseur emprunta le sentier sans plus regarder en arrière jusqu'à son arrivée dans la case de ses patients. Une fois dans la case, il soigna particulièrement la poule, sans toucher le patient. Cependant, une chose curieuse, pendant qu'il s'intéressait à la poule, le patient gémissait comme s'il subissait directement le traitement. Quel rapport immédiat existe-t-il entre la poule et le malade ? Cette relation échappe à l'objectivation, mais peut effectivement trouver une explication dans le mode de connaissance symbolique. À titre d'explication, les villageois parlent des mains invisibles qui viennent « rebouter » la fracture. Ce qui est encore plus surprenant, c'est le résultat le lendemain matin, de même que la termitière est reconstruite globalement, de même on constata que la poule commençait à marcher et, visiblement, la jambe de notre patient s'améliorait. Et, dès que la poule a pu courir et sortir de la maison, le patient fut guéri.

La question est simple : la transmission de ce savoir est-elle possible, et à quelles conditions ? En répondant à cette double question, on notera le degré de collaboration que nous pouvons entrevoir entre les deux médecines au niveau de chaque spécialité. Nous supposons donc qu'il soit nécessaire d'engager des enquêtes anthropologiques à partir desquelles l'on réalisera une collecte exhaustive de toutes les pratiques de soins dont il faudra par la suite étudier les démarches, mais aussi les degrés d'efficacité.

Une ferme connaissance du savoir-faire des guérisseurs établira les conditions nécessaires pour la collaboration entre leurs pratiques et les besoins du monde hospitalier moderne. Dès lors que les études en sciences humaines et sociales auront atteint un niveau important dans le domaine concerné, l'université enseignerait ces savoirs, notamment à ceux qui se préparent aux sciences infirmières et médicales. La recherche consistera à identifier les obstacles et les procédés de chacune des médecines à mettre en rapport avec les valeurs de la médecine dominante.

C'est ainsi que la vulgarisation des connaissances à partir du développement des sciences humaines ayant la santé pour objet, permettra de contourner l'obstacle épistémologique fondamental qui empêche l'accès au savoir chez les tradipraticiens de la santé : le secret.

Le secret qui ne constitue, en réalité, qu'une difficulté majeure en médecine traditionnelle que parce qu'il est question d'une médecine familiale et ethnique ; mais, à partir du moment où l'on a à l'esprit de constituer une médecine traditionnelle nationale, la notion de secret changera de paradigme. C'est d'ailleurs la tâche réservée aux différents instituts de recherches que l'on trouve en Afrique ; ces centres de recherche en médecine et pharmacopée traditionnelle doivent promouvoir la médecine traditionnelle en proposant des médicaments traditionnels améliorés (MTA).

Nous attendons toujours que chaque État ait à sa disposition un volume de sa pharmacopée, à l'instar de celui qui a été publié par l'OUA en 1985 et qui comporte 95 monographies, avec des formules et des recettes pour la préparation des remèdes à base de plantes médicinales. Ces plantes sont d'ailleurs bien connues et sont utilisables partout dans le monde ; il est malheureux de constater, cependant, le caractère invisible pendant plus d'une trentaine d'années de la recherche dans ce domaine, au Gabon. Quelle serait alors notre politique du développement de la recherche scientifique en médecine traditionnelle, au Gabon ?

Toute médecine est fonction de l'orientation du développement de l'esprit général d'un peuple ; elle constitue un pan important de la culture. Chaque médecine, nous l'avons dit plus haut, développe un imaginaire et des représentations conformes à la vision du monde du peuple qu'elle incarne. **On oublie souvent que la médecine occidentale est une médecine d'expansion et que son importance est fonction de l'histoire du monde occidental dans ses rapports historiques avec les autres cultures du monde**.

La biomédecine prend racine dans une tradition orale de croyances et de pratiques qui forment le corpus hippocratique et qui énonce certaines vérités éternelles dont l'ensemble est uni par une théologie qui constitue le fondement « hippocratique » de cette médecine. **L'objet de la collection hippocratique est la relation de l'homme à une puissance extérieure à lui et celle-ci est la nature et non pas Dieu et d'autres forces surnaturelles**.

La grande contribution de l'école hippocratique à la science moderne, c'est effectivement le fait d'avoir écarté toute éventualité d'une influence divine ou mystique sur les causes et le traitement de la maladie. On ne trouve donc nulle part, dans le corpus hippocratique, la moindre allusion à des causes qui dépasseraient l'entendement humain.

Le traitement de la maladie tend à corriger les circonstances de leur apparition et non seulement les effets de leur présence. Chez Hippocrate, les circonstances ayant occasionné la maladie sont un facteur aussi important que la manifestation même de la maladie. L'évolution de la médecine est ainsi identique à celle de la culture qui la produit. La médecine moderne prend racine dans un imaginaire fondé en la croyance que la vie de l'univers obéit à des règles rationnelles et raisonnables. Telle fut la naissance du concept de causalité qui jeta les bases de la science : le Corpus fut le reliquaire des traités scientifiques les plus anciens qui nous soient parvenus.

Contrairement à la biomédecine qui suit l'évolution de la rationalité dans le monde occidental, la médecine négro-africaine évolue en répondant à un impératif : ***la nécessité pour l'homme d'évoquer avec autant de force que d'exactitude la nature essentielle de certaines réalités que la description rationaliste et critique ne peut rendre objectivement***...

Cela ne veut pas dire que le symbolisme soit l'apanage de la civilisation négro-africaine : la consommation des symboles est une affaire de degré pour ce qui est de l'emploi des images symboliques. Cependant, les images symboliques utilisées dans le cadre de la médecine traditionnelle sont précisément celles relatives à une recherche d'élucidation de l'énigme de la vie. Et le langage qui construit le corps de connaissances de cette médecine n'est pas celui de la raison, mais le langage suggestif de la poésie primitive. Dans cette médecine, qui traite de l'énigme de la vie, presque chaque élément est plus ou moins symbolique en tant que contribution à l'effort de l'ensemble pour élucider les mystères universels. Mais c'est précisément ce sens écrasant du mystère qui aiguise les facultés perspectives du médecin traditionnel et lui insuffle un intérêt vif pour la scène physique.

Si ce qui s'est passé chez les Grecs ne s'est pas produit en même temps chez les Juifs, il est certain que tous les peuples n'ont pas la même utilisation des symboles. Certain que la connaissance humaine constitue un phénomène symbolique et que, dans l'univers humain, la culture est l'un des aspects fondamentaux, il faut cependant rappeler que le phénomène culturel n'est pas unique. Dans aucun continent on ne trouverait une culture ni une civilisation humaine : au caractère essentiellement humain correspond une multiplicité de cultures et de civilisations, même s'il existe des caractères communs entre toutes ces cultures.

De même que l'on ne peut pas parler de l'Occident comme s'il n'existait pas de particularisme entre les peuples germaniques et slaves, ainsi il est impossible de parler de l'Afrique comme s'il s'agissait d'habitants d'un même village. Notons effectivement que le Fang est une réalité culturelle africaine tout à fait différente du Lingala et qu'il est évident qu'au sein d'une même culture l'on trouve une expression multiforme, voire une vision des choses pouvant connaître des mutations diverses relatives à des facteurs divers. Par conséquent, c'est un abus de langage que de parler de la médecine traditionnelle africaine comme s'il était question d'une culture monocolore spécifiquement africaine. **À chaque peuple, dans la société africaine, correspondent ses pratiques des soins de santé, donc sa forme de médecine traditionnelle**.

Dans cette perspective, la tendance générale qui considère l'évolution comme une intégration de la rationalité dans les mentalités, permet d'envisager la démarche médicale comme expression des normes d'un savoir scientifique. Toutefois, cette évolution inscrit les pratiques thérapeutiques et les rituels dans une rencontre interpersonnelle fondatrice d'éthique : le colloque singulier. Souvent, des cultures différentes et de niveaux de connaissances différents, deux sujets sont mis en dialogue dans une situation asymétrique et fondatrice d'éthique médicale.

L'attente d'une contribution africaine

La médecine traditionnelle africaine détient d'énormes potentialités, du fait de l'extraordinaire qualité de la nature dans laquelle nous baignons : nos arbres, nos herbes, nos animaux et bien d'autres choses qui sont pratiquement encore inexploités et en sont encore à la phase exploratoire. Peut-être que nous aurons sur ce plan bien précis, demain, des contributions d'une rare qualité et qui font déjà réfléchir certains cercles en Europe, en Amérique, qui pensent notamment qu'il est grand temps qu'on tienne compte de l'apport de l'Afrique. Non pas parce que c'est l'Afrique qui le revendique, mais parce que c'est le sort du monde entier qui le réclame.

Chacun doit bénéficier de tous les apports extraordinairement féconds des civilisations, des cultures et, partant, de toutes les médecines, qu'il s'agisse de celle de l'Orient, de l'Amérique, et du Septentrion austral, de l'Occident. C'est toute l'humanité qui devrait contribuer à l'élaboration de cette médecine interculturelle.

Tous les peuples dits autochtones du monde entier ont les mêmes problèmes, qu'il s'agisse de ceux d'Amérique du Nord ou du Sud, ou d'Afrique et de l'Océanie. On prendra le cas, par exemple, des Esquimaux et des pays d'Amérique du Nord, les États-Unis d'Amérique et le Canada : ils connaissent certains apports qu'ils ont obtenus de ces peuples qui ont réussi à vaincre le froid dans des conditions extraordinairement particulières du Pôle Nord et du Pôle Sud. Ils ont développé les attitudes de survie tout à fait différentes de celles que les populations de la forêt et ceux du désert connaissent.

Le plus important, c'est de pouvoir reconnaître que chaque peuple a développé des connaissances qui sont utiles au développement de sa Santé. Aujourd'hui, on attend une mise en commun de toutes ces contributions de tous les peuples de la terre, afin de mieux maîtriser le réel. C'est donc une erreur fondamentale que de s'enfermer dans une rationalité, en raison de la fixation et de la hiérarchisation qui nous ont habitués à opposer les cultures.

La notion de trajectoire, encore une fois, est une perspective qui est ainsi destinée à regrouper les chercheurs africains, ouverts qu'ils sont au monde. Ils ne doivent pas se déraciner de leurs bases fondamentales, c'est-à-dire la Tradition, à l'aune d'une science qui, malgré son extraordinaire évolution, est encore très limitée, ne serait-ce que pour ce qui est des maladies cardiovasculaires ou neurodégénératives. Si nous arrivons à concilier tous les acquis, l'Afrique aura des apports importants pour ce qui est de la lutte contre certaines pathologies transmissibles et non transmissibles. Nous ne postulons pas une hiérarchie des races, nous envisageons la complémentarité entre les peuples, dans la lutte contre la maladie.

L'interdépendance des pratiques

La problématique de la médecine n'est pas une question isolée ; la médecine n'est pas un monde à part. La médecine fait partie intégrante de l'activité, des préoccupations pratiques d'une société. C'est dans la perspective de ce que les bouddhistes appellent la mission d'interdépendance intégrale qu'il faut orienter cette réflexion.

L'interdépendance intégrale, c'est précisément cette interconnexion des valeurs de vie d'une société qui intéresse la médecine traditionnelle. La vie, c'est donc cette interconnexion des réalités qui implique l'usage de la méthode holistique. Ces médecines traditionnelles participent de cette interdépendance intégrale entre l'être humain plongé dans un environnement avec lequel il entretient des relations de réciprocité. Certaines pathologies, pour être bien traitées, doivent tenir compte de cette interdépendance intégrale.

La médecine négro-africaine doit faire beaucoup d'efforts dans l'étude des causes des pathologies, si elle veut effectivement conquérir sa place dans une Société qui s'affirme, se singularise par l'utilisation des sciences et des technologies nouvelles dans la résolution des problèmes qu'elle affronte. Elle ne peut pas se contenter de distinguer deux types de maladies ou les domaines de compétence entre la médecine occidentale et la médecine traditionnelle. Elle ne peut pas non plus continuer à résister à la modernité sous le prétexte que beaucoup de ses pratiques ne peuvent s'effectuer que dans un environnement incompatible avec les conditions d'assainissement, d'hygiène et d'asepsie que respecte la médecine moderne. Un médecin interniste nous a confié ceci :

> *Notre expérience personnelle de collaboration avec un chirurgien-ophtalmologue traditionnel, Sidibé, a prouvé*

qu'il a accepté nos conseils d'asepsie, ce qui lui a valu un succès plus grand dans ses opérations de cataracte (Dr Maka).

L'étiologie de la médecine traditionnelle présente une autre limite du point de vue de la détermination des causes de la maladie, puisque le guérisseur ne peut approfondir son diagnostic et sa méthode par des supports qui offrent plus de précision. Il convient cependant de relativiser, car cette difficulté est surtout pertinente lorsqu'on la regarde du dehors : **la précision est si étonnante que, dès qu'on a mis la main sur la véritable cause et pris des dispositions pour y mettre fin, l'état clinique change sur-le-champ**.

Mais cette difficulté est renforcée par le refus, de la part de certains tradipraticiens, d'exposer les secrets de leurs méthodes, au risque de se soumettre à la critique de leurs pairs. Mais si l'on donne un cadre juridique et une reconnaissance officielle à la médecine traditionnelle, ce jeu de cachotterie s'arrête immédiatement. En conséquence, on est obligé de faire face à une absence de diagnostic étiologique documenté, chose qui rend une fois de plus difficile d'établir des statistiques sanitaires. La première conséquence de la réglementation de la médecine traditionnelle, c'est l'exigence d'un fichier en vue de la tenue des statistiques. D'ailleurs, certains tradipraticiens tiennent des fichiers et leurs statistiques.

Au niveau du patient, l'on est aussi confronté à un problème de dosage des médicaments avec les risques d'overdose à l'origine de nombreux troubles qui sont souvent les causes de mort dans ces milieux. Heureusement, certains tradipraticiens avertis connaissent les doses ; ces défauts pourraient donc être corrigés par une formation complémentaire en techniques biomédicales, mais aussi en administration hospitalière. Car, le manque de connaissances en matière de gestion administrative, constitue un frein à plusieurs niveaux : la tenue de leur comptabilité, la production des rapports d'activité, la tenue d'un fichier pour la prise en charge de chaque malade consulté, etc.

Certes, ils ont un savoir indéniable en matière de phytothérapie et de pharmacopée ; cependant, une formation en sciences expérimentales leur permettrait de mieux identifier les plantes toxiques et d'améliorer leur diagnostic et méthode de dosage des remèdes. Cette rigueur n'enlève rien au caractère symbolique et secret de leurs opérations, elle a plutôt l'avantage de mieux définir le champ d'action de la médecine traditionnelle.

Il paraît particulièrement nécessaire de contrôler l'exercice de la médecine traditionnelle par l'élaboration d'un code de déontologie qui prendrait en compte les us et coutumes, les droits des malades et les obligations des tradipraticiens vis-à-vis des patients qui sont souvent spoliés. C'est une démarche sans laquelle la protection aussi bien des malades que des tradipraticiens ne sera pas garantie dans la société gabonaise. Cela est possible à condition qu'un cadre juridique soit établi, grâce auquel nous pourrons lutter contre le charlatanisme. Dès lors, le tri s'imposera par le développement des compétences, grâce à une plus grande spécialisation dans la prise en charge des patients. Ce qui n'est pas encore le cas aujourd'hui.

Beaucoup prétendent soigner « toutes les maladies » et étendent leurs compétences à toutes sortes de maladies : organiques, mentales, en passant par les maladies psychosomatiques qu'ils appellent « des maladies mystiques ». Ils ne sont, en réalité, chevronnés que sur une, deux ou trois thérapies efficaces et sont capables d'obtenir des résultats probants que sur une, deux ou trois maladies bien connues. Ces connaissances empiriques méritent d'être revisitées pour améliorer les différents domaines de compétence des phytothérapeutes : les fractures ; les maladies gynécologiques ; la malformation du tronc ; les maladies infantiles ; les MST avec l'exemple de la gonococcie chronique ; le paludisme dans ses différentes variétés ; les maladies cutanées ; certaines maladies neurologiques ; les maladies psychologiques relatives à un traumatisme ; les maladies mentales ; tous ces domaines d'intervention de la médecine traditionnelle demandent à être accompagnés par les sciences et les technologies nouvelles.

La limite étiologique

La durée de la maladie détermine le caractère naturel ou surnaturel d'une maladie en médecine négro-africaine, même si le malade semble vraisemblablement mal se soigner. Dès lors que le traitement ne se révèle pas efficace pour de multiples raisons, on suppute en cherchant un bouc émissaire : l'envouteur, le jeteur de sorts. On déclare que l'hôpital moderne n'est pas compétent pour prendre en charge cette maladie, elle est une maladie des Noirs, c'est-à-dire une pathologie provoquée par un esprit malveillant. On ira donc de tradipraticien en tradipraticien, à la recherche d'un « *nganga* très fort » qui utilise les procédés magiques les plus astucieux pour déterminer la cause et le coupable. Le plus décevant dans l'étiologie sacrée, c'est qu'elle conduit généralement à pousser le patient à une initiation thérapeutique par manducation de plantes psychédéliques. Mais cette démarche, en réalité, cache plutôt l'ignorance de beaucoup de charlatans qui ne peuvent donner avec pertinence les raisons de la maladie et en trouver les remèdes.

Il importe aujourd'hui de travailler pour une mutation de la médecine négro-africaine. Il est nécessaire de l'amener vers une ascension progressive à la conscience de soi rationnelle. Il s'agit d'assurer sa métamorphose, même si elle est toujours en lien permanent avec le monde des esprits et des forces surnaturelles. Le problème consiste dans l'utilisation rationnelle de son savoir : privilégier les causes rationnelles, en exigeant la démonstration vérifiable aux fins d'aboutir à la constitution d'un savoir partageable et enseignable.

Pour un tel résultat, la trajectoire des pratiques de la médecine négro-africaine doit partir du terrain mythologique pour un terrain scientifique, en passant par une médiation cosmologique. L'étape cosmologique, c'est un moment pendant lequel la conscience humaine est en phase avec les lois de l'ordre de la nature. À cette étape, il y a nécessité d'un glissement psychologique allant de la mentalité magique à la mentalité scientifique.

Cette mutation est fondamentale pour permettre à une société d'élaborer un système de soins avec des procédés scientifiques et technologiques permettant de parvenir à une compréhension rationnelle des choses. Ce passage de la mythologie à la cosmologie est déterminant pour le développement de la médecine négro-africaine : chacun pourra étudier le monde, ordonné avec des lois qui se prêtent à l'étude, au logos. Cela voudrait dire plus exactement que les Tradipraticiens devraient rendre intelligibles leurs activités, de manière à partir d'une vision magique transversale aux cultures traditionnelles, pour tenir ainsi compte des exigences du monde moderne. Cela suppose aussi que nous quitterons l'oralité pour une exposition des connaissances par l'écriture. Attention, il n'est pas question d'abandonner l'oralité – qui est primordiale, étant à la base de tout –, mais compléter l'oralité par l'apprentissage en informatique. On partirait de l'oralité archaïque à une oralité qui s'appuie sur la modernité par l'utilisation de NTIC.

Cette trajectoire rendra possible une histoire de la médecine négro-africaine ; en identifiant ainsi, à travers l'histoire, l'évolution des représentations de la maladie et des thérapies traditionnelles.

La perception archaïque de la maladie dispose la conscience collective à résister au développement socioculturel, politique et économique des pays africains en voie d'émergence. Nous mettons ici le doigt dans ce qu'il convient de considérer comme la plaie de la médecine négro-africaine, une médecine qui culpabilise et fragilise les liens sociaux. Le malade est souvent coupable de sa maladie. Cet état malheureux de la conscience contamine toute la famille, le lieu de travail, au point d'empoisonner toute la vie relationnelle de la victime.

Le lien/transmission

Le lien marque la relation d'affection, de devoir, d'intérêt ou de dépendance qui unit des personnes, des groupes ou des groupements entre eux ; dans ce sens on dit que l'on entretient des liens avec quelqu'un, sa famille, son pays. Dans la société traditionnelle, le lien se construit aussi par un savoir qui nourrit l'existence et préserve la vie d'un être selon la manière dont il est formaté à sa naissance.

Les anciens avaient conscience que la vie est toujours perturbée par des forces extérieures ; ils sentirent ainsi **la nécessité d'élaborer des pratiques qui participaient d'une médecine préventive**. L'ensemble de ces pratiques se distingue par des recettes qui se matérialisent par des vaccins (scarifications) sur des points spécifiques du corps, des mets magiques que le sujet consomme pour se blinder contre les agressions mystiques de différentes natures. Être malade, dans ce cas, ne peut résulter que de la non-observance d'interdits comportementaux et alimentaires relatifs aux techniques de blindage.

En fait, le sujet ne doit plus consommer certains aliments qui entrent dans la composition du mets médicamenteux qui assure sa protection. Étant entendu que la préparation se fait lorsque l'on est encore inconscient: c'est le père et la mère qui veillent à la vie du petit homme. Ainsi, dès qu'il est malade, il se réfère d'abord à son père et à sa mère pour exprimer ses inquiétudes de santé ; ceux-ci vont déterminer, au regard de ce qu'ils savent sur la consistance mystique de leur enfant, le bien-fondé de la plainte exprimée.

Le traitement de la maladie va évoluer selon le niveau et l'état du savoir des parents : ils savent ce qu'il faut prendre si un interdit est violé. Car la perturbation de l'équilibre physique et psychologique est la conséquence directe de la rupture d'un interdit et cette rupture consiste aussi dans la rupture de l'individu d'avec ce qui le maintient en sécurité contre les menaces.

Notons que la vie dans un environnement traditionnel implique non seulement un savoir-être, mais aussi un savoir-faire qui est fonction, lui-même, des connaissances dont on dispose sur des domaines précis de la vie au village. Ce savoir garantissait l'équilibre global du groupe et le bien-être individuel de chaque notable. Cela dit, les objets-médicaments sont une aide efficace à la personne du malade, chaque fois qu'ils sont utilisés pour son développement intégral : on soigne pour consolider les liens qui unissent l'individu à la collectivité. Tout ce que l'homme entreprend doit être en rapport avec ce que font les autres dans le domaine concerné, car la souffrance et la mort résultent souvent de ce que l'on entreprend.

Selon la sagesse populaire, si tu aimes le travail, tu meurs par le travail ou à cause de ton travail. C'est dans ce sens qu'il importe de dire que c'est la jalousie qui provoque la mort du travailleur : « ton bonheur est à l'origine de ton malheur ». Tout dépend donc de la relation que nous entretenons avec les nôtres, car, l'acte de sorcellerie n'est efficace que si le lien que l'on entretient avec la victime est direct. Personne ne peut vous manipuler au point de provoquer chez vous des maladies psychosomatiques s'il n'entretient aucun lien intime direct avec vous ; ce qui veut dire que le lien avec la communauté est déterminant pour la santé d'un individu.

Traditionnellement, le sort doit être fondé en raison du lien entre l'individu et la collectivité. C'est ainsi que L. S. Senghor le précise avec autant de fermeté : « **chez les Nègres, l'homme est lié à l'objet de propriété collective par le lien juridique de la coutume et de la tradition : groupe – famille, corporation, société d'âge – à une personnalité propre qui est sentie par chaque membre** ». Soigner, c'est donc une question de responsabilité et, pour être responsable, il faut disposer des connaissances permettant de défendre la vie sans être obligé de recourir à l'autre.

Fort de cette notion du lien, la présence de la famille est un impératif dans la démarche des soins de santé dans la médecine négro-africaine. Un problème grave de santé ne peut être traité sans la présence de la famille ; et tous les soins se font en liaison avec la terre ancestrale. Tous les phénomènes naturels qui entourent le rituel sont d'ailleurs considérés comme des personnages, agents de liaison entre le monde visible et le monde invisible.

La croyance en la participation des ancêtres auxquels le sujet est lié par la litanie des noms que compose sa généalogie, pose la famille et le sol, que l'Ancêtre a occupés, comme la source des énergies qui alimentent la vie du sujet. L'univers du traitement de la maladie pose donc, en premier lieu, la problématique du lien naturel et social que le patient partage aussi bien avec le médecin traitant qu'avec le monde qui l'assiste dans sa démarche de guérison.

En fait, partageant une étymologie indo-européenne commune que le logos, le lien, assure par son écologie, la connexion temporo-spatiale non seulement entre des personnes disjointes, mais aussi entre l'humain et le non-humain. Le mythe conserve, par la connaissance qu'il délivre sur les plantes, toute la tonalité spirituelle qui constitue le fondement même du traitement de la maladie dans la médecine négro-africaine.

La connexion avec les différents stades de l'être-au-monde est un enjeu déterminant de la médecine initiatique, car le praticien a conscience que l'état de santé est fonction de la cohérence de la coexistence entre le sujet et l'environnement. Il y a un double lien qui établit l'équilibre du sujet : le lien est fonction de l'imaginaire et de la rationalité selon la dynamique du traitement.

Le mythe (mythos) est ce discours, ce langage, qui **s'oppose au logos (discours-raison)** pour élaborer des rituels qui rétablissent un lien au niveau de l'imaginaire et c'est à ce niveau qu'il importe de comprendre la nature du lien dans la médecine naturelle.

C'est justement cette recherche de consolidation du lien à affermir et à raviver qui donne toute son importance et son sens à la médecine initiatique ; les rites et d'autres pratiques de la médecine traditionnelle manifestent, en réalité, la nature des liens entre les membres de la communauté et le monde de l'invisible. Telle est la caractéristique fondamentale de toute l'histoire de la santé et de la guérison traditionnelles. Cette caractéristique de la médecine traditionnelle fait du traitement de la maladie un mode de connaissance qui manifeste le rapport essentiel de l'homme aux esprits. Le patient entre en liaison avec différents genres d'esprits qui entrent en scène dans la pratique de guérison. Les *nganga* s'adressent aux esprits pour soulager ou pour guérir les différentes formes de maladies dont souffrent les hommes dans la communauté.

Qu'il s'agisse du **Bwiti** ou de l'**Ômbwiri** et même du **Mbumba éyano**, la solution au problème de santé d'un individu est le fait de notre rapport aux esprits, aux génies et à d'autres réalités mythiques et mystiques appartenant au monde invisible. Ces esprits sont classés en trois grandes catégories et chacune joue un rôle précis dans l'équilibre et le maintien des liens entre le visible et l'invisible. Ce classement est le suivant : **les ancêtres, les génies et Dieu**.

Le contact avec le Christianisme n'a fait que nourrir la qualité du lien avec le monde de l'invisible : les temples initiatiques sont syncrétiques et, avec la volonté de maintenir sa foi chrétienne, le croyant se met en liaison avec la première catégorie d'esprits. Celle-ci se compose d'anges jouissant d'une supériorité morale et d'une autorité incontestable sur les êtres visibles et invisibles. C'est le cas de **Saint-Michel Archange** que l'on invoque dans certaines cérémonies initiatiques ; d'où la présence d'icônes, de représentations d'anges dans les temples.

Cette caractéristique est surtout propre aux Fang qui pratiquent des rites souvent empruntés à leurs voisins, auxquels ils ajoutent leur spécificité. La force d'un temple, c'est-à-dire sa capacité à manifester la divinité est exclusivement fonction de la capacité de ses adeptes à entrer en contact et à maintenir le lien avec une entité spirituelle déterminée. La fidélité à cette entité constitue une puissance pour la conciliation des forces permettant de lutter contre les démons, auteurs des maladies. Le mode de vie des adeptes du temple est respectueux de l'alliance contractée avec le prêtre du temple.

La croyance en l'incarnation des génies, dans l'environnement et en la présence des esprits ancestraux dans la nature, établit le fondement spirituel de la démarche de guérison en médecine négro-africaine. La collecte des plantes, de même que la composition des onguents, ainsi que leurs différentes applications, **impliquent un état d'esprit qui fait de la thérapie une démarche spirituelle**.

Dans cette perspective, la médecine devient une forme de religion où les « bons esprits » assistent l'homme dans sa lutte contre l'adversité, selon sa moralité. En lien avec les bons esprits, l'homme participe à une lutte spirituelle entre les entités divines opposées. On leur adresse des prières, car leur sollicitude inspire l'intelligence des tradipraticiens pour la guérison de leurs malades.

Au-delà du traitement physique, il est certain que le véritable bien-être recherché dans la thérapie spirituelle réside dans la multiplicité de pratiques ayant pour finalité d'établir le contact et de maintenir un lien social fort entre la communauté humaine et les différents esprits protecteurs. Le lien avec les esprits « bienveillants » ; **les mimbwiri**, permet de concevoir la médecine traditionnelle comme un ensemble de pratiques que la communauté, selon sa culture, utilise quotidiennement pour lutter contre les déséquilibres physiques et psychologiques pouvant mettre la communauté en danger. L'initiation assure effectivement cette fonction de liaison entre la personne malade, la communauté et le « monde des esprits ».

La mentalité magique

En somme, l'existence « réelle ou supposée » des esprits, des génies avec lesquels l'homme maintient des liens à travers des rituels, développe chez les adeptes de la médecine négro-africaine une « mentalité magique ». Ontologiquement, la notion du lien social s'exprime et explique même l'importance de la famille dans la démarche de guérison traditionnelle. À chaque étape de sa vie, l'homme doit maintenir un lien avec sa famille, notamment avec sa famille biologique. C'est par elle qu'il arrive à la vie et il faut qu'il en sorte par le même biais. La maladie n'est que l'expression d'un désordre qui menace le lien social que la qualité de son existence doit alimenter.

La notion de lien exprime par elle-même le caractère sacré de la vie telle qu'elle se représente dans l'imaginaire négro-africain : « l'homme est une vie reçue » qui se détermine, socialement et objectivement, comme une chaîne formée de plusieurs anneaux, **nkol enyng**. Socialement, tout individu est perçu comme un nœud qui maintient, ensemble, le monde des Ancêtres et de Dieu, d'une part, et celui des vivants, d'autre part.

Afin de s'élever à la dimension des forces spirituelles, la conscience de l'homme s'ouvre au monde en se conciliant les forces par le truchement d'une initiation. Par celle-ci, il acquiert des connaissances à partir desquelles il parviendra à des « manipulations mystérieuses » des forces supérieures avec lesquelles il est en lien.

L'affiliation au temple

Se soigner dans un temple, c'est s'engager dans une démarche qui fait du malade un membre, à terme, du temple. En devenant membre dudit temple, il participera à la vie de celui-ci en donnant sa participation dans toutes les activités qui s'y dérouleront. Désormais, sa personnalité va se forger en fonction des potentiels qu'il devra développer après son « passage » au temple. La démarche de guérison dans un temple n'est pas le seul fait des médicaments, elle s'appuie surtout sur un enseignement qui s'intéresse à l'homme dans sa totalité et qui ouvre sur des perspectives spirituelles. Le soin initiatique est aussi un moment de formation du caractère et un chemin de construction de la personne, en ce sens que le sujet est réellement engagé dans sa quête du bonheur. Au-delà de l'acte de guérison, la finalité du traitement est de fixer les bases permettant désormais à celui qui était malade de se réaliser pleinement en prenant en main son propre destin.

Posant la question de la construction de soi, le traitement de la maladie pose le problème de la protection contre de nouvelles agressions, ce qui fait appel à des techniques magiques qui mettent le sujet en lien avec les génies protecteurs et des entités spirituelles qui vont veiller sur son équilibre. Notons que l'équilibre d'un homme, dans la société traditionnelle, est généralement fonction de sa croyance en ses assurances spirituelles, perceptibles par les marques de vaccins sur sa peau et par des objets protecteurs qu'il garde dans sa besace, dans sa maison.

Ainsi, la fin de tout traitement de la maladie s'accompagne de vaccins et de nouveaux objets protecteurs, donc de nouveaux liens avec les entités spirituelles. Il y a donc un double lien qui se tisse entre le patient et la communauté dans laquelle il vient se soigner. Ce lien dépasse de beaucoup la simple dimension de sa maladie : si, d'un côté, il devient sociologiquement membre de la famille de celui qui le traite, de l'autre, il devient membre d'une communauté spirituelle. Son sort est désormais lié à ses attaches avec les génies de la communauté et aux bons rapports qu'il entretient avec ses pairs avec qui celui-ci partage les mêmes croyances.

Il y a échange, chaque fois que le lien social est mis en danger, à l'occasion d'une maladie physique ou psychologique ; on assiste à la déstructuration aussi bien de l'intégrité physique et psychologique d'un individu malade, qu'à l'ébranlement de l'équilibre de sa société. La société entière s'engage dans sa démarche de guérison pour des raisons différentes. La souffrance physique demandant à être soulagée, le patient n'a d'autre intérêt immédiat que de satisfaire ce besoin. Sa plainte et ses dépenses en santé sont fonction de son interrogation intime, alors même qu'au-delà de ce qui se déroule devant lui, il y a une dimension sociologique et eschatologique qui échappe à son regard.

Dans sa lutte contre sa maladie, le malade donne sa caution pour le relèvement de toute la société fragilisée et susceptible de perdre sa stabilité par la perte de l'un de ses membres. Économiquement, celui-ci va s'acquitter de ses obligations en organisant, à ses frais, toutes les festivités donnant lieu à la démarche de guérison. Notons d'ailleurs qu'une veillée regroupe tous les adeptes du temple, selon sa notoriété, mais aux frais du patient. Au-delà des frais relatifs au traitement direct de la maladie, il importe de signifier l'importance de l'ambiance de la cérémonie en sa composition.

Il faut des batteurs de tam-tams et des danseurs qui, selon leurs titres et grades, recevront des honoraires. Surtout, et c'est ce qui compte le plus, c'est la nécessité de faire manger et de donner à boire, toute la nuit durant, à toute la communauté, sans oublier les sacrifices offerts aux esprits. Cela suppose toute une organisation qu'il fallait supporter financièrement dans un contexte de paupérisation constante d'une société où les produits de première nécessité coûtent de plus en plus cher. Le malade, malgré lui, prend en charge toute une communauté de personnes bien portantes qui doit normalement le porter pour lui donner vie.

On ne s'étonnera finalement pas de constater que ces cérémonies sont des lieux de rencontre de personnes désœuvrées. La consommation de plantes psychédéliques est largement soutenue par celle des drogues et autres stupéfiants, souvent à l'origine des accidents qui surviennent souvent sur la natte.

La maladie implique alors un lien avec une collectivité ; le responsable du temple fait toujours appel à tous les adeptes de la contrée afin qu'ils viennent rendre vivante sa cérémonie. Le lien social devient ainsi un enjeu déterminant dans les pratiques de la médecine traditionnelle. Le patient est sommé d'exposer son intimité à toute une communauté qui, spirituellement et matériellement, se charge de l'accompagner en l'intégrant en même temps dans leur communauté, selon leurs croyances. Or, au regard du texte de Raponda Walker, Rites et croyances des peuples du Gabon, il apparaît que le traitement de la maladie n'est pas monocolore : chaque peuple du Gabon soigne ou développe des techniques qui lui sont propres.

Les associations hétéroclites de M.T.

La démarche de guérison devient plus complexe dans la mesure où les associations de tradipraticiens du Gabon sont aussi faites, en majorité, de praticiens venus d'ailleurs et donc d'autres cultures. Les pratiques soignantes sont différentes en raison du fait que chaque communauté humaine apporte une réponse spécifique (conforme à sa vision du monde) à la question fondamentale à travers laquelle se joue son identité dans son rapport au monde : pourquoi la maladie ? La réponse à cette question implique des gestes soignants qui induisent un « prendre soin » qui se détermine comme une posture, une disposition de l'éthique. Cette éthique, c'est-à-dire ces principes généraux, varie selon la vision spécifique des soins pratiqués dans la médecine.

Or, toute pratique soignante, ses rituels, ses démarches, correspondent à un discours qui verbalise la maladie en prenant en compte les événements ou les influences subies, les erreurs, les considérations morales susceptibles de rompre l'équilibre de vie ou l'harmonie qui définit la santé. La variété des prises en charge correspondrait à la manière dont chaque communauté traduit la souffrance ; les diverses réponses sont décisives quant à l'élaboration des techniques thérapeutiques. C'est pourquoi une seule rationalité ne suffit pas pour prendre en charge la santé des populations dans un pays où le multiculturalisme s'impose. C'est la raison pour laquelle l'évolution de la médecine gabonaise sera fonction de la capacité des décideurs à intégrer les différentes rationalités dans une même politique de santé.

L'éthique médicale interculturelle se construit ainsi avec toute la complexité des différents apports de la Société Moderne et de la Société traditionnelle ; elle a besoin des données de la conscience et de celles de la croyance, de la raison et de l'émotion. La rationalité et l'éthique médicale interculturelles consistent donc dans un cheminement intellectuel où la médecine est étudiée comme objet et comme sujet.

La maladie est un langage naturel

La médecine interculturelle ne se présentera que comme un ensemble de procédures ayant pour finalité d'étudier la Maladie. Ne se conformant pas à une conception de la personne-machine, la Culture se présentera comme un élément fondamental pour le développement de la Santé. Une telle perspective s'interdit de réduire le composé humain en un amas d'organes, car il faudra soigner à la fois la matière et veiller en même temps à la psychologie du patient, à son vécu spirituel, religieux et énergétique.

L'Homme n'est-il pas une réalité biface que le médecin doit prendre en charge continuellement ? Intériorité et extériorité, telle est la caractéristique de l'homme qui se livre à la démarche médicale : c'est la raison pour laquelle la dimension culturelle impose la prise en compte des valeurs éthiques respectueuses de l'homme dans son intégralité et en fonction de sa représentation de la vie.

-XV-

DIVERSITÉ DE LA MÉDECINE TRADITIONNELLE

La nature ou la variété

Faisons une lecture de l'un et du multiple, de sorte que nous restions dans la fidélité à la compréhension d'une philosophie de la nature et de la médecine qui s'enracine autant chez les GRECS antiques que chez les Africains, et qui détermine l'action du Thérapeute africain de la forêt. C'est grâce à elle que nous soignons une même maladie avec le mélange des quatre éléments. C'est aussi la raison pour laquelle la variété est possible entre ceux qui soignent avec la Terre, l'Eau, la Pierre, l'Ether, etc. (texte de Platon, Empédocle).

Il existe une autre dynamique intercommunautaire qui va obliger l'Afrique à penser la santé à partir d'une dimension multiculturelle de la médecine. Cette dynamique est de portée historique et invite à penser les rapports intercommunautaires et interculturels.

Il convient de penser objectivement le développement de la Santé en Afrique autour de la question des ethnies, des rencontres entre les pratiques soignantes relatives aux nationalités différentes.

La médecine négro-africaine ne peut échapper au multiculturalisme, en raison de l'exode rural et de la migration des populations dans toute l'Afrique et même en dehors de l'Afrique.

La connaissance des plantes, pour un Tradipraticien qui vient d'un autre pays, constitue une véritable difficulté ; beaucoup effectuent de longs voyages pour entamer une collecte des plantes en vue de la réalisation des remèdes. Certaines plantes utiles reconnues par certains Tradipraticiens n'existent pas dans l'environnement où ils sont installés pour exercer leurs fonctions.

On note même que, pour être plus efficaces, certains voyagent avec un patient, lorsque c'est nécessaire, pour aller terminer un traitement dans leur lieu d'origine. En fait, cela peut s'expliquer par le fait que l'homme étant un animal écologique, il a besoin de se replonger dans un environnement qui le construit pour qu'il se régénère.

Les associations des praticiens de la médecine traditionnelle au Gabon marquent cette nécessité de l'élargissement du champ des connaissances de chaque tradithérapeute qui le désire. On a des associations qui sont dirigées par des étrangers et le nombre d'expatriés dans ces associations est souvent plus important que celui des nationaux. Mais alors, quel est leur niveau de reconnaissance de la faune et de la flore gabonaises, et en quoi cela pose-t-il problème ?

Chaque associé manifeste une forme de médecine conforme à sa propre culture, d'où la nécessité d'étudier chaque manifestation culturelle en elle-même. Il y a comme une nécessité urgente de procéder à une étude systématique des différents groupes ethniques représentés dans les associations syndicales de la médecine traditionnelle au Gabon. Une telle étude nous permettra de dépasser une histoire africaine que l'on ne conçoit exclusivement que du seul point de vue des sources archivistes qui sont, par ailleurs, trop hétérogènes dans le temps et dans l'espace.

Il apparaît urgent de faire un nouvel état des lieux des connaissances sur les cultures africaines, en examinant les pratiques de la médecine traditionnelle encore en usage. Il se trouve être, de ce point de point de vue, nécessaire de réexaminer et d'étudier très attentivement le travail accompli en ethnobotanique par André Raponda Walker et René Sillans. Il faut un approfondissement de leurs travaux, qu'il importe de remettre à jour, pour établir un nouvel état des lieux des connaissances. C'est là le travail, en tant qu'étude approfondie et dans la perspective de la recherche-développement, que doivent accomplir les laboratoires et centres de recherches en sciences humaines et sociales des universités et instituts de recherches africains.

Cela dit, si l'on s'accorde à reconnaître à la connaissance orale une valeur documentaire indiscutable, il serait plus prudent d'envisager une réflexion sur chaque pratique soignante en vue de la préservation de quelques-unes des plus pertinentes. C'est dans cette perspective que la médecine multiculturelle – ce que nous voulons atteindre – va se constituer sur la base d'un ensemble de pratiques que l'on retiendra comme des documents pertinents susceptibles de se prêter à la mise en forme scientifique.

Un travail anthropologique et épistémologique, qui montre le caractère multiculturel de la médecine traditionnelle, consiste dans la démarche même de ses représentants d'origines diverses et qui, pourtant, se regroupent en association luttant ainsi pour les mêmes intérêts. Constituer la médecine interculturelle amènerait donc à être attentif et à l'écoute de chaque praticien de la médecine traditionnelle, afin de recueillir avec fidélité son témoignage (ses connaissances sur la maladie et le médicament). Les connaissances recueillies seront immédiatement conservées, analysées et améliorées avec des procédés scientifiques pour être utilisées dans le système de santé national, notamment au niveau des Soins de Santé Primaire.

Compétences et compétitivité

Le fait qu'il existe des associations, permet d'éviter plusieurs intermédiaires entre la source d'informations et les utilisateurs de celle-ci : désormais, les acteurs de la médecine traditionnelle participent directement à la transformation de leurs connaissances à différents niveaux. Le premier niveau consistant en l'enrichissement de sa propre culture au contact de celle des autres ; en travaillant avec les autres acteurs de la santé, chacun améliore ses capacités et son potentiel.

L'uniformité imposée, c'est marquer du sceau de la certitude au point de couvrir et de couronner tout, s'il est certain que tous ces peuples qui se juxtaposent dans les mêmes cités africaines partagent la même croyance aux morts, une croyance qui, par ailleurs, fonde la spiritualité, qui est à la base de toutes les pratiques ancestrales de guérison ; il est aussi certain que la relation que chaque peuple entretient avec les morts est différente d'une région à une autre, d'un pays à un autre. Le même et l'autre, telle est la particularité de la Médecine dite

Négro-africaine : tous les Praticiens ne partagent pas les mêmes connaissances et les pratiques varient d'une personne à une autre.

Ces connaissances de la phytothérapie et de la pharmacopée traditionnelles, intègrent aussi bien l'imaginaire de la maladie que la conception du traitement de tous les acteurs qui prennent part à la démarche de guérison. Toutes ces pratiques témoignent des exigences d'une conception du Monde où l'Homme est en relation dialectique avec des puissances occultes. Il n'est pas capable de s'élever spirituellement pour prendre de la distance mentalement avec son environnement, à cause de sa mentalité fétichiste fondée dans une sorte d'ensorcellement du monde.

Magie

La pratique de la magie s'explique avec plus de cohérence dans la Société négro-africaine qui n'a pas encore accepté de poser ses problèmes de la vie sur des bases absolument cartésiennes. Le monde de la médecine traditionnelle correspond à celui du stade théologique dans le progrès de la connaissance humaine, chez Auguste Comte. L'Afrique est un monde où l'homme n'a pas encore manifesté la volonté de chasser, par l'utilisation de l'unique raison, les premiers habitants de la terre : les dieux et les génies.

La conscience des Praticiens se développe dans un contexte où, pour son équilibre psychologique et physique, l'homme a besoin de se nourrir des forces cachées pour vivre.

Le Négro-africain vit plongé dans un univers peuplé de la force, l'énergie qui habite et anime toutes choses. Chacun est conscient de cette réalité et veille à ses gestes et à ses paroles. Il respecte les lois et les interdits d'obligation qui régissent ses rapports avec les forces environnantes. Cet univers vivant lui impose de ne pas agir dans la nature sans demander auparavant aux forces qui y habitent la permission d'agir et, donc, de vider les lieux. Les interdits constituent le fondement d'un raisonnement permettant d'identifier les maladies dites spirituelles, dans la nosologie traditionnelle.

La maladie apparaît généralement comme la conséquence d'une transgression de l'un des groupes d'interdits que la société traditionnelle distingue en : Interdits rituels et interdits coutumiers. Les premiers, comme le souligne si bien André Raponda Walker, sont liés à des sociétés secrètes initiatiques, ou à des pratiques rituelles, et leur transgression a pour conséquence une maladie (sort) résultant du fait des sorciers ou des esprits frappeurs.

On note une véritable division sociale entre les initiés et les non-initiés, de telle sorte qu'un non-initié ne peut même pas se coucher dans le lit d'un initié, au risque de contracter une maladie. De même que certains initiés ne peuvent dormir dans le même lit qu'une femme, même s'il s'agit de sa légitime épouse, de même, certains initiés ne peuvent pas non plus partager le même lit avec des non-initiés.

Pour ce qui est des Interdits coutumiers, ceux-ci concernent précisément des relations établies entre les phénomènes, des relations établies sur la ressemblance, l'histoire, la géographie, le mouvement, la couleur, etc. Un Interdit Coutumier n'a pas toujours un caractère rituel ; ce ne sont pas les *nganga* qui en sont souvent les auteurs. Ces interdits ont pu être imposés par des ancêtres, suite à un problème particulier qui s'était posé dans leur communauté et après délibération des anciens au cours d'un Conseil de famille. Ces interdits concernent beaucoup plus l'alimentation.

André Raponda Walker rappelle, à cet effet, que :

Chez les Enenga du clan des Adyena, on ne mange pas d'hippopotame parce que l'un de ces animaux aurait tué quelqu'un autrefois. Chez les Benga, on ne consomme pas d'antilope-mouton (Cephalopus nigrifons nigrifons Gray), car elle leur aurait fait connaître le gué d'une rivière assez profonde, autrefois, à l'époque de leur exode vers la Côte. Chez les Sékyani du clan Dyangha, le perroquet est interdit, car des femmes, travaillant dans une plantation, auraient été sauvées par les cris des perroquets qui les avertirent de l'approche de guerriers d'une autre tribu ou d'hommes-léopards.

Épiphanie de l'invisible: la maladie

Même pour ce qui est des besoins naturels, le Négro-Africain doit demander la permission auprès des invisibles du lieu afin qu'ils s'éloignent de l'endroit qu'il va souiller. La vie du Négro-africain traditionnel se déroule naturellement selon les règles de vie transmise par les Ancêtres : toute vie, qu'elle soit artisanale, conjugale, familiale, alimentaire, est régie par des règles précises et rien n'est livré au hasard. Amadou Hampaté Ba affirme même « ***qu'il reste peu de place, pour ne pas dire pas du tout, pour "une vie profane" au sens moderne du mot. Il n'y a pas le sacré d'un côté et le profane de l'autre. Tout est lié et tout met en jeu les forces de la vie qui sont les multiples aspects de la "Sé", force sacrée primordiale, elle-même aspect de Dieu*** ».

Le traitement des maladies correspond à cet état d'esprit et non pas à un ensemble de préceptes écrits, rédigés et transmissibles en dehors des temples. **Le traitement de la maladie est même assimilable à une démarche spirituelle au cours de laquelle le sujet subit sa transfiguration.**

La maladie devient ainsi une voie d'accès à la connaissance. Le thérapeute doit élucider le sens de la plainte du malade, afin de prolonger sa vision dans le champ des représentations traditionnelles, de façon à percevoir les discours des initiés en situation réelle ; car il peut s'agir d'un discours qu'il faut analyser pour rechercher la vérité à dévoiler.

Le sujet doit accéder progressivement à la vérité « et se consolider au fur et à mesure de la croissance du prosélyte » qui découvre la cause de la souffrance et le moyen de s'en sortir.

La société des interdits

Le socle sur lequel reposent toutes leurs pratiques de guérison – les coutumes – constitue la marque de cette indigence et surtout de la « dépravation constitutionnelle ». En pratique, lorsque les intellectuels parlent de la valorisation de la médecine, ils manifestent très nettement leur volonté d'épuration de tout ce qui, du point de vue de la rationalité médicale occidentale, est inadmissible.

Les représentants du ministère de la Santé publique n'étudient pas en profondeur les éléments structurants de la pratique concernée ; ils cherchent plutôt à effectuer une sorte de chirurgie socioculturelle. Ils entendent, avec un regard extérieur au paradigme de la médecine traditionnelle, extirper de la démarche de guérison, les éléments qu'ils jugent corrosifs.

Leurs interventions éloignent les patients de la Coutume qu'ils jugent rétrograde, en pensant que les pratiques de soins ont pour fondement des mythes délétères et des croyances indigènes.

Cette attitude excessive, qui conduit manifestement à la non-reconnaissance juridique de la médecine traditionnelle dans la politique de santé publique de la plupart des pays africains, repose sur l'ignorance des connaissances qui justifient la démarche des Tradithérapeutes. Il est facile de parler négativement et péjorativement de ce qu'on ne connait pas. En l'absence d'une étude approfondie des connaissances de la médecine traditionnelle par des universitaires chevronnés, la solution de facilité consiste à éliminer en douceur tout le système des pratiques traditionnelles.

Il faut nécessairement connaître la nature des problèmes qui surgissent dans la pratique de la médecine traditionnelle, maîtriser les différentes méthodes utilisées par chaque Tradipraticien de la Santé, pour être capables d'émettre un avis pertinent. Ce n'est pas encore le cas : cet effort n'est pas observé et les détenteurs du savoir-faire endogène gardent secrètes leurs connaissances pour éviter de les exposer à la critique scientifique. On ne conteste pas radicalement leurs connaissances – ce n'est pas le but du jeu –, l'enjeu du problème. Nous pensons même qu'une quantité importante du savoir endogène est scientifique.

Cette médecine est scientifique, parce que ses praticiens utilisent des données qui permettent d'aboutir, avec une grande probabilité, aux résultats attendus, connus d'avance. Ces résultats sont valides, qu'elles relèvent de données mythologiques ou qu'elles proviennent d'hypothèses rationnellement élaborées. Il y a donc de la science dans le mythe, dès lors que l'expérience peut se répéter « N » fois avec les mêmes éléments. Cependant, le simple fait que ce savoir soit scientifique ne suffit pas à le rendre accessible à tous : il reste que, pour le comprendre, il faut se mettre à leur école.

Rappelons qu'en dehors de la structure interne responsable du surgissement des méthodes utilisées par une communauté de chercheurs, il n'est pas possible de justifier la pertinence d'une pratique quelconque. Et ce n'est pas en étant un savant d'une pratique universitaire de médecine que l'on peut s'autoriser à parler de la médecine traditionnelle. Est-ce justement la signification de la position de ces Tradipraticiens, qui refusent souvent de communiquer avec les non-initiés ? Ils refusent généralement de parler, en invitant le chercheur à s'initier s'il veut avoir des réponses aux différentes questions dont il cherche les réponses. La médecine traditionnelle, c'est une affaire d'expérience personnelle avec le monde de l'invisible : on ne devient pas savant par délégation.

Ce qu'il faut, une fois pour toutes, comprendre, c'est que, pour devenir Médecin, il faut subir une formation (initiation) à la Faculté de Médecine ; de même, pour devenir Tradipraticien, il faut subir une initiation (formation) à l'Ecole de la Tradition.

N'oublions pas, par ailleurs, que « toute formation est une déformation ».

C'est ce qui explique que, souvent, la pratique du médecin universitaire change à la suite de son initiation à la pratique indigène de la médecine. Il n'a plus la même vision aussi de la médecine universitaire, et son approche de la maladie souffre de changement. Cela se comprend, parce qu'un changement de paradigme entraîne une réorganisation de l'ensemble de la discipline scientifique dans laquelle travaille le chercheur. C'est par sa double culture qu'il accueille désormais la plainte de celui qui est en perte d'identité et il ne saurait plus réduire sa compréhension à une seule rationalité.

Le Médecin, initié aux pratiques de la médecine traditionnelle, n'a plus la même pratique de la médecine : il intègre sa nouvelle conception du vivant en l'homme, décrypte autrement l'histoire de l'humanité racontée par ce socle habituellement silencieux. Du coup, sa pratique de la médecine devient perméable à la mentalité collective : il s'assimile au groupe ethnique, à la famille, par la compréhension du vivre social de ses patients. **L'initiation à la médecine traditionnelle déconstruit la pratique universitaire de la médecine en raison de l'ouverture du praticien aux différentes valeurs et représentations du monde traditionnel**.

Le colloque singulier n'est pas le lieu d'un monologue culturel, mais celui de la rencontre des cultures : le vivre solitaire de la maladie est aussi solidaire de la culture qui l'appréhende, le discours du praticien trouve de nouvelles représentations ***(il faut revenir au secret et restaurer la notion de la représentativité).***

On ne peut pas parler de continuité entre les pratiques médicales, pour une raison : toute médecine est une réponse à une crise des identités telles qu'elles s'expriment dans une culture déterminée. La médecine se construit et se développe dans un cadre des représentations somme toute particulières. Il est certain que c'est biologiquement que l'on identifie la maladie dans un organisme en perte d'intégrité et d'identité ; mais la culture joue un rôle extraordinaire dans ce domaine.

On note des variations de perception et d'interprétation de la maladie à travers le temps et l'espace. L'histoire des représentations de la maladie et de la douleur montre, depuis l'Égypte et la Grèce antique, que le développement et la transformation des formes de médecines dans le monde sont une question d'époque et de préoccupation politique. L'ethnologie et l'anthropologie médicales attestent bien qu'au-delà des principes actifs contenus dans du végétal ou dans un autre objet intégrant le dispositif thérapeutique, la médecine est avant tout, un système de valeurs.

XVI

CONCLUSION FINALE

En conséquence, la médecine traditionnelle s'impose dans la Société gabonaise malgré tous les avertissements, les mises en garde que l'on fait aussi bien à travers la propagande religieuse que dans les programmes de sensibilisation de la médecine officielle. Cette médecine se montre compétente dans des pathologies diverses qu'elle essaie de soulager ou supprimer totalement ; mais l'imaginaire considère que ces maladies sont la conséquence d'une rupture de l'équilibre harmonieux du fonctionnement des organes du corps, mais aussi de l'équilibre harmonieux de l'environnement. Une atteinte portée au bien-être physique ou moral sous différentes formes, la maladie comporte une dimension physique dans le cas d'un mal d'estomac, par exemple, ou psychologique dans le cas des troubles mentaux par exemple.

Pour les populations, la maladie est à la fois un état de souffrance physique, d'angoisse morale, d'affection et de contrariété que l'on peut guérir si l'on détecte la cause à temps. Le médecin, ou guérisseur, est celui qui a des techniques susceptibles de contourner la situation gênante et qui utilise des recettes permettant de laver l'affront éventuel. Ce qui caractérise le pouvoir du thérapeute, entre autres, est relatif au fait que la société dans laquelle il pratique sa médecine fait appel à des puissances irréductibles aux modèles religieux occidentaux.

Dans la thérapeutique traditionnelle, voire dans les rites associés, on s'efforce de mobiliser toutes sortes de forces pour soulager une souffrance ou supprimer la maladie et obtenir la guérison du malade. Chacun a donc en conscience que les causes de la maladie sont effectivement réelles, donc physiques. Elles sont aussi subjectives et même externes à un univers accessible à la pensée rationaliste, raison pour laquelle une multitude d'objets ou d'êtres peuvent intervenir dans l'arsenal du traitement de la maladie. Il n'est, à cet effet, pas étonnant que les ***minsisimes*** ou esprits, les empoisonnements, les jeteurs de sorts, la transgression d'un tabou, des bris d'interdits, étant la cause des maladies, les ancêtres jouent un rôle essentiel dans les techniques thérapeutiques, y compris Dieu, le premier ancêtre des hommes. Cet ancêtre manifeste une habileté particulière en médecine, puisque c'est à lui que l'on s'adresse, chaque fois qu'on cherche solution à un problème de santé.

* **
*

La nosologie, dans sa compréhension africaine, est à l'origine de la mise à l'écart de ce que l'on désigne actuellement par médecine traditionnelle. Il s'agit d'une médecine naturelle : ses pratiques thérapeutiques sont en rapport avec la perception négro-africaine de la nature. En Afrique, la réalité est dyptique et cela donne lieu à une anthropologie spécifique, et, donc, une vision particulière de l'homme : laquelle ? Correspondrait-elle à la vision africaine de l'homme et pour quelle raison fondamentale ?

Suivant les catégories de la vie du Négro-africain, et si nous tenons compte de ses croyances, nous aurons **une médecine où l'homme est intégré dans la nature. C'est un homme qui n'est pas en guerre contre son environnement : il n'exerce pas de violence vis-à-vis de ce qui l'entoure, mais il est en lien avec tout**. Et, en raison de la reconnaissance de ses propres limites, cet homme est conscient d'un fait : c'est que **toute chose, dans la nature, comporte une intériorité avec ses limites et une extériorité**. Ce, de sorte qu'il a toujours conscience que **chaque chose est marquée par la finitude**. De ce fait, les animaux, comme les plantes sont caractéristiques – de par l'intériorité de leurs propres limites qui le caractérisent – d'où l'ouverture et la naissance des liens!

Pour deux médecines, on a deux approches de l'homme dans une société où le sens, le symbolisme, est une donnée primordiale pour la connaissance de l'homme et de la réalité.

En fait, la médecine occidentale prétend utiliser une méthode scientifique ayant pour objet la connaissance des maladies. En réalité, elle est une médecine propre à une société qui, au nom de la raison, a rejeté l'esprit. Tout est réduit à la matérialité, chose que ne peut admettre la société africaine. **Car, en Afrique, ce qui donne toute sa valeur à l'homme, c'est la présence, dans le composé humain, de cette dimension invisible qu'est l'esprit.**

Ce qui est en cause, c'est donc la perception de la nature, ce lieu dans lequel le tradipraticien recueille les éléments pour la fabrication du remède. Elle se décline, pour l'instant, comme une pratique constituée d'un ensemble de recettes à utiliser pour tirer une personne en difficulté d'affaire. Mais il ne suffit pas de connaître ces recettes pour espérer l'efficacité du remède, car la dimension symbolique est d'une importance capitale pour la guérison du patient pour qui l'on récolte les plantes en vue du traitement de la maladie. Tout se passe comme s'il y avait une interconnexion possible entre le sujet en situation de maladie et la nature. **Traiter le malade, c'est donc le reconnecter à la nature**. Or, la nature est ici considérée comme cela qui émane de Dieu lui-même : **c'est Eyo qui engendre et maintient toute chose soutenue par Mebeghe, Dieu ascendant des hommes**.

En fait, la médecine scientifique se démarque d'une approche thérapeutique qui s'appréhende comme un ensemble de « recettes » qu'un praticien sait utiliser sans forcément savoir ni pourquoi ni comment cette formule « marche » ou ne « marche pas ». Cette orientation, précise Claude Bernard dans son ouvrage titré *Introduction à l'étude de la médecine expérimentale*, est fonction de :

> *« (...) La médecine scientifique [qui] peut se constituer, ainsi que les autres sciences [...] par voie expérimentale, c'est-à-dire par l'application immédiate et rigoureuse du*

raisonnement aux faits que l'observation et l'expérimentation nous fournissent[95] ».

La conséquence de cette orientation scientifique, c'est la prise de distance avec l'utilisation des remèdes connus au hasard, propre à une approche non systématique des maladies. Avec la rigueur des sciences expérimentales, la médecine occidentale développe alors une pédagogie qui, dans la formation du futur praticien, consiste en une étude minutieuse des facteurs étiologiques des pathologies (bactéries, virus, etc.).

Seulement, une telle méthode d'apprentissage apparaît comme contradictoire, puisque la médecine est faite pour le vivant et non pour l'inerte : l'étude de la médecine commence à *l'envers,* en vue d'une application des connaissances à *l'endroit*. L'apprentissage de la médecine consiste donc dans la connaissance des maladies décrites dans les traités de médecine. Mais à la fin de l'apprentissage, le médecin applique ses connaissances à *l'endroit*, c'est-à-dire sur le vivant. La difficulté est fondée dans le fait qu'il est maintenant en présence d'un patient qui lui adresse ses plaintes à partir des motifs de consultation formulés selon ses sensations et ses inquiétudes. Or, ces motifs de consultation sont souvent peu clairs et parfois imprécis au regard des imperfections des langues humaines.

Dès lors, la médecine occidentale apparaît, même aux yeux des médecins eux-mêmes, comme une pratique fortement probabiliste, d'autant qu'il est difficile d'obtenir un diagnostic précis et de donner, avec certitude, le nom de la maladie responsable de la consultation, sans examens complémentaires. Pour Georges Tchobroutsky, cette « ***approche probabiliste se retrouve dans presque toutes les facettes de l'art médical : diagnostic clinique basé sur l'interrogatoire et l'examen du patient, interprétation des résultats des examens de laboratoire et l'imagerie, dont la demande a été faite à partir***

---

[95] Cf. BERNARD (C.) : *Introduction à l'étude de la médecine expérimentale,* Flammarion, Paris, 1984, cité par Maël Lemoine, dans, *médecine, santé et sciences humaines*, Belles Lettres, Paris, 2012, p. 52.

des hypothèses raisonnables, traitements, tests de dépistage, etc.[96] ». Suivant cette orientation pratique, il est difficile à un médecin de s'adonner à un discours particulièrement approximatif sur la maladie.

Cette procédure pédagogique est différente de celle des praticiens de la médecine traditionnelle. Ici, l'étude de la médecine est orientée sur l'équilibre global de l'être, dans la mesure où la maladie est considérée comme une perturbation de l'équilibre. Étudier la médecine traditionnelle consiste donc, non pas seulement à **imiter les gestes d'un maître**, mais aussi, et surtout à **mener une étude probable des causes de perturbations des équilibres**. Ces causes peuvent être naturelles ou surnaturelles. La maladie n'est donc pas étudiée en elle-même, car il suffit d'agir sur les causes pour engager le processus de rétablissement et/ou de la guérison chez le malade. Il s'ensuit donc que les causes de la maladie ne sont pas toujours organiques, car la maladie est souvent considérée comme une attaque de l'extérieur. C'est ce que l'ouvrage de Sonny Labou Tansi, *Le Commencement des douleurs*[97], exprime dans une note qui nous interpelle au sujet de la médecine traditionnelle. C'est une note qui conforte l'idée contenue dans l'adage populaire suivant : « ***qui est attentif aux signes de la nature vit longtemps, mais le sot mourra avant l'âge*** ».

Autrement dit, il s'agit d'étudier le sens des signes pour être capable de débusquer la cause des perturbations. D'ailleurs, l'enseignement de la médecine traditionnelle consiste à montrer que le bien-être de l'homme est le fait des leçons que l'on tire de l'observation qu'un individu fait et de l'attention qu'il accorde aux signes de la nature et de son environnement quotidien.

Étudier la médecine traditionnelle, c'est apprendre à déchiffrer les moindres cabrements de la fortune. Plus

---

[96] TCHOBROUTSKY (G.) : *Les limites de la médecine,* L'Harmattan, Paris, 2006, p. 56.

[97] LABOU TANSY (S) : *Le Commencement des douleurs*, Éditions du Seuil, Paris, 1995.

précisément, les analyses issues de l'observation de l'activité des tradipraticiens laissent entendre que tout déséquilibre, même organique, repose sur une *cause* qui est fonction à la fois de l'insertion et de l'immersion du sujet dans un environnement déterminé.

En conséquence, ce qui caractérise la nosologie, en médecine traditionnelle, c'est donc une démarche de guérison fondée sur le décryptage des signes dont la signification évolue en opposition avec le rythme de la science. Leur charge symbolique, mais aussi la préoccupation qu'ils sous-tendent est naturellement en marge de la rationalité, donc de la connaissance objective. **Cette lecture des signes de la maladie est supportée par des représentations qui donnent lieu à une compréhension de la maladie comme phénomène social total.** Ici, la maladie n'est plus un problème exclusivement réservé au médecin. La maladie concerne aussi bien le vivant que l'inerte. Au regard de cette nosologie, Walter Munz, ancien médecin à Lambaréné dira que l'action thérapeutique du tradithérapeute « ***est à la fois physique, par la vertu des substances utilisées, et religieuse par sa prière à l'adresse du créateur unique, du maître incontesté qui seul pourra reconstituer l'harmonie que représente la santé ou le bien***[98] » (Walter Munz).

Une telle approche de la maladie ne repose nullement pas sur une quelconque connaissance de la biologie et encore moins de l'anatomie humaine. En d'autres termes, la médecine traditionnelle n'est donc pas une science ni du corps ni de la maladie, mais une science de l'esprit qui se dévoile à travers le corps. La chose est d'autant plus déroutante que les éléments fondamentaux qui sous-tendent le regard que les tradipraticiens portent sur l'être humain sont flous : leur anatomie est rudimentaire, on ne sait rien de leur physiologie et une part de leur pathologie échappe à la médecine occidentale.

98 MUNTZ (W.) : « Albert Schweitzer dans la mémoire des Africains », in Op.cit. pp.134-135.

Le problème n'est donc pas tant de répéter les mêmes gestes thérapeutiques, mais surtout de les comprendre en cernant les effets réels de ces actes séculaires sur le malade : le pas à faire aujourd'hui est en conséquence celui de la formation. Les tradipraticiens doivent impérativement être formés aux notions de base dans le secteur où ils exercent, en vue d'améliorer leurs propres connaissances des plantes qu'ils utilisent. Il s'agit également d'améliorer leurs connaissances des effets toxiques et secondaires de ces plantes sur les malades.

Au regard de ce qui a été dit plus haut, on note que l'intégration de la médecine traditionnelle dans le système de soins de santé primaires ne peut être systématique, il convient d'évaluer la production et les procédures des tradipraticiens. On soumettrait, par exemple, les médicaments traditionnels à base de plantes aux tests de toxicologie, car il y a un danger imminent pour la santé publique dans le fait de développer l'automédication en laissant à la portée du public des substances non contrôlées, sous le prétexte qu'elles sont naturelles. On n'est pas loin de la problématique *de la vente des médicaments par terre* ou « **pharmacie par terre** », ce phénomène qui écume dans les grandes villes africaines du sud, et auquel le Gabon n'échappe pas. Un phénomène habilement entretenu par tous les contrevenants, distributeurs de médicaments pharmaceutiques de la contrefaçon. De fait, laisser sans contrôler la production, la distribution et la consommation des remèdes traditionnels, c'est courir le risque d'une accentuation des dérives de tout genre.

En fait, il est primordial de retenir que la stratégie des soins de santé primaires fait du tradipraticien un partenaire privilégié pour le développement dans le domaine de la santé. En outre, ce cadre est également le moyen de proposer des réponses ciblées et cohérentes aux besoins de santé des populations : des réponses en accord avec leurs croyances. Certes, des difficultés préexistent à ce dialogue entre les deux médecines, pourtant les efforts consentis par les acteurs principaux de ce dialogue (chercheurs, médecins, tradithérapeutes, etc.) constituent l'opportunité d'exploiter les connaissances endogènes de l'une et de l'autre médecine, de les mettre en commun sans que l'une et l'autre ne soient pas obligées de se dénaturer. Mais, cela suppose de sortir la médecine traditionnelle de l'ostracisme dans lequel la médecine moderne l'a toujours confinée. Car, l'attitude qui devrait caractériser les praticiens de la médecine officielle n'est pas de stigmatiser les tradipraticiens, mais de les encourager à mieux expliquer leurs pratiques thérapeutiques en vue d'une meilleure collaboration.

Finalement, il ne s'agit plus pour les tenants de la médecine occidentale de prendre de haut les tradipraticiens, mais de développer un partenariat basé sur de nouveaux termes du contrat tels que la confiance, le respect mutuel, l'esprit de consensus. Pour les tenants de la médecine traditionnelle, sans dénaturer leur art médical, il importe de s'ouvrir à l'Autre pour partager les pratiques de soins, les savoirs liés aux plantes, l'expérience des recettes... qui, une fois étudiés par les chercheurs, pourraient être transcrits, normalisés. Car, malgré la différence des méthodes propres à chacune des médecines, le compromis reste possible tout en écartant la compromission. Telles sont les conditions nécessaires pour une légitimation de la médecine traditionnelle.

Mais l'on pourrait bien faire la remarque suivante, ce, d'un point de vue proprement épistémologique : la médecine traditionnelle et la médecine moderne sont deux systèmes bien différents et fonctionnent d'ailleurs sur deux modes de connaissance tout aussi différents et, en tant que tel, l'un comme l'autre est clos et se suffit à lui-même. La seule différence, c'est que la médecine occidentale est la médecine officielle, depuis la colonisation à nos jours, en passant par la période des indépendances africaines.

Cette médecine occidentale bénéficie d'une situation d'hégémonie pour démontrer ses capacités ; alors que, pendant ce temps, la médecine traditionnelle, qui, en raison de son statut d'illégalité, n'a fait que survivre dans la clandestinité, n'a bénéficié d'aucune condition optimale pour s'épanouir, développer son art. Il serait donc temps de développer des recherches qui viseraient la sortie de l'illégalité ; il va donc de soi que tout un travail attend les chercheurs qui doivent se mettre à la tâche pour :

- clarifier et démontrer l'efficacité des pratiques thérapeutiques de notre médecine ;

- rassurer les tradipraticiens ;

de sorte que la médecine traditionnelle puisse relever le défi qui lui est lancé :

- contribuer – sur la base d'une collaboration franche et sincère avec la médecine officielle – à l'élaboration d'une médecine africaine et gabonaise moderne efficiente à partir des matériaux encore vivants de la culture africaine ancestrale.

BIBLIOGRAPHIE

1. ALEXANDRE (P.) et al : *Le groupe dit pahouin (Fang – Boulou – Beti),* L'Harmattan, Paris, 2005.

2. AUBAME (J-M.) : *Les Beti du Gabon est d'ailleurs,* tome 1, croyances, us et coutumes, l'Harmattan, Paris, 2002.

3. AUBAME (J-M.) : *Les Beti du Gabon est d'ailleurs, tome 2, croyances*, us et coutumes, l'Harmattan, Paris, 2002.

4. BEDJRA (F. E.) : *Foi et développement en Afrique. Royaume de Dieu et eucharistie*, L'Harmattan, Paris, 2004.

   1. BAHOKEN (J.C.) : *Clairièresmétaphysiques africaines, Présenceafricaine, Paris, 1975.*

2. BARRY (A.) : *Le corps, la mort et l'esprit du lignage. L'ancêtre et le sorcier en clinique africaine, L'Harmattan,* Paris, 2001.

3. BEAUNE (J.C.) (sous la direction de) : *La philosophie du remède,* Mayenne, Champ Vallon, 1993.

4. BIRAGO (D) : *Les contes d'Amadou Koumba, Présence africaine,* Paris, 1961.

5. BIRINDA (P.) : *La Bible secrète des Noirs selon le Bouity. Doctrine initiatique de l'Afrique Équatorial, Les Éditions des Champs-Elysées-Omnium Littéraire, Paris, 1952.*

6. BEDJRA (F. E.) : Foi et développement en Afrique. Royaume de Dieu et eucharistie, L'Harmattan, Paris, 2004.

5. CÉSAIRE (A.) : Discours sur le Colonialisme, Présence africaine, Paris, 1989.

6. CHINUA (A.) : *Le monde s'effondre,* Présence Africaine, Paris, 1972.

7. DE ROSNY (E.) : *La nuit, les yeux ouverts,* Paris, Seuil, 1996.

8. De ROSNY (E.) : *Les yeux de ma chèvre. Sur les pas des maîtres de la nuit en pays Douala (Cameroun)*, Paris, Librairie Plon, 1981.

9. DESCARTES (R.) : *Discours de la méthode,* partie VI, in *Œuvre et Lettres,* Éd. Gallimard, coll. « Bibliothèque de la Pléiade », Paris, 1967.

10. ELIADE (M.) : *Traité d'histoire des religions,* Payot, Paris, 1968.

11. ESSOME (E.) : *Être malade : essai sur la problématique de la médecine traditionnelle au Cameroun,* thèse de doctorat, Université Paris I, 1993.

12. ERNY (P.) : *L'homme divers et un : Positions en anthropologie*, L'Harmattan, Paris, 2001.

13. FERREIRA (J.) : *Soigner les maux soignés. Ethnologie d'un Centre de soins gratuits,* Préface de Sylvie Fainzang, L'Harmattan, Paris, 2004.

14. HEBGA (M) : *Personnalité africaine et Catholicisme,* Présence Africaine, Paris, 1963

15. HEBGA (M.) : *La rationalité d'un discours africain sur les phénomènes paranormaux,* L'Harmattan, Paris, 1998.

16. HEBGA (M. P.) : *Afrique de la raison Afrique de la foi,* Karthala, Paris, 1995.

17. HEBGA (M) : Croyance *et guérison,* Éd. CLE, Yaoundé, 1973.

18. HOUNTONDJI (P.J.) : *Sur la « philosophie africaine »,* Maspéro, Paris, 1977.

19. JAHN (J) : *Muntu, l'homme africain et culture négro-africaine,* Seuil, 1961.

20. JONAS (H) : *Principe responsabilité*, trad. Jean Greisch, Flammarion, 1990.

21. KUHN (T) : *La structure des révolutions scientifiques,* Champs/Flammarion, Paris, 1983.

22. LARCHET (J.-C.) : *Thérapeutique des maladies spirituelles,* Cerf, Paris, 2000.

23. LEBAS (J.) et al : *Précarité et santé,* Flammarion, Paris, 1998.

24. MARY (A.) : *La naissance à l'envers. Essai sur le rituel du Bwiti fang du Gabon,* L'Harmattan, 1983.

25. MVONE-NDONG (S.P E.) : *médecine traditionnelle entre rationalité et spiritualité. Réflexion éthique et épistémologique sur l'approche africaine de la médecine : le*

cas du Gabon, Thèse de doctorat, Université Jean Moulin Lyon3, 2005.
26. MVONE-NDONG (S-P.) : *Imaginaire de la maladie au Gabon. Approche épistémologique,* L'Harmattan, Paris, 2007, p. 176.
27. MVONE-NDONG (S.-P.E) : *Réflexions sur la philosophie du médicament et du soin. La rationalité des remèdes traditionnels,* L'Harmattan, Paris, 2011, p. 43.
28. MVONE-NDONG (S.-P. E.) : *Santé et précarité au Gabon. Le système de santé gabonais comme un texte,* L'Harmattan, Paris, 2011.
29. MOULINE (M.) : *Soigner les morts pour guérir les vivants,* Les empêcheurs de penser en rond, Paris, 2006.
30. NDONG NDOUTOUME, *Le Mvett livre2*, Paris, Présence africaine, 1975.
31. TEMPELS (Pl.) : *La philosophie bantoue,* Présence africaine, Paris, 1965.
32. TRINCAZ (J) : *Colonisations et religions en Afrique noire,* éd. L'Harmattan, Paris, 1981.
33. RAPONDA WALKER (A.) : *Rites et croyances des peuples du Gabon,* Libreville, Éd. Raponda Walker, 2005.
34. RWANGABO (P.C.) : *La médecine traditionnelle au Rwanda,* ACCT-KARTHALA, Paris, 1993.
35. SARTRE (J.P.) : *Orphée noir,* Présence africaine, Paris, 1972.
36. SCHÜTZENBERGER (A. A.) : *Aïe, mes aïeux !,* 15e éd., La méridienne/Desclée de Brouwer, Paris, 2001.
37. SENGHOR (L.S.) : *Ce que l'homme noir apporte,* in *Liberté I,* Seuil, Paris, 1966.
38. SORG (J.P.) : *Albert Schweitzer. Humaniste et mystique. Textes choisis et présentés par Jean-Paul Sorg,* Albin Michel, Paris, 1995.
39. UGEUX (B.) : *Guérir à tout prix ?,* Les éditions ouvrières, Paris, 2000.
40. UWODI (M.M.) : *La philosophie et l'Africanité : critique d'un intellectualisme fermé,* L'Harmattan, Paris, 2003.
41. WELCH (G.) : *L'Afrique avant la colonisation,* Fayard, Paris, 1971.

42. WUNENBURGER (J.-J.) : *imaginaires et rationalités des médecines alternatives,* Les Belles Lettres, Paris, 2006.

TABLE

Achevé d'imprimer par Corlet Numérique - 14110 Condé-sur-Noireau
N° d'Imprimeur : 134043 - Dépôt légal : novembre 2016 - *Imprimé en France*

www.ingramcontent.com/pod-product-compliance
Lightning Source LLC
LaVergne TN
LVHW011456061026
849535LV00004BA/1102